植民地朝鮮と「出産の場」

産婆と胎教の衛生史

扈素妍《ホ・ソヨン》

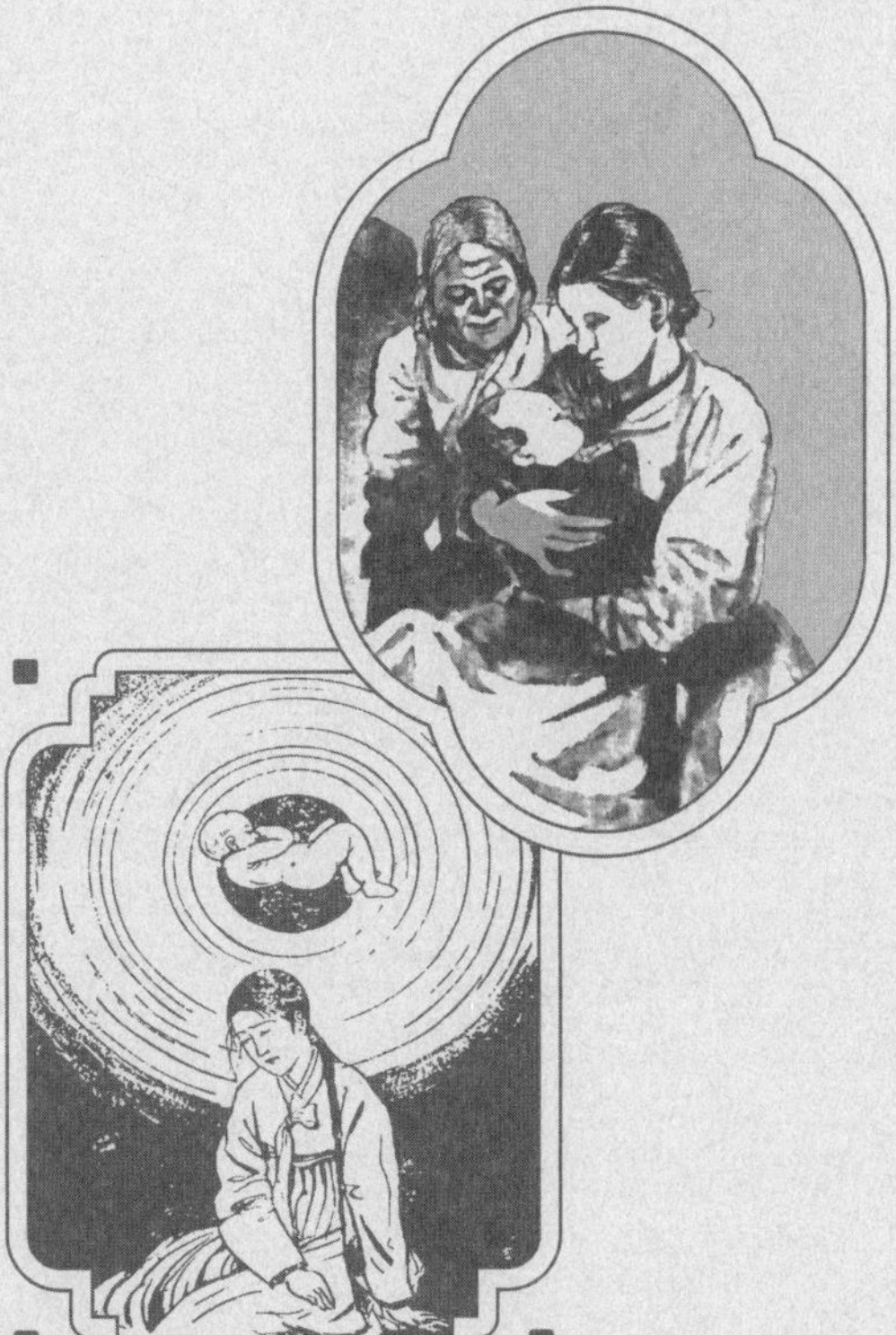

慶應義塾大学出版会

植民地朝鮮と「出産の場」——産婆と胎教の衛生史　目次

第二部　胎教と「生政治」

植民地朝鮮と「出産の場」

——産婆と胎教の衛生史

序章　「出産の場」と「生政治」

1　研究背景――産婆と胎教の位置づけ

一九三五年三月九日、『朝鮮日報』に「阿峴里《アヒョンリ》の嬰児屍は日本内地人?」という題で次のような記事が掲載された。

> 去る五日府外阿峴里三百八十三番地李厳徳《イ・オムトク》の便所で発見された嬰児の死体は解剖した結果、他殺遺棄と判明した。その間龍山《ヨンサン》警察署では阿峴里と孔徳里《ゴントツリ》の貧民窟を中心に犯人の行方を厳重に操作するなか、七日朝に産婆を同行させ死体を見せたところ、意外にもこの子は生まれた際に相当熟練した産婆の手を経たこと、またへそ「の緒」を切る方法が従来の朝鮮のそれではなく、日本内地人が行うものであることが明らかになったので、同署ではそれまでの捜査方針を変更し、近辺の日本内地人への監視を厳重にしている[1]

この記事には、当時の朝鮮社会の「出産の場」を取り巻くさまざまな社会現象が複合的に、また鮮やかに現れている。この記事からはまず、京城《キョンソン／けいじょう》府の外には阿峴里と孔徳里という「貧民窟」があったこと、そのうえ、へその緒を切る方法が朝鮮伝統の方法と日本内地、すなわち日本本国の産婆の方法とでは異なっていたこと、さらに、産婆が活動していたこと、そして産婆は死体を見るだけで朝鮮の風習とは違うと見抜けたことなどが読み取れる。この事件の後続記事[2]によると、事件の犯人は死亡した嬰児の母である崔《チェ》氏であり、彼女の本籍は黄海道《ファンヘド》延白郡《ヨンベク》であったという。続いてこの崔氏は、前月の二三日二二時に帝国大学病院施療部に入院し二三時に女児を産んで、次の日に退院したと伝えている。そして、彼女を指名手配中であると述べるが、逮捕されたという記事はその後も確認できない。

このような場面に現れている植民地朝鮮社会の一面、特に「出産の場」を取り巻く権力関係はいかに構築されていたのであろうか。「出産の場」は、人口の調節という側面では産婆制度などを通じての政府の介入、風習の伝存、母性イデオロギーの伝播、民族改造や衛生学及び優生学などの議論がおこる、複合的な政治権力が生命をめぐって競合する「生政治」の場である。そして、この「出産の場」が、本書の主な舞台であり、研究対象である。

この「出産の場」を検討するため、本書では産婆と胎教を分析の両軸としている。その理由は以下のとおりである。まず、産婆とは、日本では前近代から「とりあげばあ」などと呼ばれ、出産や中絶に関わり、当代社会の人口再生産の現場で活躍した人、主に女性を意味する。近代になると、産婆は免許を所持した女性医療専門家である労働者となり、社会活動を活発に行う女性主体へとその性格が変貌する。そのうえ、産婆は、藤目ゆきが指摘したように、明治政府の法整備によってその資格が規定され、行政の対象となった[3]。そのため、産婆の活動は近代日本政府の生殖権への介入、衛生及び人口政策などと深く関わっていた。また、産婆は、産院・病院に勤めるのみならず個人開業もできた医療専門家かつ労働者であり、女性・社会問題などについて意見を開陳した女性エリートでもあった。したがって、植民地朝鮮の産婆を研究することは、女性の植民地社会における労働実態や生活像を明らかにすることに繋がり、近代東アジアにおける女性主体の多様性を浮き彫りにする手がかりとなる。同時に、その活動を通して、当時の朝鮮総督府が人口再生産を「近代の知」によってどのように編制・統制しようとしたかを明らかにできる。さらに、総督府が植民地の「出産の場」を取り巻くヘゲモニーをいかに奪おうとしたのか、そしてそれに対して出産当事者や家族はどのように反応したのか、植民地の「近代」に対して総合的な検討を試みる。

次に、本書のもう一つの主題である「胎教」とは、儒教に基づいた育児・出産に関する思想とそれに伴う実践を意味し、妊娠中の母体の振る舞いが胎児に影響を与えるという考え方がその基盤にある。そのため胎教は、妊娠中の禁忌やとるべき行為など出産風習としての機能を帯びていた。胎教の前史については第四章において詳しく述べるが、その源流は中国とされている。日本では、近世には胎教への言及が医学書などで散見されるうえ、その内容は今もある程度通用している。さらに韓国では、少なくとも、朝鮮王朝期にはすでに胎教が社会に普及していて、胎児の肉体の健康と性格、ひいては子どもの才能にまで影響を及ぼすものとして重要視されていた。ところが近代に入り、「近代の知」の浸透につれて、出産の過程で医学的・衛生的な知識と実践がより重要視されるようになった。これに伴い、胎教に対する認識も変化し、医学や衛生に基づいた啓蒙的な栄養教育や出産前後の管理などについての議論が活発になった。そのため、近代における胎教の変化を解明することは、風習と制度、迷信と科学、文明と野蛮を取り巻く東アジアにおける認識の変化を分析することになる。近代化の過程では、さまざまな風習が迷信と同一視されて駆逐されたり、残存できても大きく変化したりした事実はどの国においても確認できる。しかし、その駆逐や変化の過程は各地域・国の状況に応じて異なる。それゆえ出産風習としての胎教の変化を探ることは、その歴史過程の特徴を露わにすることを意味する。なお、胎教が近代には妊婦の摂食や清潔といった妊娠及び出産の衛生とも連携して、女性の身体と行動を取り締まる役割を担っていた。そのため、近代の胎教言説を分析することによって、植民地朝鮮の「出産の場」で繰り広げられていたさまざまな介入が、法律や政策のような単に政府によるものだけではなかったことが浮き彫りになる。以上のように総督府が施した衛生制度の一部であった産婆と、一見強制力が及ばないような風習である胎教を研究対象とすることで、植民地朝鮮の「出産の場」における近代を立体的に描くことができると考える。次節では具体的な研究方法について述べていきたい。

2 研究方法――フーコーの「生政治」と「言説」、そして〈現実〉

人は生まれては死ぬ。人類社会の最も基礎になるものは「生」と「死」である。いつの時代でも、どんな技術を持っていても、これだけは変わらない。この変わらない事実を対象として、歴史学・社会学・ジェンダー研究などあらゆる分野でさまざまな議論が提起されてきた。その中で、ミシェル・フーコー(Michel Foucault)は近代の「生」と「死」の問題を人口の管理という観点から分析しようとし、それを「生政治(biopolitique)」[4]、いわゆる「生命管理政治」と名付けた。「生政治」とは、主権者による統治が個人に対する規律及び統制から、人口の把握と調節を目標とする権力へと変化したその新しい統治性を意味する。[5] 特に法律などによる規律権力のみならず、言説をも「生政治」装置の一部であることを指摘したフーコーの研究は、メディア上の記事がいかに社会を構築していたのかを分析するうえで重要な視点を提供し、政治史・衛生史・ジェンダー史研究に大きな影響を与えた。たとえば、産児制限や母性など人口と関連する言説を通じて近代日本における「生政治」を分析したスジン・イ（Sujin Lee）の研究[6]がある。

「生政治」は、近代以前の「生殺与奪の権」ともいわれる主権者の「生と死に対する権力」に対して、西洋では古典主義時代から始まる「生命に対して積極的に働きかける権力、生命を経営・管理し、増大させ、増殖させ、生命に対して厳密な管理統制と全体的な調整とを及ぼそうと企てる権力[7]」を意味する。この政治権力の主な役割は「生命を保証し、支え、補強し、増殖させ、またそれを秩序立てること[8]」であり、「肉体の規律」と「人口の調整」という二つの軸を中心に組織化された。[9] ここで「身体に関わる規律」に携わるのは肉体の調練、肉体適性の最適化、肉体的力の搾取、肉体の有用性と順応性の同時的増加などを図るため肉体を機械とみなし、肉体に対する「規律」と特徴づけられる権力を意味する「人体の解剖政治」である。一方、「人口の調節」に携わるのは、「種としての肉体」である人口の増殖、出生率や死亡率、健康水準などを変化させることができる一連の介入と統制である「人口の生体政治」である。肉体を規律するためには初等及び中等学校、兵営などの機関が社会に設置される一方で、人口の調節のためには、政治と経済の領域では出生率、寿命、公衆保健などの問題が台頭し、これらの問題を管理できる衛生学・医学・人口学などさまざまな学問分野が人口の調節の知的技術として拡大した。[10] 以上の二つの軸の政治が繰り広げられ、「生政治」が構成されるのである。

本書において「生政治」が重要な理由は、それが、近代資本主義の拡大のもとで、「歴史の中への生命の登場」

であり、「つまり知と権力の次元に人間という種の生命に固有な現象」が登場したことを意味するためである。[11]

ここで一つ注意を要するのは、フーコーの権力概念である。「生政治」における権力は「一つの制度でもなく、一つの構造でもない、ある種の人々が持っているある種の力でもない。それは特定の社会において、錯綜した戦略的状況に与えられる名称」[12]であり、存在的に実質的なものではなく、それゆえ、所有の対象にもなれず、行為として存在するという特性を持つものである。[13]また、その方向性においても、「上」から「下」へという一方的な作用ではなく、相互の関係の中でどの方向からでも作用できるものと捉えている。[14]つまり、権力は「実体」や「流体」ではなく、「ダイアグラム的」であり[15]、「役割・機能・テーマ」を持つ「さまざまなメカニズムや手続き」[16]の総体に他ならない。そのため、権力を分析するには権力そのものの実態の解明ではなく、権力が「どこを通るのか、どのように起こるのか、誰と誰のあいだでどの点とどの点のあいだで、どのような方式で起こるのか」[17]に着目しなければならない。その意味で、「生政治」は、生命を取り巻く権力としての知識と風習が競合する場としての「出産の場」を分析する際に、有効なツールだと考えられる。そして、もう一点、注意を払うべきことは、「生政治」は生命を取り巻く権力の作用と、その統治性を分析する有効なツールではあるが、その分析結果を一つの図式として纏められる「枠」ではないことである。

そして、本書では「生政治」の構造を分析するため、フーコーの研究概念である言説（discourse、discours）をも用いる。言説は、フーコーが自らの研究方法を「考古学」から「系譜学」へ移行した時期と評価される「言説の秩序」から登場する概念である。[18]フーコーの言説概念が彼自身の研究において常に同一の役割を果たしていたわけではない。[19]しかし、フーコーは「言説の秩序」で言説を「何かを主張する記号たちの集合」[20]と定義し、言説は他の言語的表現と共に予測可能な形態として結合して存在すると説明する。そして、この言説分析を用いた

『監視と処罰』においては「権力は何らかの知を生み出す」ものであり、「権力と知は相互に直接含みあうという点、また、ある知の領域との相関関係が組立てられなければ権力的関連は存在しないし、同時に権力的関連を想定したり組立てたりしないような知は存在しないという点である」[21]と述べている。これは権力と知の関係を述べた部分であり、知の生産と普及といった役割を持つ言説における権力の特徴が読み取れる。要するに、権力とまったく関係のない中立的・客観的・普遍的・絶対的意味や知識は存在せず、ただ権力と知識の複合体とみなされる言説と、言説そのものの行為が生じさせる政治的効果が重要だということである[22]。我々が物質的に実存する「もの」とそれを取り巻く全体としての世界について思惟する際には、言説と言説が我らの思考に強要した構造を利用するしかない[23]。また、その構造によって濾過された思惟が我らの〈現実〉になるということである。

要するに、言説はその発信者の意図が含まれているものであると同時に、発信者個人の意識のみで構成されたものではなく、言説が発信された時期の社会の状況に応じてその内容が選別されるものである[24]。さらに、言説は単純な陳述や言語的遂行にとどまるものではなく、それ自体が実践を産み出す一つの過程である。したがって、言説は社会で受容もしくは排除される「枠」を生産し流通させることで、社会に働く「権力」を構築し、人々の日常を統制する。それゆえ、言説の分析とは、その言説を発信した者が置かれていた社会、また、その言説によって構成される社会の志向性と、その言説から構成された〈現実〉の実践を分析することである[25]。

以上の説明からすると、言説分析は何もかもに適用できる万能ツールのように見えるかもしれない。ところが、すでに遠藤知巳などが指摘したように[26]言説分析は、言説を最大限に収集しても、実際に網羅することはできず、当時の言説のごく一部にすぎないという限界がある。そして、このような限界は、言説の全体性・全域性を想定することへの懐疑に繋がる。すなわち、「全体社会は不可視の抽象にすぎない」[27]という、言説の外部が存在しうるのかという疑念に陥る。実際にフーコーも執筆者自身が属している言説空間の外部には出られないことについては指摘した[28]。しかし、フーコーはそれを認識したうえで、言説空間全体へ接近しようとした[29]。それに加えて社会の実態全体を含めることができないという限界は「言説」のみが抱えている問題ではない[30]。もちろん、これらの研究は歴史の事実へ接近する道程として理解できる。それは言説分析においても同じである。言説を分析する方法は、いつも有効な方法であるわけではなく、また、フーコー自身も彼の研究歴を通じて図式化された方法で言説を分析したわけではない。

それでも言説を分析する意義は、一つの言説にはその言説が生み出された社会の思想や動きが影響しているはずであり、また、その言説によって構築される〈現実〉があるためである。その一例としてコロナ禍でメディア上に散見されたワクチンの危険性に関連する記事があげられる。すべての記事がアンチワクチンを主張していたわけではなく、また、何をもって危険と述べているかは記事によって異なっていた。たとえば、ワクチンの種類、ワクチンに不純物が入る可能性、ワクチンが正しい環境で保管されていない可能性、ワクチンの副反応など、さまざまである。ここで指摘している危険性は実際のところ、全部科学的説明に基づいたものである。一方、これらの記事に接した私は、ワクチンについてはなんらの専門知識もないが、以上の記事の内容の一部を事実として受け入れることによって、一回も経験したことのないワクチン生産と管理に対して私なりの〈現実〉像が構築されるのである。そして、以上の記事から、ワクチンは信用できないと自分なりの〈現実〉像を構築した人々が集まると、個人的にワクチンを接種しないことから集団的なデモにいたるまでワクチンに反対する動きが生じ、その動きがまたどこかの記事やニュース、ゴシップ、すなわち、「言説」になる。このように言説は、「実践」を産み出し、その「実践」が重なって現実を構築していく。

そもそも歴史研究において執筆者自身のバイアスから脱することができないという限界は避けられない。しかし、自分の立場を意識しながら、史料の性格を把握し、複数の史料を照らし合わせることで、歴史の一端を明かすことが、歴史学の営為であろう。だとすれば、言説分析も同じく、「物」としての言説を分析し、他の資料と照らし合わせることによって、その言説が構築された、また、構築していた〈現実〉を解き明かすことができると言える。そして、政治史、ひいては個人史の研究など、どの研究分野であっても、どの方法を使っても、歴史の事実というものをすべて明らかにすることは未だに成し遂げられていない課題である。そうだとしても、歴史の事実など存在しないという考えのうえで、歴史を研究する者はいないだろう。むしろ、歴史の全体像があるという想定で取り組み、研究によって究明される新しい知見から、その全体像を築き直していくために研究していると考える。

その意味で、本書の言説分析もまた、物質性を持つ言説が存在した場の全体像、歴史像が存在するという想定から成立するものである。そして、その全体像・歴史像を築き直すため、言説を分析するのである。例えば、本書の第二部は「胎教」という植民地朝鮮の出産風習を取り巻く言説分析を通じて、植民地の「生政治」構造を解読する。そのため、言説の内容と形式のみならず、その言説を発信した人々の思想やその言説が存在していた時期における朝鮮社会の動きなどとの関係の中で、言説がどう形成されていたのかを検討する。

しかし、フーコーの論理は西洋の社会を基盤として構築されたものであり、その思想の基盤がギリシャ哲学であることは、フーコーの「生政治」論を読み直してナチのユダヤ人政策を研究したジョルジョ・アガンベンの研究からも確認できる[31]。すなわち、西洋世界を構築してきた哲学及び思想という基盤に基づいて、東洋世界を解釈しようとする限界がある[32]。また、フーコーの言説理論は、ガヤトリ・C・スピヴァク（Gayatri Chakravorty

Spivak）が指摘したとおり、西洋社会に属していなかった、自らの語りを残すことのできないサバルタンなどの階級の存在を、主体としても客体としても取り扱うことができないという限界がある[33]。フーコー自身も著作において、何度も「西洋世界では」と、研究の範囲を限定している。

ならば、いかにしてこのような限界を乗り越えて、フーコーの理論を東洋世界の歴史現象の分析に用いることができるのだろうか。前述のスピヴァクの場合、フーコーの理論を通じてインドの「サティー」という、「寡婦殉死」と理解されてきた風習を取り巻く言説を丁寧に分析し、言説を用いて歴史叙述することの限界を明らかにし、フーコーの理論を批判したものである。要するに、「圧縮された近代」などの新しい図式に東洋の近代を当てはめようとせずに、フーコーの理論の限界を認識したうえで、ある現象が起きた地域と時期を限定して読み解いた資料をもって実証を重ねて行く必要があると考えられる。

3　研究史——「出産の場」を支える四つの柱

朝鮮の「出産の場」を取り巻く生政治を考察する本書は、大きく四分野の研究成果に基づいている。まず、植民地近代性論と、これに基づいた衛生史研究、また、女性史研究、そして、植民地朝鮮の風習に関する研究がそれである。もちろん、これらの研究は独立して成立しているわけではなく、図0－1のような関係性を持っている。これらの四分野の研究は本書の基盤になるため、ここでは本書と関連する研究を中心に各分野を整理しながら、その意義と問題点を述べておきたい。各章の検討対象になる先行研究は、各章の「はじめに」でより詳しく

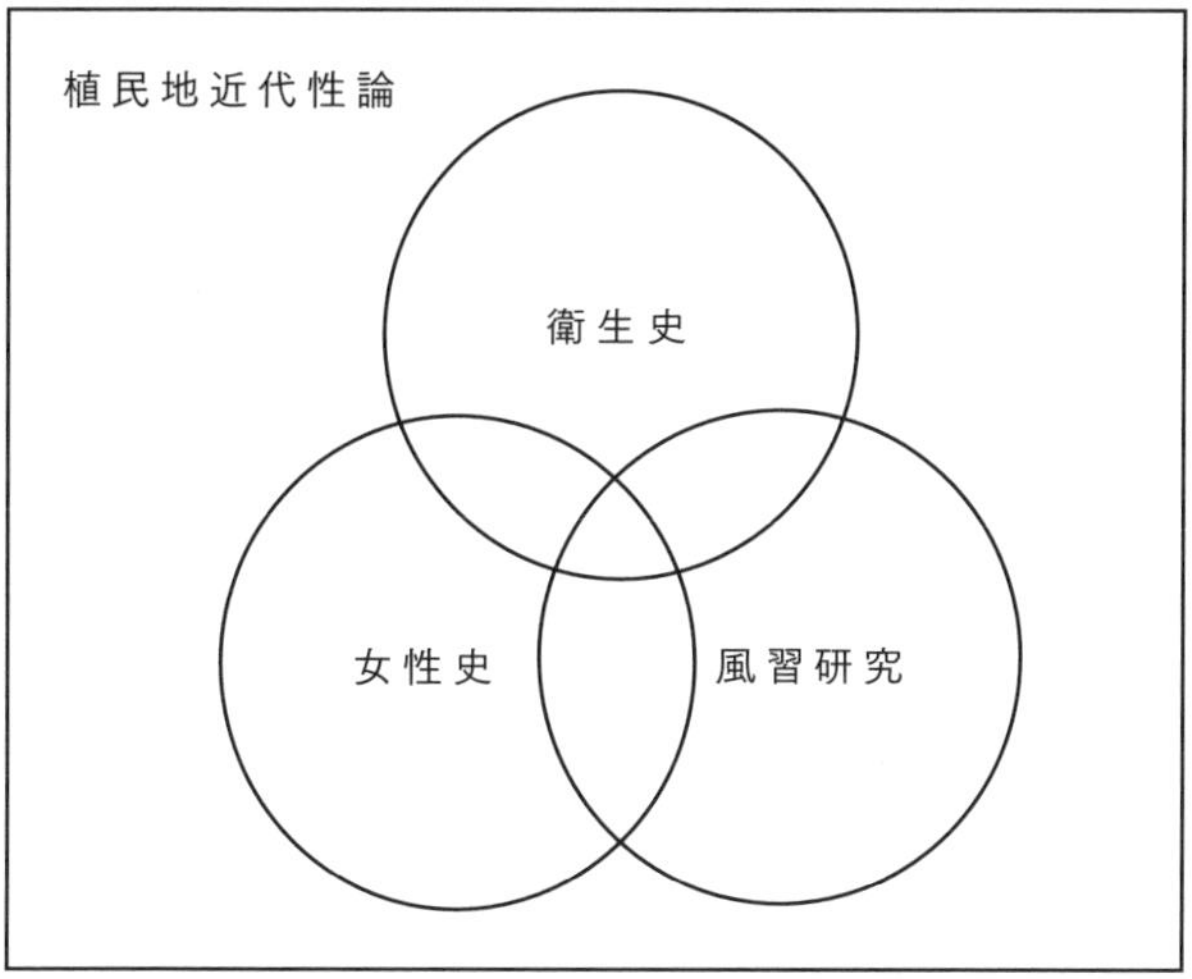

図 0–1　本書における各先行研究の関係

取り上げる。

まず、本書の基盤であり、ここ数十年間全世界の植民地研究に大きな影響を与えた植民地近代性論について述べよう。近年、植民地期の朝鮮の「近代」を論じる研究は、それ自体が一つの研究分野になるほど、さまざまな視座から研究が蓄積されている。その各研究の問題意識を丁寧に扱うためには、一つの章を設ける必要があるが、ここではその流れについての研究[34]にそって簡略に整理しておきたい。植民地期の朝鮮の近代を論じる研究において近年の画期は、植民地近代性論の台頭である。植民地近代性論は、それまで主な議題になっていた植民地収奪論[35]とそれに対立する植民地近代化論[36]を批判し、「近代性」そのものを問い直そうとする動きである。その批判の視座は、一見対立関係に見えるこの二つの議論には、近代を歴史上で必然的に到達しなければならない目標として設定していた限界があり、植民地性と近代性というものが互いに対立した現象ではなく、西洋中心に設定されてきた近代性そのものが、東洋の世界や周辺部に対する植民性を含めたものだという認識に基づいている[37]。そして、ウォルター・ミニヨーロが植民地性と近代性は別個の原理、もしくは力ではなく、植民地近代性という現象、もしくは近代の植民地世界体制という一つの世界の両面としてでしか存在しえないものであると述べたとおり[38]、植民地近代性という現象の中で、両方が相互作用によって近代社会を作り出したという観点からの研究が進められている。

これらの植民地近代性の研究は、歴史を言説構成体として認識し[39]、その言説を分析することによって近代性と植民主義の構造を解明することに努めている。そのため、主に日常生活に着目し、日記・文学・広告・写真・新聞記事などを分析対象とし、文化的に植民地近代性に接近する方法で研究[40]が蓄積されている。また、近代的秩序が鮮やかに表れる時空間として植民地の日常を検討し、普遍的で順次的な現象と認識される近代的秩序が、実はより重層的で各々の時空間によってあまねく適用できないものであることを示した研究[41]がある。このような研究は、どのようにフーコーの言説概念を植民地朝鮮研究において用いることができるのか、という疑問に答えようとしたものである。しかし、このような試みにもかかわらず、そもそも近代性とは何か、とりわけ植民地朝鮮の近代性とは何かという問いには答えきれていない。

以上のような植民地近代性の議論は[42]、植民地朝鮮における衛生史研究にも多くの示唆を与えた。近年、衛生史ではコレラなどの伝染病政策や衛生警察の構造[43]、上水道のような衛生施設に関する研究[44]など、多様な歴史的現象に対する実証的研究が積み重ねられている。そして、植民地近代性の研究と密接に関連するものとして、衛生行政策が植民地の日常に及ぼした影響を分析した研究[45]も進行している。それは、柳善栄《ユ・ソンヨン》が指摘したように、衛生行政こそ、植民地における近代性と植民主義が日常的暴力を伴い、その暴力を媒介にして遂行及び貫徹されていたことを露わにするためであろう[46]。具体的研究としては、植民地朝鮮の御用新聞であった『毎日申報』を分析して、一九一〇年代の朝鮮の衛生政策・普通学校教育政策・日本仏教布教などの実態を探った『日帝の植民地支配政策と毎日申報――一九一〇年代』[47]がある。また旧韓末から植民地支配初期までの防疫に関する規則を主に『官報』から取り上げて、このような防疫法規の発布と、衛生警察の施行が伝染病予防という公共の利益を標榜して国家の構成員を一定の組織体系の下に編成したと評価したパク・ユンジェの論文[48]がある。また、延世大学の共同研究では、防疫法規の発布と防疫体制の形成、警察制度の確立過程を通じて植民地国家の権力が人々の日常生活へ浸透していく過程を検討し、植民地の近代性が不自然で歪曲された姿として現れる理由を、内部の自発的な力によって創出されたものではなく、外から移植され、強制的に形成されたためであったと評価している[49]。

ところが、今まで植民地朝鮮の衛生史研究においては、とりわけ言説を分析する際に、事実に基づいて言説の場を把握するよりは、あらかじめ言説の場を設定し、そこに適合するように事実を一面的に把握する傾向があった。そのため、植民権力として朝鮮総督府は「何が可能で、何が可能ではなかったのか」を事実に基づいてより細密に検討することが求められつつある[50]。

そして、二〇〇〇年代以降、盛んになっている女性史研究もこのような研究傾向に倣って、女性の文章が多く残っていないという史料的限界をメディアにおける言説分析を通じて乗り越え、女性の植民地近代を究明しようとする研究が活発になっている[51]。そのような言説を中心とした研究として、イ・ミョンソンのものがある[52]。イ・ミョンソンは、植民地朝鮮における女性の「性」を取り巻く性科学という新しい近代知識の言説を分析し、男女における社会的役割と性欲の在り方が異なる理由を、生物学、すなわち科学に求め、女性が本来的に劣等なものであるからだと認識させようとする言説が構成されていたことを明らかにしている。

とりわけ植民地朝鮮における女性の近代を問うた研究の中で、本書との関係上特記すべきは「新女性」に関するものである。近代教育を受けた女性たち、すなわち「新女性」は、当時議論の中心にあったことから、他の女性主体より関連資料が多く残っており、女性教育、女性職業に関わる制度の主体でもあったため、多くの研究の蓄積がある。なお、この「新女性」は、一九二〇年代から世間の注目を集める「職業婦人」という新しい婦人層の基盤の一部となった。「新女性」と「職業婦人」の研究としては、主に雑誌や新聞記事を通して、当時朝鮮人社会における「新女性」像の構築過程やその背景を明らかにしたキム・スジン[53]と井上和枝の研究[54]などがある。

本書第一部の主題である産婆に関する研究も、このような衛生史、女性史研究の進展と共に歩んできた。なかでも、看護婦を中心に植民地朝鮮の看護婦と産婆制度の展開を明らかにしたイ・コッメ『韓国近代看護史』[55]は、植民地近代における女性医療専門家たちの実態を明かした名著である。さらにイ・コッメは、社会主義運動家かつ独立運動家でもあった鄭鍾鳴《チョン・ジョンミョン》の個人史、および鄭と共に朝鮮看護部協会を設立した韓晨光《ハン・シングァン》という産婆の個人史とその思想を明らかにした[56]。一方、ジョン・ヒェキョンとキム・ヒェシュク[57]は、『毎日申報』の記事をもとに、一九一〇年代の植民地朝鮮の衛生政策を検討し、植民地朝鮮で施行された産婆制度は不急かつ不要であって、総督府の衛生制度が被植民地民の要求や必要を顧慮しなかったと評価した。

日本でも植民地の産婆に関する研究がある。たとえば、松岡悦子は現在韓国には助産師や助産院の利用が普及されていない状況であることを明らかにし、その理由を植民地期から戦後韓国の出産医療の状況を「圧縮された近代」という概念を用いて分析した[58]。また、帝国日本の死角として、一九三〇年代から四〇年代までの朝鮮の出生率が日本本土より低かった現象を分析し、地方では産婆がほとんど活動していなかった点を指摘することで、都市から地方へ近代衛生体系が順次拡散したというそれまでの図式を批判した愼蒼健《シン・チャンゴン》の研究[59]がある。

以上の研究によって、朝鮮の衛生政策としての産婆制度は、施行された法律や産婆数などの史実によってその概観が明らかになった。しかし、具体的に産婆制度と朝鮮社会の間にどのような葛藤・軋轢があったかについてはいまだ解明すべき余地が多い。特に、産婆制度が、近代になっても伝存されていたはずの朝鮮社会の伝統的な出産風習の場へどのように侵襲しようとしたのかについては研究が乏しい。ジョンとキムは『韓国民俗総合調査報告書』の口述史料から、朝鮮では妊婦の親戚たちが助産を行う習慣があったことを指摘し、「朝鮮での産婆制度はあまり差し迫って必要でも、緊要でもなかった」[60]と評価したにとどまっている。ジョンとキムの論考については第三章においてより詳しく検討するが、彼らは、一九九一年の調査内容をもとにして九三年に刊行された『韓国民俗総合調査報告書』の内容を、植民地期から五〇年の時間経過を考慮せずそのまま植民地期の風習として提示している。また、風習調査を資料として用いて政策を論じているのに、植民地期の風習に関する研究に対して十分な検討を行っていない。

ここで本書と風習研究との関連性が浮かび上がってくる。植民地朝鮮における衛生風習史を探る韓志沅《ハン・ジウォン》[61]などの研究から明らかなように、風習と衛生は近代社会において互いに拮抗していた。植民地期の風習研究における大きな主題の一つは、「巫俗《ふぞく》」や「迷信」を総督府がいかに認識し、取り締まろうとしたかの解明である。これらの研究によって、当時は「巫俗」のみならず、あらゆる民族文化、いわゆる風習が駆逐しなければならない「迷信」として認識されており[62]、総督府はこれを「迷信」に位置付けて取り締まろうとしたことが明らかになっている[63]。たとえば、植民地朝鮮の巫俗伝統のイメージを作りだした民俗学者・秋葉隆の言説と、崔南善《チュ・ナムソン》などの民族主義的な民俗研究の言説を比較分析した研究[64]などが蓄積されている。また、近年にはトランスナショナル・ヒストリーという観点から、国民国家にとらわれない、帝国史として宗教概念の浸透や、植民地的適用を論じた研究がなされている[65]。

以上の研究によって、西洋的・植民地的近代においては、立ち遅れたもの、停滞されたものとして伝統的信心の体系を烙印する際に、「迷信」という言葉が差別的に使われていた状況が明らかになった(66)。そのうえ、総督府は植民初期から「警察犯処罰規則」を通じて迷信を統制しようとし、あらゆる風俗を迷信と片付け、朝鮮人にもその迷信を打破すべき対象として認識させた。そして、迷信打破を文明化の尺度と認知させ朝鮮の未開と日本の文明を比較し、日本の文明を称賛したことは、今までの植民地朝鮮における迷信に関する先行研究(67)によって明らかになっている。さらに、このような朝鮮の未開／日本の文明という二分法的位置づけは、朝鮮を文明化しなければならない義務を日本帝国に与え、植民地経営を正当化することにも繋がっていた(68)。このように植民地期の風習に関しては、それを排除しようとした総督府の政策やその意図、また、それらが言説としてはどのように形成され、社会でどのような役割を果たしていたのかなど検討されてきた。しかし、その具体的な歴史像については未だ研究が十分とは言えない。たとえば、新里喜宣が指摘したとおり、「ある対象が迷信として批判されることが、普遍的な現状ではなく、歴史的・社会的背景を確かに反映している(69)」が、同時にそれは「美風良俗」に分類され、伝存した風習(70)にとっても同じである。すなわち、駆逐すべき「迷信」であっても、「美風良俗」であっても、そのように認識された「歴史的・社会的背景を確かに反映している」はずである。ところが、崔吉城《チェ・ギルソン》が述べたように、これまでの「巫俗」や「迷信」に着目した研究は、ホブズボームの伝統発明論に基づいたものが多く、「伝統の変化の部分だけを強調(71)」し、伝存した風習についての検討は不十分な状況である。

4　研究目的――植民地朝鮮の「出産の場」を解明する

前述の各分野の研究はさまざまな視座で植民地朝鮮の実態の一端を明らかにしたという点で意義があるが、一方で、同時期に社会で互いに影響を及ぼし合っていた緊密に繫がる動きを捉えられていない。特に「出産の場」については各研究が断片化している。女性の出産に関する研究や、教育に関する研究、また、行政側の意図に注目した衛生・風習の研究など、個々の研究はそれなりの蓄積があるが、それを総合的に考察するものは見当たらない。以上の各分野の研究成果と問題点を踏まえた上で、本書では次の三つを研究目的として植民地朝鮮における「出産の場」を検討する。

一つ目に、近代衛生の概念や政策と、それまでの風習との葛藤に着目して、「出産の場」における権力を分析する。二つ目に、「出産の場」に関わる衛生制度としての産婆、女性運動、風習、植民地近代といったさまざまなファクターを総合的な観点で検討し、当時の「生政治」の構造を明らかにする。そして、三つ目に、「出産の場」における言説を収集し、植民地朝鮮における「生政治」の構造を探ることで、出産を取り巻く現場で女性に何を期待していたのか、何が起こっていたのかを追究し、その「出産の場」の主体であった女性へ歴史叙述を取り戻す。「歴史叙述を取り戻す」ということは、歴史には当然存在していたはずの女性たちが、歴史叙述の中では「見えない」状態であることを認識し、彼女たちが歴史で実存していた位置及び様子を明らかにし、彼女たちの歴史を描き出すことを意味する。

コロナ禍での経験からもわかるように、衛生行政は政策を定めることのみで必ずしも成し遂げられるものではない。そもそも衛生行政は近代においても、お座なりの政策から始まったものが多く、また、その政策に対して社会は決して好意的ではなかったことは、明治期のコレラ大流行に関する研究[72]からも明らかである。そのため、衛生史研究は、政府や地方行政側の衛生政策と、実際の社会、民衆との間のせめぎあいに注目せざるをえない。その葛藤を見ずには、衛生政策の実態、ひいてはその衛生政策が含まれている「生政治」の本質を探ることはできないのである。

ところで、その葛藤の中心には「風習」があると考えられる。日本本国のみならず、世界のどこでも、「衛生」という「近代の知」に基づいた権力が働く前に、すでにその場で機能していた行動及び考えがあったはずである。それが「風習」である。[73]ところが、「風習」をそのまま「前近代の衛生」と等値することはできない。「風習」とは、各地の伝統的信仰や共同体の地理的位置など、さまざまな意味階層から構築された行動方式であり、「衛生」のように警察や行政、すなわち政府から委任された取り締まる側の権力を備えていないためである。その「風習」の場に「衛生」が介入し、ヘゲモニーを奪おうとする過程において葛藤は起こる。そして、その葛藤の内実は、いわゆる近代化の中で、「近代の知」が人々の生活に変化をもたらしたときに実際に何が起こっていたのかという問いへの答えを与えてくれる。

そして、実際の人々の生活に何が起こっていたのかという問いは、社会を構築する権力の意図、またその結果としての構造を究明することに繋がる。フーコーの「生政治」理論を用いる理由は、このような構造の「脱構築」を目指した理論であるためである。たとえば、本書の第一部の主な分析対象である産婆制度は、総督府の衛生政策の全体構造から見ると「緊要」でない政策にすぎなかったと評価されている。[74]しかし、「緊要」でない政策を施行した理由や、それが朝鮮人女性に何の役にも立たなかったとすれば、なぜ産婆として働いた女性たちが存在したのかなど、歴史的な実態は十分に明らかにされていない。また、第二部では胎教言説を通じて、「出産の場」をめぐる風習と「近代の知」が葛藤、ヘゲモニー争いを繰り返したのみならず、協力戦略を通じて伝存した風習もあることを確認する。要するに、現在の韓国にはもはや残されていない出産風習と衛生制度の関係と、現在でも韓国において重要な出産風習として残っている胎教と「近代の知」との関係を、対峙させてみることによって、植民地朝鮮における「生政治」の多様な権力関係によって形成された構造を描き出せると考える。なぜその必要があるのか。それは、前述のように、それまで他者としてしか存在しえなかった者へ歴史叙述を取り戻せると考えるためである。すなわち、「出産の場」を取り巻く権力を明らかにすることは、歴史叙述を通して、「出産する主体」にもかかわらず「出産の場」に他者としてしか存在していなかった女性たちの〈現実〉を明らかにし、彼女たちに歴史の場所を取り返すことを意味するのである。

植民地の「出産の場」を分析するためには、何よりも産婆自身の文章や、植民地朝鮮で実際に出産をした女性たちの話を取り上げる必要があることは、言うにおよばないだろう。ただし問題は、彼女たちの文章や肉声に直接あたるのがほとんど不可能だということである。特に朝鮮における儒教社会の秩序下で個人の性についての議論がタブー視されていたことを考えてみれば、出産の経験を女性が自ら率直に語る記事や証言は極めて少なく、概ねインタビューによって再現されたものか、もしくは出産時からかなり経過して随筆として文芸誌に載ったものが稀に発見できるのみである。それゆえ、本書では、以上の事実と植民地朝鮮のメディアの特徴を認識したうえで、主に新聞記事を用いて言説分析を行う。「出産の場」における言説を収集し、また、フーコーの「生政治」という分析ツールを通じてその構造を読み解くことで、出産を取り巻く現場で女性に何が期待され、何が起こっていたのかを追究し、「出産の場」の主体であった女性の歴史叙述を取り戻すことができると考える。本書は、このように女性へ歴史叙述を取り戻すことによって、女性を軸として植民地朝鮮の歴史を読み直す第一歩になることを目指す。

最後に本書における「植民地近代性」について、一言付け加えておきたい。植民地近代性は当然ながら、本書の議論でも非常に重要な意味をもつ。しかし、本書の問題意識は、植民地近代性が普遍的な近代性の一部であるのか、もしくは植民地特有のものであるのかを解明することに置かれてはいない。何かを普遍もしくは特殊であるという評価は互いが前提として存在してから成り立つものであり、特殊の基準は普遍であり、普遍は特殊があってからこそ普遍になる。本書で追究しようとする植民地近代性は、「出産の場」がいかなる姿であったのかを描写することで表れるものである。とりもなおさず、近代という図式に符合するか否かの属性を読み解くのではなく、その様態が叙述されることによってはじめて近代性を語ることができると考える。そのため、本書では植民地近代性を植民地朝鮮の「出産の場」の姿として著すこととする。

5 本書の構成

本書は序章と終章を含む全七章で構成されている。まず第一部においては、近代医学知識をそなえた産婆を育成し、「出産の場」に介入させようとした総督府による政策の実態と、その政策下で実際に何が起きていたのかを、産婆制度と朝鮮の出産風習との葛藤を通じて確認する。第一章では、朝鮮の出産風習の有り様や、また、総督府側のそれに対する認識、そして総督府が発布した「産婆規則」（一九一四年）の前提として行われた産婆養成制度とその実態を検討する。これらの過程を通じて、伝統的な朝鮮の「出産の場」を確認し、「緊要」でない政策と評価された産婆制度に対する総督府側の認識と、制度の実態を提示する。

続いて第二章では、主に一九二〇年代の朝鮮語のメディア史料を通じて、京城という朝鮮社会の都市部における産婆の位置づけと産婆たちの職業婦人としての労働実態、そこからうかがえる産婆利用の状況を読み解く。さらに産婆の普及を衛生行政の問題ではなく、産婆の労働と「出産の場」という〈現実〉に基づいて再考する。

第三章では、引き続き一九二〇〜三〇年代のメディア史料を分析して、西洋医学のエージェントとしての産婆が「出産の場」で経験した出産風習との葛藤を検討する。さらに、その葛藤がいかに構成されていたのかについて、当時の京城の社会階層問題と、その社会階層が経験した出産問題を分析して、「出産の場」の外部要因を提示する。

第二部では、現在までも韓国において伝存している出産風習である「胎教」を主題として、「出産の場」における言説がいかに権力として働いたのかを考察する。そのため、第四章では、まず植民地朝鮮に伝存していた出産風習としての胎教の有り様を明らかにする。主に一九三〇年代の優生学運動家による胎教を取り巻く言説に注目し、「優生学」という「近代の知」と出産風習としての胎教が、言説の次元では互いに密接に絡み合っていた状況を分析する。そして、その分析に基づいて植民地朝鮮の「生政治」の特徴を明らかにする。

第五章では、朝鮮王朝末期及び大韓帝国期から一九三〇年代まで、さまざまな立場から語られた胎教に関する記事を収集し、その語り手たちの意図や記事を構築している社会の動きと関連付けて解読する。特に「出産の場」を構築する軸である「母性言説」との関係を意識して、「女性教育論」「民族改造論」「〈朝鮮学〉振興運動」の中で胎教言説によって植民地朝鮮の「出産の場」がいかに表象されていたのかを考察する。

6　本書における用語と記号の定義

本書においては、主に植民地朝鮮期を研究対象にしているため、用語の使用にいくつかの定義が必要と考えられる。まず、「朝鮮人」は「植民地朝鮮の地域に本籍地を持つ人」を意味する語として用いる。次に、「朝鮮人社会」は「朝鮮の地域に本籍地を持つ人々が生活を営む社会」を意味し、当時朝鮮に居住していた日本人の社会は含まれていないものとして用いる。そして国名については、大韓帝国期には「韓国」、植民地朝鮮期には「朝鮮」と表記する。また、本書でいう「風習」とは民間信仰や巫俗、民俗などにくわえ、伝統的民間治療法を含んだ広義の風習を意味する。一方、出産を意味する「解産《ヘサン》」という漢字語は現在日本ではほとんど使われていないが、本書では「解産救援《ヘサングウォン》」といった伝統的な助産者を意味する言葉の一部分であり、韓国や植民地朝鮮では使われた言葉であるため、そのまま表記した。そのうえ、本書で取り上げた朝鮮語記事や韓国語論文の引用文などはすべて筆者が現代日本語に翻訳したもので、註には記事や論文の題目を、原題がハングルであるものはハングルで、漢字が混じったりしたものは漢字の部分のみ日本現用漢字で表現した。しかし、植民地期の記事に用いられた漢字造語の中で、日本語では訳しきれないものはそのまま用いた。また、引用文中の〔 〕の内容はすべて引用者による補足である。

なお、今日の観点からみて差別的な表現が用いられる箇所があるが、歴史的文脈と資料性に鑑みそのままとした。

第一部　出産風習と産婆制度

第一章　植民地朝鮮における出産風習と産婆養成政策

はじめに

序章で述べたとおり、近年、植民地朝鮮における衛生史研究は、多様な領域で展開されつつある。ところが、これらの研究は、政策の主役としての朝鮮総督府の働きと政策の結果に論点を置き、古くから存在した風習と、新たに施行された政策との間にあったせめぎ合いを見過ごしてきた。本章は、まずはこのせめぎ合いを論じるための基礎的段階として、これまで十分に論じられなかった産婆に着目し、朝鮮の伝統的な出産風習の様相を復元する。そのうえで、植民地朝鮮の衛生政策としての産婆制度の展開と特徴を明らかにし、衛生史の外延を広げたい。

産婆は、日本では古くから「トリアゲババ」などと呼ばれ、主に出産を手伝う老年女性を示す語である。韓国においては、朝鮮王朝正祖期の一七八五年に編纂された法典『大典通編』にある項目「礼典」「奨勧」「医員」の「〇医員雖不解方書能治瘡腫及諸悪疾成効最多者一人歳抄啓聞叙用産婆則給料」[1]に「産婆」という語を確認できる。この一文を訳すと、「医員が薬方文書を理解できなくとも、瘡腫や諸悪疾をよく治療すれば、最も成功した者一人を年末に啓聞して叙用する。産婆には料を支給する」となり、医員や産婆の功績をたたえるための規定だということがわかる。ところが、ここに出てくる「産婆」が具体的にどのような者かは、この文面だけでは明らかではない。

産婆については、日本では社会学・歴史学において研究が進んでいるが[2]、植民地朝鮮の産婆に関する研究はまだその蓄積が少ない状況である。というのも、そもそも当時の女性が直接語ることのできる場は限られており、植民地においてはそのような制限はより一層厳しく、女性かつ植民地民という重層の差別下に置かれていた存在が、主体として語る機会自体が極めて少なかったためであろう。

序章で述べたように、韓国の歴史学で研究が行われるなかで、植民地朝鮮の産婆に関しては、まだ解明すべきことが多く残っている。これまでの研究では産婆政策は、総督府の衛生政策の一部としてその有効性が論じられるのみであった。たとえば、ジョン・ヒェギョンとキム・ヒェシュクは、植民地朝鮮の産婆政策について、一九九一年の調査をもとに一九九三年に刊行した『韓国民俗総合調査報告書』の口述資料を用いて分析している。彼らは、朝鮮では妊婦の親戚たちが助産を行う習慣があったことから、「朝鮮での産婆制度はあまり差し迫って必要でも、緊要でもなかった」[3]という評価にとどめている。そのうえで、藤目ゆきの論[4]を引用しながら、一九一〇年代の朝鮮においての産婆制度は、富国強兵のイデオロギーの下で日本明治政府によって日本内地に設置された産婆制度と同時期に普及したと結論づけている[5]。

加えて、松岡悦子は社会学の観点から、現代の韓国助産院における営業不振の理由を、植民地朝鮮の産婆制度が朝鮮人社会に定着していなかったことに見出し、これを「圧縮された近代」という概念を用いて分析した[6]。この概念は、それまでの近代化論が西欧をモデルにして成立してきたことへの批判から生まれ、近代化の過程を「第一の近代」と「第二の近代」に区別し、普通西洋では「第一の近代」が成熟した後に「第二の近代」の過程に入るが、台湾・韓国・中国の場合は「第一の近代」が成熟できず、「高度に圧縮されたかたちで、「第二の近代」に入」り、「第一の近代」と「第二の近代」が共存していたことを示している。[7]そして、松岡は出産における「第一の近代」を「介助者が有資格化した時期を経て施設化に向かう段階的な変化」と捉えて、「第二の近代」はこの「第一の近代」による問題を回避するために起こった「自然分娩運動や脱病院化、また生殖技術による出産」と設定し、韓国の出産の近代化を分析した。[8]その結果、韓国近代の出産医療化を、韓国では「規則上の産婆の有資格化が一九一四年だった」[9]としても、一九八〇年代まで有資格化は進められており、「無資格者から医師への移行が、助産師を飛ばしておこったのであり、助産師が専門職として成熟する機会がないうちに、担い手が医師に移っていった」と評価した。[10]

ただし、そもそも西欧をモデルにして成立してきた近代化論を批判するために提案された「圧縮された近代」というモデルも、結局は「西洋」の定型モデルに対する非定型モデルの提示にすぎないという限界がある。たとえば、「第一の近代」が成熟できたのかどうかは、あくまでも西洋の過程との比較によって評価されるものであり、実際に松岡もこの論文でイギリス・ドイツの例と比較している。また、一九四五年以前の韓国の出産医療の状況について、主に朝鮮人産婆の養成がうまく進まなかったことを指摘し、「いずれにしても、大部分の韓国人女性が産婆を呼ばずに出産していたことを考えると、産婆はもっぱら日本人女性の出産のために育成されていたとみることができる」[11]と述べている。しかし、このように評価できる歴史的根拠は充分示されておらず、また朝鮮人産婆の育成がなされた背景についても考察が充分ではない。「助産師が専門職として成熟」できなかったということの中身が曖昧な点とあわせて、植民地朝鮮の産婆制度の理解を難しくしている。

以上の研究を踏まえると、一九一四年の「産婆規則」から始まった朝鮮の産婆制度の制度史的側面は一定の概観がなされている。たしかに、植民地期の産婆政策は日本人〈産婆〉に比べて朝鮮人〈産婆〉を多く育成できなかった。しかしその理由を、出産時に他人の助けを不要とする朝鮮の出産風習に求め、朝鮮では産婆制度は至急かつ緊要な制度ではなく定着しなかったと評価した点には疑問が残る。[12]

実際に朝鮮では産婆を呼ぶ風習はなかったのだろうか。前述したように一八世紀の朝鮮の法典には産婆の存在が明記されている。そこで本章では植民地朝鮮の出産風習と実行された産婆制度の有り様を明らかにし、それが植民地の「生政治」でいかに働いていたのかを確認するため、次の四つの論点を設定する。まず、①そもそも前近代の朝鮮では産婆のような存在はなかったのか、さらに、朝鮮の出産風習はいかなるものであったのか。そして、②総督府が近代産婆政策を朝鮮で施行するにあたって、朝鮮の出産風習をどのように認識していたのか、そして③総督府が朝鮮の出産風習に関する情報をどのような政策意図で利用したのか。さらに、④朝鮮において「産婆規則」の実施前に行われた産婆養成制度の有り様はどのようなものだったのか。

以上の論点を通じて、本章では、まず「出産の場」を取り巻く「生政治」という観点から、単に図式化された近代像ではない植民地朝鮮の産婆制度の実態を提示することを目指す。

なお、本章において、〈 〉付きの〈産婆〉は日本及び植民地朝鮮で施された産婆制度によって産科学を学び、免許を取得した女性専門職としての近代的産婆を示す。一方、〈 〉なしの産婆は、民俗学などで使われる時期性を帯びてない、出産を手伝う女性一般を示す。

1　近代日本の産婆制度と植民地への移植

日本人〈産婆〉の始まり

日本の近代〈産婆〉は、明治政府の法整備によってその資格が規定されたエリートの女性医療専門家であり、労働者であり、社会活動を活発に行った女性主体であった。したがって、彼女たちの活動は、近代日本政府の再生産権への介入、衛生および人口政策などと深く関わっていた。日本の〈産婆〉については、衛生政策との関連性など、さまざまな視点から分野を横断して研究が進められている。まず明治期を対象として、一八九九年に全国的に産婆の資格を定め、制度的なスタートを切った産婆規則以前に、各地域の産婆政策の実態や産婆規則細則制定以降の地域産婆制度の変化を分析した研究がある。[13] 一方、中絶禁止など女性の身体に関する法律とその立法過程を総合的に分析し、明治期の産婆制度が人口増加を目指した明治政府の人口政策の一環であったことを明らかにした藤目ゆきの研究[14]がある。そして、〈産婆〉たちの積極的な社会活動に注目し、〈産婆〉という女性の近代的主体形成を検討した研究としては、木村尚子の研究[15]があり、大日本産婆会の結成と彼らの産婆法制定運動を戦間期出産の社会的変化のうえで検討した研究など[16]がある。このように、近代日本の産婆研究については、すでにかなりの蓄積[17]がある。

近代日本における産婆制度の始まりは、東京、大阪、京都に限ってではあるが、産婆免状を受ける資格を初めて法令で規定した「医制」が発布された一八七四年とされている。[18]「医制」によると、「産婆ハ四〇歳以上ニシテ婦人小児ノ解剖生理及ヒ病理ノ大意ニ通シ所就ノ産科医ヨリ出ス処ノ実験証書――産科医ノ眼前ニテ平産一〇人難産二人ヲ取扱ヒタルモノ――ヲ所持スルモノヲ検シ免状ヲ与フ」ことになっていた。[19] しかし、この免状にも例外があり、同法令に当分の間、「従来営業ノ産婆」は、その履歴を確認して「仮免状」を発行してもらうことができ、「医制」発布後約一〇年以内に〈産婆〉として営業しようとする者は、産科医あるいは内科医が発行した実験証明書を検査して免状を取得することができた。さらに、〈産婆〉がいない地方では、実験証明書を所持していない者であっても免状を受けることができた。しかし、東京、大阪、京都以外の地方の産婆資格などは地方庁に委ねられていた。[20]

その後、〈産婆〉の資格や取り締まりを全国的に施行した最初の法令は、勅令第三四五号として発布された一八九九年七月一九日付の「産婆規則」である。[21]これによると、日本で〈産婆〉として活動するための資格は第一条で「産婆試験ニ合格シ年齢満二〇歳以上ノ女子ニシテ産婆名簿ニ登録ヲ受ケタル者ニ非サレハ産婆ノ業ヲ営ムコトヲ得ス」[22]と規定されている。また、「一箇年以上産婆ノ学術ヲ修業シタル者ニ非サレハ産婆試験ヲ受ケルコトヲ得ス」[23]、「産婆名簿ハ地方長官之ヲ管理」し、産婆名簿に登録する際には、産婆試験合格証書を添付して地方長官に提出することになっていた。[24]また、第一六条には、産婆名簿に登録されていないまま、あるいは登録が取り消された後に産婆業を営んだ者は、五〇円以下の罰金に処せられると規定している。[25]つまり、試験に合格した者を産婆名簿に登録することが法令の基本的な骨格である。

第一八条と第一九条は例外事項に関するもので、第一八条は、「本令施行以前内務省又ハ地方庁ヨリ産婆ノ免状又ハ鑑札ヲ受ケ現ニ其ノ業ヲ営ム者ハ本令施行後六箇月以内ニ地方長官ニ願出テ産婆名簿ニ登録ヲ受クルコトヲ得」、という内容である。[26]一方、第一九条は、「地方長官ハ産婆ニ乏シキ地ニ限リ当分ノ内出願者ノ履歴ニ依リ業務ノ地域及五箇年以内ノ期限ヲ定メ産婆ノ業ヲ免許スルコトヲ得前項免許ヲ受ケタル者ハ産婆ニ準シ本令ヲ適用ス但シ産婆名簿ニ登録スル限ニ在ラス」と、いわゆる限地産婆について規定している。[27]

日本人〈産婆〉の韓半島への越境

同年九月には、「産婆規則」に定められた試験を実施し、〈産婆〉を名簿に登録する際に守るべき事項が、「産婆試験規則」、「産婆名簿登録規則」という法令として発布された[28]。これによると、産婆試験は学説と実地の二つの科目、すなわち理論と実地に分かれており、学説試験に合格しなければ実地試験に進むことができなかった[29]。また、試験を受けるためには、「産婆学校産婆養成所等ノ卒業証書若ハ修業証書又ハ産婆若ハ医師二名ノ証明アル修業履歴書ヲ添ヘ地方長官ニ願出[30]」しなければならなかった。以上のような法律制定に基づいて、日本人〈産婆〉はすでに公使館期から韓半島（朝鮮半島）で活動していた[31]。特に一九〇五年一一月一七日、「乙巳《いっし》条約」が締結され、統監府と理事庁が韓半島各地に設置[32]されてからは、理事庁が設置された地域に居住する日本人の営業を管理する目的で「営業願届ニ関スル件」が発布された[33]。これによって、日本人〈産婆〉も「原籍、住所、姓名、年齢」などを記入した履歴書と、「免状」や「鑑札」の写しを添付し、民団役所[34]もしくは管轄の警察署を経由し、理事庁に申告することで、それまで本国の本籍地に申告しなければならなかった営業申告が簡易になった。また、統監府設置により、日本人の移住が増えると、日本人〈産婆〉数も増加し、一九〇六年の六三名から一九〇九年には一五二名となった[35]。

このように韓半島には大韓帝国期からすでに日本人〈産婆〉が越境していて、その数は増加し続けた。そして、一九一〇年、「韓国併合ニ関スル条約」により大韓帝国が植民地朝鮮になると、総督府は日本本国の「産婆規則」を一九一四年、植民地朝鮮に移植する[36]。その内容においては相違点がいくつかあって、特に植民地朝鮮では〈産婆〉の養成から産婆政策がはじまり、産婆資格における教育の部分が日本より詳しく提示されている。この法令の第一条で産婆資格は「二〇歳以上ノ女子」で、「産婆試験ニ合格」した者か、「朝鮮総督府医院又ハ道慈恵医院ノ助産婦科ヲ卒業」した者、または、「道慈恵医院速成助産婦科ヲ卒業シタル者ニシテ道慈恵医院長ノ交付シタル助産婦適任証書ヲ有ス」者、それから「朝鮮総督ノ指定シタル学校又ハ産婆養成所ヲ卒業」した者、もしくは日本の「産婆規則」により「産婆名簿ニ登録ヲ受ケ得ヘキ資格」がある者と規定されていた。[37] このように植民地朝鮮の「産婆規則」は試験などを通じて産婆名簿に登録することではなく、試験合格や指定された教育機関の卒業、速成助産婦科などを通じて産婆免許を取ることが政策の基調であった。それは、第3節でより詳しく分析するが、日本のようにトリアゲババなどと呼ばれた前近代からの助産役の人々を吸収して、限地産婆などを設けられず、〈産婆〉を一から養成しないといけなかったためであったと考えられる。

2　朝鮮の出産風習

植民地朝鮮における産婆政策を分析するためには、まず当時の朝鮮における出産風習を明らかにする必要がある。前述のように先行研究では、朝鮮では伝統的に産婆に当たる職がなかったため、産婆政策も定着しなかったと評価されてきた。[38] 確かに、一九一二年の『最近朝鮮事情要覧』「第一四章衛生」[39] にて、朝鮮で行われている産婆制度を紹介する際に「産婆ハ従来朝鮮人ニ於テ就業スル者ナシ」という状況下で、「又朝鮮人ハ古来産時ニ他人ノ介補ヲ用ユサルノ習慣アリ近時産婆ノ技能ヲ経験スルニ迨《いたり》テ大ニ信頼ノ念ヲ生セリ」と述べた部分をみると、植民地支配初期から総督府側は産婆制度の不振の理由を朝鮮の風習に求めていたことが読み取れる。

しかし、職業として〈産婆〉に就く者はなかったとしても、前近代朝鮮でそのような役割が皆無であったのだろうか。すなわち、以上のような評価が正しいのかを分析するためには、そもそも「古来産時ニ他人ノ介補ヲ用ユサル」という風習の真偽を明らかにする必要がある。

この問題を検討するため、該当時期の医療民俗誌と中枢院[40]の参議を対象として行った朝鮮風習調査の報告書を用いる。これまでの朝鮮風習に関する研究の中では、朝鮮風習に関する民俗誌の作成者は軍隊や警察関係の日本人が多かったため、その作成意図や作成者の視線にバイアスが掛かっていたと考え、信憑性が低いため使用しない傾向があった。しかし、韓志沅[41]の指摘のとおり、一九一〇～二〇年代の医療民俗誌と医療民俗資料は、植民地行政の施行のため作成したものであるため、一定の事実を反映したもので、「植民地初期の衛生行政の土台」[42]になるものであった。それゆえに、本節では朝鮮の出産風習について、調査及び作成者の意図に注意しつつ、民俗誌を用い、加えて中枢院の調査報告書及び当時の朝鮮の新聞記事や朝鮮人が著した出産風習に対する論文なども用いることで、多角的に検証する。

日本人が見た朝鮮の出産風習

まず、第八師団軍医部の軍医たちが一九一二年から二年間の朝鮮駐箚《ちゅうさつ》中の課題として作成した『朝鮮人ノ衣食住及其ノ他ノ衛生』[43]を取り上げたい。このうち「（四）分娩、育児」は恵山鎮《ヘサンジン》（今の北朝鮮の両江道《リャンガンド》恵山《ヘサン》市）の出産風習を当時一等軍医であった山田貫一が調査して作成したものである。ここでは「分娩ニ際シテハ内房ヲ産室トシテ通常親族若クハ知己ノ経産婦（又ハ出産ニ経験アル婦人）数名専ラ産婦ヲ介助ス」[44]と述べられている。なお、「（五）衛生機関」には当時の朝鮮における産婆についての記述があり、「産婆トシテ専門ノ学ヲ研究セシモノナク出産ニ当タリテハ家中ノ経験アル老婆之ヲ看護シ又ハ他家ノ老婆ヲ臨時雇傭ス」[45]と、彼らが産婆を規定する際の重要なファクターの一つが「専門ノ学」であったことが確認できる。また、この記述によって朝鮮北部では出産時に「家中ノ経験アル老婆」に任せる。あるいは「他家ノ老婆」を臨時に雇用して産婦の看護に当たらせたことがうかがえる。

次に忠清道《チュンチョンド》と江原道《カンウォンド》の地方警察部長を歴任し、植民地期の朝鮮風習調査において著名な今村鞆《とも》の『朝鮮風俗集』を取り上げよう。[46] 今村はその序文で、自身が渡鮮した一九〇八年には「未だ法令も完備せず、行政上唯手加減を以て処理する事務甚多かりしかば、如何にせば、職務の執行が民度と調和を得るかと云ふ点に付き、苦心したる」[47]と述べ、職務の執行のために調査を始めたと明記している。同書は、朝鮮王朝の刑事警察や官制、朝鮮人の犯罪・出産・迷信・宗教までを幅広く扱っている。

その中の「朝鮮婦人の出産」という章では、朝鮮の当時の出産状況について次のように述べられている。

> 上流社会は初産に限り、五六ヶ月より生家に帰りて産むも、中以下は夫の家の内房を産室とし戸牖《こゆう》を閉ぢて籠居す。比較的助産に経験ある老婆あり之れを産救安と称す、分娩に際しては此女を雇ひ来り婦に侍せしむ。
> 下級社会は産救安を要せず、親戚の老母が之を援け或は産婦自から助産の用を弁ず。[48]

すなわち、上流社会とそれ以下の社会とは異なる文化があり、上流社会の妊婦は里帰りして出産するが、下流の妊婦たちはそうすることができず、「内房」という朝鮮王朝期の婦人部屋を産室にして閉じ籠もって出産に臨んだ。また、上流階級は助産経験のある老婆を呼び「産救安」として分娩援助をさせたが、それ以下の階級の妊婦は「産救安」を要していなかった。以上から、朝鮮の前近代にも「産救安」という出産時の助けのために雇う女性がいたことがわかる。下級社会では「要せず」とはいうものの、実際は「産救安」を雇う経済的余裕がなかっただけで出産を手伝う人を必要としていたことは、「親戚の老母が之を援」けたと述べた部分から読み取れる。

朝鮮人が見た朝鮮の出産風習

そうであるならば、この「産救安」及び朝鮮の出産風習について当時の朝鮮人はどのように語っただろうか。一九二四年一一月一七日に嘱託李寅洙《イ・インス》より中枢院書記官長へ提出された『中枢院調査資料』「雑記及び雑資料（其二）」(49)は上流階層に限られてはいるが、朝鮮人参議の金聖睦《キム・ソンムク》（調査担当者）、柳正秀《ユ・ジョンス》、李寅洙、朴承章《パク・スンジャン》、劉猛《リュ・メン》、柳《ユ・》鎮爀《ジンヒョク》の六名の中枢院参議が自分の経験及び見聞した朝鮮の風習を物語ったものである。この調査は出生から教育、結婚、葬式までの生涯にわたる風習に関する調査であり、その調査項目は大きく「一、出生ヨリ書堂ニ入ルマテ」「二、書堂修学時代」「三、結婚ヨリ老年マテ」の三つからなる。この調査の目的は、「風俗調査問題要項」(50)の最後の「備考」の「本問題ニ就テハ初メテ渡鮮シタルモノニ説明スルノ心持ヲ以テ平易ニ経験又ハ見聞ヲ記載スルヲ要ス」という部分からうかがえるように、朝鮮に渡って来る日本人に朝鮮の風習を説明することであった。

このうち、出産風習に関する部分は「一、出生ヨリ書堂ニ入ルマテ」であり、産婆に最も関係ある質問は次の二つ、「(六) 産婆ハ必ス聘《へい》スルヤ出産前後幾日間来ルカ」、「(七) 産婆ヘノ謝礼ノ方法、時期及金品ノ程度如何」である。これらの質問に対する各自の答えは表1-1にまとめた。

表1-1の返答を総合してみると、〈産婆〉ではないが、親戚、もしくは近隣の老婆で出産や助産の経験のある者を雇って、家計の程度によって差はあるが米や衣服を以て謝礼としていたことが読み取れる。しかし、彼らの言葉には差があって、以上の老婆のことを金聖睦は「解産求援」と、柳正秀と朴承章は「解産救援」と呼ぶと

表 1–1　中枢院議員を対象とした朝鮮風習調査に現れる朝鮮の出産風習

名前	出産風習の調査設問に対する答え
金聖睦	1. 従来ハ近代式ノ産婆ナク概シテ夫家ニ於テハ姑又ハ夫ノ祖母実家ニ於テハ母、祖母之ヲ為ス然［ラ］サレバ親戚中或ハ知人中（身分ヲ択バス）経験ニ富ミ且ツ曽テ不幸ヲ見ザル謂ハバ幸福（子福ノモノ）ノモノニ依頼シテ産婆ノ用ヲ為サシム之ヲ解産求援ト謂フ是等ノ来ル日子ハ不定ナル［モ］大概孕婦ノ気嫌ヲ見テ来ラシム 2. 産婆ヘノ謝礼ノ方法ハ金穀ト衣服又衣服地ヲ以テス其ノ時期ハ三七（二十一日間）百日一周年ノ誕生日ナリ其ノ程度ハ貧富ノ程度ニ寄リ之ヲ異ニスルヲ以テ定リナシ
柳正秀	1. 産婆の名称は無きも解産救援と称し多産経験人の中に有福者を選び臨産聘来し三七日限り看護せしむ 2. 産婆の謝礼は別に定めたる物が無きも裏衣一件は細布或は細［綿］を以て為す例給するを製す
李寅洙	1. 産婆ハ助産ニ経験アル老婆ヲ雇フ事アリ或ハ家族及親戚中経歴アル者ニ頼ミ助産ヲサセル事アリテ産婆ヲ雇フ場合ハ出産前後二三日来ルモノナリ 2. 産婆ノ謝礼ハ其家ノ貧富ノ程度ニ依リ一定セサルモ普通ノ家庭ニ於テハ産婆ノ衣服上下一着米一二斗位ヒ遣ルモノナリ
朴承章	1. 家族中ニ産事ニ経験アル老婆アレハ之レ産婦ノ介抱ヲ為シ相当ノモノナキ場合ハ他ヨリ聘スルモノニシテ大概［予得ヲナシテ臨月ニ至レハ産婦ノ家ニ来テ孕婦ノ容態及腹ノ具合ヲ察シテ安産ノ時〔以後切られている〕］産前一週間ヨリ産後二週間位ヲ普通トスルモ之レ矢張リ家計ノ程度ニ依［ルヲ以テ］産苦アルトキノミ聘スルコトアリ 2. 産婆ヘノ謝礼ハ家計ノ程度ニ依ルモノニシテ普通トシテハ［産後二三週日ニ至レハ］衣服ノ地トシテ金巾三十尺木綿一反ニ金四五円ト白米一二斗ヲ支給ス然シ産家カ貧寒ナレハ別問題トシ豊福ナル家ニ付ケハ一度解産救援（産婆）ヲスレハ永年其ノ功労ヲ称シ米穀、飲食其ノ他古衣類ヲ度々貰フコトアリ而シテ［若シ之モ］生児不幸ナレハ更ニ請求スルコトナシ
劉猛	1. 親母媤母乳母保姻媵婢世媛之中で無所不可であり、臨時幹事であるか或拓他媪の嫺熟関歴者し産期臨迫すれば預為準備して以待今晩と云う 2. 所謂酬労が其揆不一し、或以米銭するか或以衣籫で必於帰家即時し、継後永作親人し徃来緊切に施誼為端と云う
柳鎮爀	1. 中流以上ノ家庭ニテハ産前産後引続キ聘スルモ中流以下ノ家庭ニテハ分娩差迫リタルトキ（凡ソ一周日以内）招クヲ普通トス、産婆専業者出来ルマテニハ比較的助産ニ経験アル老婆ヲ聘セリ之レヲ産救安ト称ス下流ニ於テハ多ク親戚ノ老母カ之ヲ援ケ或ハ産婦自ラ助産ノ用ヲ弁スルコトアリ 2. (1) 謝礼方法大抵使者ヲシテ産婆ノ宅ヘ届ケシムルヲ普通トス (2) 時期大抵産後一週間以内トス (3) 金品金銭ヲ贈クルヲ普通トスツモ稀ニ反物ヲ贈ルコトアリ (4) 程度．貧富ニ依リ一様ナラザルモ普通二十円内外ト謂フ

※「一出生より書堂に入るまで」『中枢院調査資料「雑記及雑資料（其 2）」』（国史編纂所所蔵）より。
※本文にカタカナで表記されているものはカタカナで、ハングルまたはハングルの横に赤字でカタカナが表記されているものはひらがなに読み替えて書き直した。
※（　）は本文のままである。［　］は史料の原文に挿入された文章であることを示す。
※一部、意味が通らない箇所があるが、原文のまま表記した。

述べている。また、金聖睦と柳鎮赫は以上のような助産に携わる老婆と近代の〈産婆〉とを区分しているが、他の人々の返答にはそのような区別は読み取れない。

さらに「産救安」に関する論文として、時期はやや離れているが、一九三四年の朝鮮民俗に関するさまざまな論文を集めた『朝鮮民俗』という雑誌の第二号に載った金文卿《キム・ムンギョン》の(51)「出産に関する民俗――京城を中心として」(52)がある。この論文は、彼の序文によると朝鮮民俗を研究している秋葉隆京城帝国大学教授(53)の依頼によって、京城の知り合いの老婆などに聞き取って、調査したものであった。

この論文の「産救安」の項では、朝鮮の出産風俗について次のように述べられている。

> 助産を務める老婆を「산구완」（産救安）とか、「해산관」（解産救安）等と云つて、大抵は妊婦の家の老婆か、妊婦の母或ひは祖母か、又は妊婦の姑かその役に任ずるのであるが、時に他人を「産救安」として雇ふ場合もある。こんな時は、有福で、子孫をよく育てた、而も助産に経験のある老婆を撰ぶ。そして此の産救安は、分娩後三日まで産家に止まり、助産の役を勤めるが、時には初七日までも産家に居つて、嬰児及び産母の世話を見てやることもあるさうだ。この産救安に対する報酬は、境遇に応じて多少の違ひはあるが、「속옷」（内衣）とお金とを贈ることは通則であるらしい。それは嬰児の寿福のためだと云ふが、その訳は分っていない(54)

このように、「産救安」は「妊婦の母或ひは祖母か、又は妊婦の姑」、概ね妊婦の家族の老婆が携わっていた。また、「産救安」や、「解産救安」とあり、これらは近代的職業とは言いがたいが、内衣、すなわち下着とお金を贈ると述べていることから、賃金というよりは謝礼の品や金という形式で、確かに出産を助ける役割を果たす女性が認知されていたことがわかる。ただ、そのような人を雇うことができる階級とできない階級があったというのが実態なのであった。以上を総合すると、朝鮮伝統の出産風習は極めて私的に行われたが、日本のトリアゲババと同様に、産科学などの専門的な医療知識は持ってないが、親戚もしくは近隣の老婆の中で助産の役割を担った人々が存在したことは明らかである。

新聞雑誌に表れた朝鮮の出産風習

朝鮮では元々産婆というものがないという認識はどこに起因したものか。この問題を検討するために、まずは一九一〇年一二月一一日付の『慶南日報』の「衛生警察注意」(55)と題された記事を取り上げたい。この記事の要旨は、朝鮮人は迷信のため近代医学に頼らない出産風習があるという批判である。この記事には、衛生警察側の朝鮮出産風習への認識をうかがわせる文章が載っている。それは、「産婦が一切産婆の手を経ていないこと等の迷信的弊風は今日にも往々に有り」と、朝鮮人は迷信的弊風があって産婆の手を借りないという叙述である。

ここで興味深いことは、朝鮮では産婆を利用していないと断言していることである。この記事が言うところの産婆が、近代的な〈産婆〉のことであるのかは明記されていない。もし〈産婆〉のことならば、まだ一九一四年の産婆規則が設置される前であるため、そのような〈産婆〉との接点がほとんどない朝鮮人たちが〈産婆〉の手を借りようとしないことは自然である。また、この産婆が日本でトリアゲババのような伝統的に出産を手伝う女性を想定して調査したものであったなら、朝鮮では風習上産婆ではなく「産救安」などと呼んでいたため、調査の質問自体が錯誤を呼び起こした可能性もある。それから、もう一つ注目に値するのは、そのような風習を「迷信的弊風」と位置づけていることである。すなわち、産婆の手を借りないことは迷信に等しいとされていたのである。

このように朝鮮人の出産風習が迷信であると批判する内容の記事はこの後も続く。一九一〇年一二月一日付の『毎日申報』第一面には「出産と産婆」[56]と題された社説が掲載された。出産こそが世界で一番の難事と書き出し、出産の安危は胎児の位置によるものであり、そのため妊娠五ヶ月以上になると必ず〈産婆〉に頼んで、胎児の位置を確認する必要があるという。また〈産婆〉に頼んでおけば、もし横産・逆産になっても処置ができるし、産後の衛生的処理までもできると〈産婆〉の必要性を縷々と述べている。しかし、朝鮮人は元々「産学」がなく、単に老婆を雇うか、助産をした経験のない「少婦」に任せて出産は「三神」[57]に関わるものと信じて祈禱するのみであると批判し、文明の日が来て産婆学が振興しているので、是非とも〈産婆〉に依頼しようと唱える内容である。

すなわち、朝鮮の出産風習は老婆や助産経験のない「少婦」に任せ、迷信に頼っているので危険であると批判し、その解決のためには〈産婆〉の利用が必要であるとして、朝鮮の出産風習と近代的産婆制度を対峙させている。『毎日申報』が総督府御用新聞であったことを踏まえれば、メディアを通じて、〈産婆〉を文明と関連づけてその利用を促す方法は植民地初期から用いられていたことがわかる[58]。

この記事の興味深い点は、老婆や素人の少婦など、朝鮮でも出産の時に手伝う女性たちがいたことを明記しながらも、彼女らは産科学を学んだことのない無知の者であったと問題視している点である。すなわち、近代知識を学んだ〈産婆〉という中間エージェントの介入によって朝鮮の出産風俗の改善を目指すべきと主張していた。

それから、一九二六年三月六日付『東亜日報』の「家庭衛生（六）」[59]という記事を見ると、「朝鮮婦人の中では、一種の迷信的考えで解産する時はサムシンを拝んでいるから危険を恐れないと云う人もいて、若しくは病院に行くと必ず胎児を裂いてしまうとか、機械で取り出すとかなど、病院では健康な子が産まれないなどの根拠のない話を信じて……」と朝鮮の出産風習と医学不信を批判している。すなわち、朝鮮の人々は、出産はサムシンという神の仕事だという迷信と病院に関する噂を信じるため、医学に頼らない危険な出産風習を保っているとして、「迷信」と病院に行かない出産風習を同一視している。

以上のように朝鮮人の出産風習を迷信とみなした理由は、朝鮮の風習を劣等なものとして位置づけ、総督府の支配の正当性、すなわち、文明化の義務という正当性を自分たちに与えるためであったことはいうまでもない。このような同一視は危機感を醸成し、〈産婆〉の利用を奨励する装置の役割を果たしたと考えられる。それでも、植民地朝鮮で産婆制度が定着しなかったとすれば、それは、このような装置がうまく働いていなかったことを示す。その理由は「産婆を利用しなかった」風習のためではなく、むしろ「解産救安」という親戚や近隣の老婆を雇い、助産させる風習があったためであり、この風習と衛生政策とのヘゲモニー争いで総督府側が行った近代衛生政策が勝っていなかったことを意味する。

そして、一九三七年の『第七三回帝国議会説明資料』の「二六　朝鮮ニ於ケル医師、歯科医師、薬剤師、産婆、看護婦ノ分布補充及養成ノ状況」[60]にある、植民地朝鮮の産婆制度を植民地当局が評価した「古来鮮人ハ分娩ニ当リ他人ノ介補ヲ受クルコトヲ嫌忌スルノ風習アリ為ニ併合前ニ在リテハ助産ヲ業トスル者ナカリシガ」という部分を見ると、以上の言説、すなわちそもそも朝鮮では産婆という風習がなかったというのが、一九三〇年代に至るまで産婆養成が不振であったことの弁明になっていることが確認できる。

3　日本人衛生医療関係者の見た朝鮮の出産場景

朝鮮総督府衛生嘱託・山根正次が主張する産婆養成の急務

周知のとおり、朝鮮の植民地化は一九一〇年の韓国併合によって始まるが、一九〇五年にはすでに漢城《ハンソン》（後の京城）に統監府が設けられ、政府の要職には日本人専門家が嘱託として雇われ、さまざまな政策に大きな影響を及ぼしていた。殊に西洋医学に基づく専門家たちの意見は重要視され、後に植民地朝鮮で行われた医療・衛生政策につながっていた。そのため、植民地朝鮮における産婆制度の意図を浮き彫りにするためには、彼らが朝鮮の出産習俗をどのように見ていたのかを検討する必要があろう。

ここではまず、一九一〇年に朝鮮総督府衛生嘱託になる山根正次が併合前の韓国の衛生と出産について述べた記事を取り上げよう。山根は、一九一〇年五月に私立日本医学校の校長のまま、統監府の衛生顧問に就き[61]、内部衛生局の嘱託になった後は、京城の淑明女学校や地方で「衛生講話」を行うなど[62]衛生に関する言論活動に積極的であり、植民地朝鮮の衛生政策に大きな影響を及ぼしたと評価される人物である[63]。一九〇五年、『産科婦雑誌』に載った山根の「韓国衛生と産科婦の関係[64]」は、まだ韓国に渡る前ではあるが、日本の産科婦、すなわち〈産婆〉を派遣する必要があると主張する記事である。

山根はまず、「私は韓国に於ては日本よりして産科婦を差向くるの必要ありと信じまする」と最初から言い述べた後、「朝鮮人の婦人の結婚をしたものの死ぬるのは、何に因って一番多いかといふことを聞くと、何分にも産科婦といふものはなし、産科医といふやうなもののない為に、朝鮮では産の時に斃《たお》れる者恐らくは産褥熱を起して斃れるもの、或は難産の為に医者の助けがない為に死するもの等が一番多いと云ふことを聞いて居つた、又今回韓国に渡つて見ても同様の話を聞くやうな姿態であつた」[65]と、当時まだ出産の専門家というものがいない韓国の惨状を伝えている。

また、「凡そ国の発達を図るには、どうしても其国の衛生といふものの発達を良くしなければならない、国民が強壮で能く物に耐へて動作することが出来るならば其国は富国となり強盛となるのである」[66]と、衛生の発達とそれによる国民の壮健が富国につながると述べ、日本の衛生学者たちの論説を繰り返している。それから、「国民の数が昔は日本とは差別がなかつたに拘らず一方に於ては大変に増殖し韓国に於ては其数を減じたといふやうな有様である、国民の減ずる国は発達をしない」[67]と、〈産婆〉の派遣問題を国民となる人口の増殖とそれによる国力増進の観点から見ている。続いて彼は韓国の国力増進が韓国を保護する日本の急務であると述べている。

韓国の人口増殖について山根は、「今の朝鮮人の人数を殖やす上に於ては女性が沢山の子を産み得て、能く之を育たしむるやうにしなければならない、それには此産科婦を彼の国に派遣して実験あるところの産科婦の下に韓国の婦人がお産をするといふことになれば、子供も健全であり、母も健全であるといふことからして、随つて国民が殖えるやうになるだらうと思ひまする」[68]と述べ、経験のある〈産婆〉を韓国に派遣することをその方法と考えていた。続いて、今の日本では産科婦養成が盛んになり、出産がより清潔になったが、韓国の場合はまだ不潔であるため産褥熱で死ぬ産婦が多いと嘆いた。

山根は韓国の出産の不潔な状態の事例として、韓国婦人は妊娠したら犬の子を飼い始め、その犬に出産時の血液や悪露《おろ》、ましてや胎盤まで食わせると述べている。これに続いて、このように韓国の出産がまだ不潔である理由について、「何故かならば産科婦といふものの有難きことを此人民が知らない結果であるが為である」と、〈産婆〉の有難さを理解していないからだと言い立てている。そのため「若しも此日本より熟練したところの殊に実地に最も熟練したるところの産科婦を送って此韓国婦人の産に立会はせしめて清潔法を守つてさうして能くやらしめたならば追々には其有難きに感じて多数の妊婦が日本の産科婦にもかからうし、又韓国の婦人が産科婦を稽古する、学ぶと云ふことにまで傾いて来るに違いない」[69]と、日本の〈産婆〉が韓国人女性の出産に立ち会うことで韓国人女性も徐々にその「有難さ」を感じて、多くの妊婦が「日本」の〈産婆〉にかかるように、「日本」が〈産婆〉を送る必要があると再説している。一方、韓国人女性が〈産婆〉になる可能性については、日本の産婆名簿登録などの具体策にはふれず、「産科婦を稽古」して学ぶようになると、曖昧な表現にとどめている。

　このように山根は極端な事例を挙げて韓国の出産状況の不潔なイメージをことさらに強調し、不幸で不勉強の韓国人を学問に優れた日本が救うべきだと述べた。韓国のためと言いながら、その主体はあくまでも「日本人」と考えており、その経験豊かな「日本人」の〈産婆〉が「韓国婦人」を惨状から救わなければならない、と「日本人」中心の施恩的な構想を有していたことが読み取れる。

　最後に山根は、韓国へ日本人〈産婆〉を送る必要性をいま一度取り上げているが、その内容は次のとおりである。

> 単《ひと》り此産科婦が韓国人に幸ひするのみならず、韓国の指導に当たるところの日本人が是れからは沢山に行くのである、それでなくとも今日既に多数の日本人が商となく工となく入り込んで居る以上は夫妻を連れて彼方へ行つて居り又多数行くのであるが故に非常に便利を得ることであらうと思ふから後来熱心に韓国に行つてでもやるといふところの精神のある者をして之を学ばしむるといふことは必要であらうと思ふ[70]

すなわち、併合の前であるのにもかかわらず、山根が〈産婆〉を韓国へ送ろうとした理由は、単に韓国人の出産状況の改善だけではなく、実はこれから多数の日本人が韓国へ渡ることを念頭に置いていたことにあった。[71]彼にとって日本人は「指導」する主体であって、朝鮮人はあくまでも「指導」に従い救われる客体であったことが、この記事からも判然としている。勿論、この記事の内容だけで彼が韓国併合まで想定していたとは断言できないが、少なくとも彼が今後も日本が朝鮮を指導しなければならないと考えていたことは明白である。

日本人の〈産婆〉を朝鮮へ送る山根の計画は、一九一〇年一〇月に『経済時報』に載った記事「朝鮮の衛生状態」[72]においても確認できる。ここで彼は、植民地政策の二要事として衛生と交通を挙げ、植民地となった朝鮮のこれからの衛生政策における急務を出産状況の改善だと述べ、そのために女医や〈産婆〉などを派遣すべきと主張した。現に、同時期に同仁会において〈産婆〉の派遣はすでに行われていた。[73]一九〇二年に設立された医療事業団体の同人会は、「日進医学を基礎とし、仁慈博愛を本願とし之を清韓其他亜細亜諸国に施《し》く」[74]ことを活動の趣旨としていた。同会で山根は一九〇四年には理事を務めていたのである。[75]日本人〈産婆〉の派遣推進と日本人の韓国進出という山根の主張はこの同仁会との関係を示唆しているといえるだろう。

漢城病院産科婦人科部長工藤武城の「韓国婦人分娩の危険」

続いて、一九〇七年に『産科婦雑誌』に掲載された当時漢城病院[76]産科婦人科部長であった工藤武城[77]の記事「韓国婦人分娩の危険」[78]を見てみよう。工藤は同記事において、「元来国民の消長は人口の繁殖率に正比例」するのであり、「現代に於ても洋の東西を問はず、苟《いやし》くも文明国に伍し、富国強兵と称せらる国民は、常に人口繁殖に意を注いで分娩に関する設備に力《つと》め、年々幾数万の巨資は此が為めに投ぜられて居る」[79]と、山根より直接的に

「富国強兵」のための人口問題を取り上げている。

そして、「翻って之を之を《ママ》韓国民に見る。彼らの間には一の分娩補助者もない。目下余の手許に集つて居る韓国の医学文献に於て散見する分娩術の知識に至つては殆どホッテントット土民以下である」[80]と、韓国の医学知識が「ホッテントット土民」よりも劣っていると述べ、工藤が韓国人の医療程度を野蛮と位置づけていることがわかる。そして韓国の分娩状況について次のように書いている。

> 元より産科助産婦学の技たる、天性羞恥の念に富める婦人之陰部に関して居る。故に其余儀なくせらるる程度迄は他人の来て産房を窺ふを忌むの念があるのと、当国宗教的の迫害とは其進歩を妨げられし原因であらうけれども、文献の示す処に因れば、古来韓国婦人は男子の玩弄物視せられ、甚だしきは一種の財産と見做されて、その生命に関して多大の価値を置かれて無かつたのも大いに関係が有つたらう。[81]

つまり、韓国の分娩をめぐる環境が劣悪である理由は、韓国女性の地位の低さにあると述べている。

さらにここで〈産婆〉への言及が続き、出産の際に「其症状を察し転機を見て、分娩の異常を疾《と》く医に報じ、応急の処置をなし、保護避患の任を尽すべきものは実に助産婦である」と〈産婆〉の役割の重要性を述べてから、「然るに韓国に於て嘗て一個の助産婦学校の設立あるを聞かぬ」と嘆いている。[82] この問題を解決するため、工藤は当時の「韓国内務大臣」[83]に論文を送り助産婦学校の急設を促したが、その間韓国で数回の政変があり、いまだに設立されていない状態であると述べている。[84]

最後に工藤は、統計などを用いながら、この状態がいかに国力増進を妨げているかを縷々《るる》説明し、韓国の人口が日本の五分の一になってしまった理由を、①「多産を忌むこと」、②「治療上の事が常に支那流に感染して」おり、産科書もないこと、③「韓人一般の頑迷なること」、④「婦人の位置の低きこと」の四点に纏《まと》めている。なかでも③については、その実例として、当時の韓国では出産時に産婦が使う寝床が、「必ず暗黒なる空気の流通の無い部屋で、産褥熱等を起す細菌を臓《ぞう》するには最も便利な藁が満室に敷かれ」ている不潔な産室にあり、そのうえ出産時には「産婦には夏冬に関せず頭部から袋が被せられ、医師の最も忌む座位を取らしめて胎頭が将に発露せむとする時、即ち最も危険な時には医の室内に居るを許さぬ」として、出産時の姿勢の強制と他人の出入りを拒む習俗とを批判している。(85) ここで工藤は、産科医専門家として、韓国の国力増進のために「頑迷」な韓国人の出産文化をよりよい方向に指導しなければならず、その方法として、産婆養成を挙げている。

山根正次と工藤武城の主張には、日本人〈産婆〉の派遣かそれとも朝鮮内の産婆養成かという差異はある。しかし、両者ともそれらの必要性を強調するため、当時の韓国における低い女性の地位や出産風習の劣悪さを衛生の観点から批判し、いまだ文明化されていないもの、すなわち「野蛮」という言葉は直接に用いてないが、野蛮なものととらえている。このような一方的な見方は、野蛮な韓国人を指導し、劣悪な状態から救うという大義名分を日本に与え、日本人〈産婆〉の派遣および朝鮮内の産婆養成の気運を高め、強権的な植民地衛生行政を正当化した。

また、この正当化が国力増進という帝国全体の「生政治」の目標を掲げて論じられた点から、保護国そして植民地になる朝鮮への産婆派遣、もしくは朝鮮での産婆養成が、その初期から帝国全体の「生政治」目標達成のための試みと制度として位置付けられたことが読み取れる。

4　植民地朝鮮における産婆養成

産婆政策の第一段階――産婆養成

第2節の検討により、伝統的に朝鮮の「出産の場」には、「産救安」「解産救安」という助産の役割を担った女性たちがいたが、新聞雑誌などのメディアでは朝鮮人の出産風習を迷信的なものとみなし、それが〈産婆〉を利用しない理由であるという論説を繰り広げていたことを確認した。また第3節では、植民地期の初期段階から、日本の衛生・医療専門家などは産婆派遣もしくは養成を主張していたことを明らかにした。ならば、このような状態で統監府及び総督府はどのような制度を、いかに施行しようとしたのか。

ジョン・ヒェギョンとキム・ヒェシュクによれば、朝鮮における産婆制度の始まりは、産婆免許という「資格」を定めた「産婆規則」が発布された一九一四年とされている(86)。しかし、イ・コッメの研究によると一九〇八年の段階ですでに内部衛生局は、医師・薬剤師・産婆・看護婦の人数・分布に関して全国的な調査を行っていた(87)。この調査結果についてイ・コッメは、〈産婆〉の資格がまだ定められていないこの時期、産婆認定の基準が明記されていないうえ、その分布においても特に朝鮮人〈産婆〉が漢城府には一人もなく、京畿道《キョンギド》には一八人もいるとされていることから、信憑性が低いと指摘している(88)。

実態を考えるうえで注意したいのは、日本で前近代から存在したトリアゲババなどの助産を担った女性たちを吸収し、彼女たちに限地免許を与えたり、再教育したりして〈産婆〉を規制しようとした明治政府の産婆制度とは異なり(89)、朝鮮ではそもそも〈産婆〉自体の養成が必要であった点である。行政としてはまず〈産婆〉の養成を一から始めなければならず、韓国併合前の一九〇七年、すでに大韓医院(90)において西洋医学に基づく産婆養成が図られた。同年三月二三日に発布された勅令第九号「大韓医院官制」によると、大韓医院は「医育」をも司る機関であり、教育部が「一医師養成　二薬剤師養成　三産婆及看護婦養成　四教科書編纂」に携わるのが医育の内容であった。[91]しかし、この法令には各々の養成施設や、養成対象、養成資格などの規定は皆無であり、実際に設置されてはいなかったと推測される。[92]なお、前述の工藤武城の一九〇七年の記事に「然るに韓国に於て嘗て一個の助産婦学校の設立あるを聞かぬ」[93]と述べた部分を踏まえると、この原稿の完成時期が掲載時期より早いことを考慮しても、この一九〇七年三月段階にはまだ養成所は設置されていなかったと思われる。同年一二月二九日発布の「大韓医院官制改正」[94]でも変わりはなかった。

一方、『大韓毎日申報』一九〇八年七月一七日付の記事[95]によると、南村に居住する李鐘汶《イ・ジョンムン》という人物が、朝鮮には産婆教育がなく、出産時に「易致傷命」であると嘆き、朝鮮初の助産婦養成所の設立を内部へ請願したという。しかし後続記事がないため、この請願が叶ったか否かは確認できない。

統監府による産婆養成の第一歩は、一九〇九年二月二六日の改正において「第二条大韓医院に附属学校をおき医師薬剤師産婆及看護師に関する事項を掌る」[96]、と初めて「附属学校を置」くという養成の方法が示された点にあると考えられる。その実施についての細則は一年後の一九一〇年二月七日に発布された。

この内部令第五号「大韓医院附属医学校規則」[97]の「第一章総説」第二条では〈産婆〉と看護婦は同じく二ヶ年の授業年限が定められ、第四条では一学年の学生定員数が医学科に五〇人、薬学科に一〇人、産婆科に一〇人、看護科に二〇人と決められ、医学科と薬学科は「教授を日語で行う」こととなっていた。[98]なお、「第二章入学退学懲戒黜学《ちゅつがく》」をみると、その入学資格は、四科同じく「年齢十八歳以上二十五歳未満で操行が方正な者として身体検査及入学試験に合格した者」に限られ、入学試験においては四科に差異があり、医学科・薬学科は「国漢文（四書講読・作文）」・「算術（四則分数）」「日語（日本高等小学読本の講読・会話・翻訳）」であり、産婆科と看護科の場合「読書（国文五倫行実）」・「作文（簡易な国文の作文）」となっていた。(99)

この大韓医院は朝鮮が植民地になった一九一〇年の九月三〇日に、勅令第三六八号「朝鮮総督府医院官制」によって朝鮮総督府医院と改められるが、「第二条医院ニ附属医学講習所ヲ置キ医師、産婆及看護婦ノ養成ニ関スル事ヲ掌ル」とあるように、産婆養成の教育機関としての性格は保たれていた。(100)

他方で、朝鮮人社会の中でも助産婦養成所設置の動きがあった。一九一〇年一月一一日付の『毎日申報』と『皇城新聞』の記事によると、一九〇九年一一月九日に尹致晟《ユン・チソン》が中部校洞《キョドン》（漢城府）で設立した助産婦（産婆）養成所の発起会が開かれた。池錫永《チ・ソクヨン》たちが参席したこの発起会で、故・洪淳寛《ホン・スングァン》の妻である朴《パク》氏を所長に、尹高羅《ユン・ゴラ》を副所長に、崔善卿《チェ・ソンギョン》を総務に選出したと述べられている。(101) 同年六月には同所の一般任員として、所長には閔泳린《ミン・ヨンリン》、副所長に崔誠卿、監督に徐光前《ソ・グァンゾン》、総務に呉亀泳《オ・グィヨン》、学監に劉兼珌《ユ・ギョムピル》、賛成長に金任和《キム・インファ》を選出した。(102)

この助産婦養成所はこの後も京城の助産婦養成所として新聞記事にしばしば登場する。たとえば、卒業生が紹介された記事や(103)、養成所主催で行われた衛生歓灯会や演奏会の記事があり、一九一〇年六月二六日の「幻灯会」では劉兼珌と韓民済《ハン・ミンジェ》という医師が女性啓蒙を唱える講演を実施したという。(104) ところが、一九一〇年一〇月以降ほぼ毎年、養成所の経営困難を伝える記事が掲載され(105)、一九一八年四月八日付の卒業式の記事を最後に(106)、新聞紙上で養成所に関する記事は管見の限り確認できない。

以上のように、植民地初期には大韓医院という御用機関における公的な産婆養成と、朝鮮人たちが自分たちの手で設立した助産婦養成所が共存していた。医学専門家による出産の助けについては、総督府側だけではなく、朝鮮人自身もその必要性を感じ、朝鮮人自ら施設を建てて運用したことは、朝鮮人社会内部でも出産衛生を改善しようとした動きがあったことをうかがわせる。

本格的に産婆養成制度が始まった頃、韓国併合後の一九一〇年一〇月に山根が〈産婆〉に関する言説の場に再び登場する。同年同月三日付と五日付の『慶南日報』には「山根氏衛生講話」(107)という記事が掲載される。この記事は、「総督府衛生囑託山根正次氏は三昨日下午《かご》二時に当地城外日本居留民尋常小学校で朝鮮人に対して衛生上講話会を開した」という記述で始まり、記者が直接聞き取ったものを記事にしている。ここで山根は、まず衛生の重要性を語るなかで「国富兵強」のイデオロギーを唱えたうえで、第三の衛生上の急務として〈産婆〉を取り上げ、次のように語っている。

朝鮮では自来産婆の有益さを知らず、産婆がなく、あるいは順産する場合にはかつて産婦に問うことがあったのみであり、したがって人命の危険さが少なからず、原来朝鮮婦人は腋下を固く束帯するため、その腹が果大〔過大〕になり、腹中の児が若し横臥すれば、孕婦《ようふ》は生命を横絶する獘〔弊〕も多く、あるいは分娩の時に倒産〔逆産〕することもあり、危険が極めて多いのに看護する産婆がいないため、今回総督府では三十余名の産婆を養成していて、当地にも慈恵医院が設施されたので、これらの養成方針を研究し、以上の天然痘・早婚・難産などの三件を十分に注意すべき事(108)

山根は朝鮮人に向けたこの衛生談話で、前節で挙げた記事と同様に、朝鮮で〈産婆〉がいない理由を「産婆の有益さを不知」であるためと指摘し、当時の朝鮮の出産状況の危険を訴えた。ここで彼は解決策として朝鮮における産婆養成を唱えたが、養成の対象者を明確にしなかったのは、日本人産婆養成を念頭に置いていたからではないだろうか。

この山根の演説と第2節で検討したメディア記事を総合して考えると、朝鮮風習に関する調査結果は、朝鮮の出産風習を迷信に頼る危険なものとして位置づけ、その対峙点に産科学という近代学問を学んだ〈産婆〉を置くことで、総督府の政策の正当性を後押しする役割を担ったことがうかがえる。そして、このような位置づけを強固にするため、在朝鮮の日本人医学専門家の語りによって朝鮮の出産場景の悲惨さを再現するのであった。このように演説・新聞などを用いて、朝鮮の出産風習の危険性を強調し、産婆養成の必要性を唱えたうえで、総督府は産婆養成に具体的な一歩を踏み出した。

一九一一年二月の布令第一九号「朝鮮総督府医院附属医学講習所規則[109]」によってその附属講習所の修業年限や入学資格がより詳細に定められた。同規則では〈産婆〉が「助産婦」と表記されている。ここで特記しておきたいのは、その入学資格である。

第十条医科生徒ハ朝鮮人タル男子、助産婦科看護婦科生徒ハ朝鮮人タル女子トシ医科、助産婦科第一学年又ハ看護婦科第一学期ニ入学ヲ許可スヘキ者ハ左ノ各号ニ該当シ入学試験ニ合格シタルモノナルコトヲ要ス
一年齢十七歳以上二十五歳以下ノ者
二身体健全ニシテ品行方正ナル者
高等学校第一学年ヲ修了シタル者ハ医科ニ、普通学校第四学年ヲ修了シタル者ハ助産婦科ニ、普通学校第三学年ヲ修了シタル者ハ看護婦科ニ試験ヲ行ハスシテ入学ヲ許可スルコトアルヘシ[110]

これをみると、朝鮮総督府医院の附属講習所には朝鮮人のみ入学可であること、そして入学試験を受けずに入学するには、助産婦の場合「普通学校第四学年ヲ修了」の資格をもち、看護婦の場合はそれより一年短い「普通学校第三学年ヲ修了」の資格をもつことであった。看護婦より助産婦の方が高い学歴を要求されたことがわかる。さらに医科には男性のみ、助産婦科と看護婦科には女性のみが入学できることから、政策の初期段階から、男女の差別が設定されていたことが察せられる。

産婆養成の催促——速成産婆養成

産婆教育において重要な第二の段階は、一九一三年一〇月四日に発布された、朝鮮総督府令第九四号「朝鮮総督府道慈恵医院助産婦及看護婦養成規程」(11)である。この規定は「第一条道慈恵医院ニ助産婦及看護婦養成ノ為助産婦科、看護婦科及速成助産婦科ヲ置ク」と記されていることからわかるように、主に助産婦の養成のため、全国各道の慈恵医院に助産婦科・看護婦科・速成助産婦科を設ける目的で制定されたものであった。

前述の総督府医院が植民地朝鮮の医療・衛生機関をほぼ掌握していたとしても、総督府医院自体は京城に置かれた一つの病院にすぎなかった。この規程は、全国に設置された慈恵医院での産婆養成、特に速成助産婦科の設置を明記した点にその重要性がある。速成助産婦科は植民地朝鮮のみに設置されたものであり、総督府がいかに〈産婆〉の養成を緊急なものと認識していたのかがうかがえる。

この規定の第三条、第四条をみると、速成助産婦科と助産婦科との違いがわかる。まず修業年限について記された第三条では、助産婦科は「修業期間ハ一年トシ四月一日ニ始リ翌年三月三十一日ニ終ル」とされ、速成助産婦科は「五箇月以上トシ其ノ期間及始期ハ募集ノ都度道長官ノ認可ヲ受ケ院長之ヲ定ム」とあるように、その名のとおり速成助産婦科の修業期間は助産婦科のほぼ半分であり、その開始時期には柔軟性があった。入学資格を定める第五条では、「年齢満十七歳以上三十歳以下ノ身体健全品行方正ナル女子ニシテ入学試験ニ及第シタル者ナルコトヲ要ス」とあり、年齢制限においては朝鮮総督府医院附属講習所とほぼ同様であるが、ここには朝鮮人に限定する記述がないことから、速成助産婦科は朝鮮人だけではなく、日本人もその対象としていることがわかる。さらに入学試験免除の資格をみると、「道長官ノ許可ヲ受ケ院長之ヲ定ム」と道長官に判断を委ねる点に、資格の曖昧さと柔軟性がうかがえる。

一方、助産婦科と看護婦科の入学資格をみると、「看護婦科ヲ卒業シタル者ハ助産婦科ニ、尋常小学校又ハ修業年限四年以上ノ普通学校ヲ卒業シタル者ハ看護婦科ニ試験ヲ行ハスシテ入学ヲ許可スルコトヲ得」と定められており、看護婦科を卒業した場合、試験を受けずに助産婦科へ進学できることになっていた。実際、助産婦科を卒業できる専門教育の期間は看護婦科一年半と助産婦科一年を合わせて二年半程度と想定されていた。さらに、日本人対象の教育機関と朝鮮人対象の教育機関を併記していたことから、この養成課程が日本人と朝鮮人とを対象としていたことが再び確認できる。

ここで一つの問題が生じる。当時日本本国および朝鮮に住んでいた日本人は属人主義によって初等教育まで義務教育であったが、朝鮮人は義務教育ではなかったため、[112]教育水準において両者の間に雲泥の差があったことである。このような状況の中で、女性教育が甚だしく劣っていたことは言うに及ばないであろう。たとえば、一九二一年五月末の朝鮮の教育をみると、全国で公立普通学校（朝鮮人通学）の生徒数は一五万五一人であるが、その中で女性の数は約一二・七パーセントのわずか一万九〇九一人[113]にすぎなかった。一方、同年の小学校（在朝日本人通学）の全生徒数四万八七五二人中、女子が約五〇パーセントの二万三一九二人[114]であったことと比較してみれば、その差は甚だしい。一九二〇年末の人口が朝鮮人一六九一万六〇七八人で、朝鮮に居住した「内地人」が三四万七八五〇人であったことを考慮すれば、(115) 教育実態において、いかに大きな差があったかは明らかであろう。(116) そのため、規定にある一見公平に見える入学資格の条件は、実は在朝鮮日本人に有利にはたらいたのである。

一方、同日この規定と同時に発布された朝鮮総督府訓令第五〇号(117)には、産婆養成に対する総督府の意図がより明確に示されている。この訓令は当時の総督・寺内正毅が自ら助産婦と看護婦の養成の緊急性を語ったもので、次のように述べられている。

朝鮮各道ニ於ケル助産婦及看護婦ノ分布ハ甚希薄ニシテ其ノ普及ヲ図ルハ方今《ほうこん》ノ急務トス是ヲ以テ過般地方官官制ノ改正ニ際シ朝鮮総督府医院ニ於テノミ助産婦及看護婦ヲ養成スルノ制ヲ改メ道慈恵医院ニ於テモ亦之ヲ行ハシムルコトトシ今般其ノ養成ニ関スル規程ヲ公布セリ就中《なかんずく》助産婦ノ普及ハ焦眉ノ急ナルコトヲ認メ短期教育ヲ以テ其ノ急需ニ応セシムル為特ニ速成科ヲ設置セシムルコトト為セリ(118)

このように、寺内は〈産婆〉・看護婦の両方とも朝鮮では数が足りていないが、〈産婆〉の養成の方が看護婦の養成より急務と考え、「速成科」まで設置する必要があると語った。寺内はまた速成助産婦科について次のように語っている。

速成助産婦科ハ短期間ニ修業セシムルモノナルヲ以テ特ニ学科ノ按配ヲ考慮シ高遠ノ学科ヲ避ケ成ルヘク必須ノ智識技能ヲ授クルニ止メ実務ノ練習ヲ主眼トシ以テ卒業後能ク実地ニ就キテ其ノ任務ヲ遂行シ得ル者タ

ラシメサルヘカラス[119]

速成助産婦科においては「高遠ノ学科」よりは、「実務ノ練習」にその重点が置かれていたことが察せられる。それでは、このような形で設置された速成助産婦養成の制度の主な対象は誰であったのか。

一九一三年一一月一五日に発布した官通牒第三六九号とその別紙[120]をみると、この速成助産婦養成の対象が明らかになる。この通牒は「速成助産婦科生徒募集ニ関スル件」という題目で、内務部長官より各道長官及び各慈恵医院長（済州《チェジュ》、安東《アンドン》、楚山《チョサン》、江陵《カンヌン》、会寧《フェリョン》を除く）へ宛てたものであった。そこには「慈恵医院速成助産婦科生徒募集ニ関スル件」という別紙があるが、これは警務総監部警務課長と衛生課長の名の下で提出され、各道警務部長に宛てられたものであった。

いずれも来年一月から開設される速成助産婦科の施行に先立ってその要旨を伝えたものである。特にこの速成助産婦科の生徒を「成ルヘク憲兵巡査ノ家族中ノ志望者ヨリ之ヲ選抜入学セシムルヲ適切」とし、別紙にはより詳しく速成助産婦科の対象について次のように明示している。

其ノ生徒ヲ成ルヘク各道在勤ノ憲兵又ハ巡査ノ家族中ヨリ選抜セラレヘキ旨其ノ筋ヨリ照会有之候処右ハ当部ニ於テモ已ニ其ノ必要ヲ感シ居候義ニ付之ニ対シテハ左記ニ依リ成ルヘク便宜ヲ与フヘキ方針ニ候条慈恵医院長ト打合セノ上相当資格者ニ入学方勧誘ノ上候補者ノ属スル憲兵巡査ノ所属官署名人名及続柄其ノ他ノ状況等ヲ来ル一二月二〇日迄ニ報告相成度依命此段及通牒候也

記

一在勤地遠隔ノ為通学シ難キ等ノ事情アル者ハ成ルヘク転勤セシムルコト
二卒業ノ上ハ産婆営業ヲ許可スルコト
但シ其ノ卒業者ノ属スル憲兵、巡査ハ可成産婆ノ必要トスル地ニ転勤セシムルコト(121)

この通牒をみる限り、速成助産婦科はその最初の段階から憲兵・巡査という地方の警察公務員の家族を〈産婆〉として養成することを目的にしていた。それから、「記」の「一」から確認できるように、総督府側は、通学が難しい場合、転勤させてまで憲兵・巡査の家族を〈産婆〉として養成しようとしていた。

さらに、朝鮮植民地政策に対する行政報告書である「27、〔仮〕総督府施設歴史調査書類(122)」(以後「調査書」と略記)を見てみよう。

助産婦及看護婦ノ養成ハ、総督府医院附属医学講習所及道庁所在地ニ於ケル慈恵医院ニ於テ之ヲ行ヒツツアリ。就中助産婦ノ普及ハ焦眉ノ急ナルヲ認メ、其ノ需要ニ応セムカ為メ特ニ速成科ヲ設置セシムルコトト為セリ。助産婦及看護婦ノ養成ハ専ラ実地ニ熟達セシムルヲ期シ、殊ニ速成助産婦科ニ在リテハ短期間ニ修業セシムルモノナルヲ以テ、特ニ此ノ点ニ深ク留意シ、経費ノ許ス限速ニ多数ヲ養成スルノ目的ヲ以テ、主トシテ憲兵(下士以下)及巡査ノ家族ヲ収容養成シタルニ、其ノ成績極メテ良好ナリ。尚ホ卒業生中給費生ニ在リテハ、指定地ニ勤務スヘキ義務ヲ附シ、自費生ト雖其ノ多クハ地方在勤官吏ノ家族ナルカ故ニ、其ノ分布ニ於テハ需要ニ適切ナルヲ得ヘシト信ス(123)

ここでも速成助産婦科は「経費ノ許ス限速ニ多数ヲ養成スルノ目的ヲ以」て、産婆養成の緊急性に応じて設置されたことを明記している。そのうえ、この速成助産婦科で憲兵や巡査の家族を助産婦として養成し、地方に派遣したところ、その成績が「極メテ良好」であったと、その運営を高く評価している。

このような総督府側の意図は『毎日申報』一九一四年二月六日付「速成助産婦経試」[124]という記事からもうかがえる。この記事によると、同年一月一五日から各道の慈恵医院で開始した速成助産婦の募集は、地方で勤務する憲兵や巡査の妻や娘に速成で助産婦の技術を学ばせて、僻地の人々の利便のために働かせることを目的としていたが、その応募が思いのほか多かったため試験を実施したという。この記事からも速成科は地方に勤務する警察関係者の妻や娘を対象としていたことがわかる。というのも、何よりまず地方に〈産婆〉を普及させる必要があったからであろう。そのうえ、そもそも植民地衛生政策の担い手は軍隊や警察関係者であったことを踏まえれば[125]、イ・コッメもすでに指摘したとおり、これは、総督府側が、単に行政の担当者である警察だけではなく、〈産婆〉という医療専門家を通じて、被植民者の身体により身近なところから干渉する権力を手中にしようとしていたことを意味する[126]。

この速成助産婦養成の規定は一九二二年五月二日の朝鮮総督府布令第七七号「助産婦養成規程[127]」の改正によってなくなるが、のちの新聞記事などを見る限り、実際には継続して運用されていたことが確認できる[128]。

ところで、一九二二年の改正において、入学試験を受けずに入学できる資格は、「高等女子学校若ハ女子高等普通学校ノ第二学年修業者又ハ高等小学校若ハ普通学校高等科卒業者」に変更される。すなわち、朝鮮人女性が一九一三年の時点で入学試験なしで助産婦科に入るためには、四年以上の普通学校と一年半の看護婦科の修業が必要であり、早く卒業すれば五年半の学歴が必要であったが、一九二二年の改正によって、普通学校の四年[129]と女子高等普通学校の二年を合わせて六年の学歴を要求されるようになった。これは、徐々に産婆養成所の入学基準が厳しくなっていることを意味する。一九三一年にも「助産婦養成規程」の改正があり、生徒の入学資格自体は変化しなかったが、修業年限が二年以上と、以前より長くなっている(130)。

以上より、植民地初期の産婆政策は、「あまり時が差し迫ったものでも、緊要でもなかった」というこれまでの評価とは異なり、〈産婆〉養成の対象を朝鮮人女性と限定してはいなかったものの、朝鮮人の出産に関する衛生観念がいまだ低いという認識のもと、〈産婆〉の養成及び普及の緊急性を強調するものであったと指摘できる。

おわりに

植民地に自国民を植民するためには、民衆を送るのみならず、そこに定住させるために母国の文化をも移植する必要がある。したがって、植民地にはそれまでなかった新しい施設や雇用などのインフラが創出される。しかし、このように移植された職業などのインフラを植民地の民衆がそのまま受け入れなかったことは想像に難くない。従来の衛生史研究では、植民地の民衆の思考や習慣、すなわち「風習」という衛生制度施行以前の文化的土台について注目されてこなかった。制度施行の結果をあたかも植民地当局の押しつけとそれに対する反発、あるいは「圧縮された近代」という図式化によって実態を単純化することは、歴史上の被植民者の姿を隠蔽することにつながる。

本章を通じて、朝鮮においても伝統的に「産救安」などと呼ばれた家族・親戚の女性もしくは近隣の老婆が存在し、彼女たちを雇って助産を任せた風習があったことを明らかにした。しかし、新聞などのメディアでは朝鮮人の出産風習と迷信とを同一視し、朝鮮の風習を野蛮なものと位置づけていた。それに加えて当時の日本の医療専門家たちは、朝鮮の出産風習を未開なものとして印象付け、日本人が悲惨な境遇にある朝鮮人を救わなければならないという構造を作った。そして、朝鮮人を「惨状」から救うため、日本人〈産婆〉の派遣もしくは朝鮮において〈産婆〉を養成する必要性を唱えるためにこの構造を利用した。一方、統監府期から始まった産婆養成制度によって、京城だけではなく、一九一三年には朝鮮の地方の慈恵医院においてもその養成が始まった。養成を急ぐために慈恵医院には「速成助産婦科」が設置され、憲兵・巡査の家族を五ヶ月という短い期間で〈産婆〉として養成し、地方への派遣を図ったのである。ところが、このような養成がいかに急務として認識されていても、〈産婆〉養成の主な対象は日本人であり、その目的はあくまでもその移植であった。

以上を踏まえると、植民地朝鮮の産婆制度は、朝鮮の衛生環境の改善よりは日本による朝鮮の文明化というレトリックの再生産を促し、松岡が指摘したように実のところ朝鮮に居住する日本人に資する政策であったと評価できる。本章では、植民地朝鮮の「出産の場」を取り巻く「生政治」の一部である産婆制度に込められた総督府側の意図、またその意図に抵抗する権力として働く風習の様子を明らかにした。ただし本章は、政策の下で実際に働いていた〈産婆〉について、特に朝鮮人女性として、また職業婦人としての物語を充分に論じることができなかった。この点については、一九一四年の「産婆規則」の発布後に生じた〈産婆〉と出産風習の間の「せめぎ合い」という問題を含めて、続く第二と第三章で検討する。

第二章　朝鮮人産婆の労働環境と社会的位置づけ
――一九二〇年代の新聞・雑誌に見る産婆の物語

はじめに――職業婦人としての産婆

産婆の実態

植民地朝鮮の産婆研究のうち、イ・コッメを除く従来の研究は、産婆そのものに着目した研究ではなく、総督府が施した衛生政策の有効性もしくは限界を検証するための材料の一つとして産婆が取り上げられていたにすぎなかった。そのため、植民地朝鮮の産婆研究においては、産婆という植民地期の女性職業の内実、すなわち、彼女らの免許資格・教育形態・労働環境・社会的位置など、いまだ解明すべきことが多い。女性の職業としての産婆は、「女性主体」を歴史の中に位置づけるという意味で、重要な研究主題となる。

もちろん、これまでの産婆研究においても、女性の職業としての産婆の位置づけについて論じた研究はあった。前述のイは、産婆が看護婦と比較して収入がよく、「社会的尊敬の面でも経済的な面でも、当時の朝鮮女性が持つことができる最高の職業の一つ」[1]であったと評価した。しかし、イのこの評価は、単に看護婦と比較して収入がよかったということを根拠としており、社会的尊敬の面や経済的な面で最高と断定するには比較対象も少なく、当時、看護婦になってから産婆になる場合が多かったことを考慮すれば、看護婦は比較対象として妥当ではないと考えられる。[2] したがって、産婆が当時において、本当に最高の女性の職業の一つであったかどうかを確認するためには、さまざまな女性の職業が「職業婦人」としてメディアに登場した一九二〇年代の女性労働史と照らし合わせ、産婆を他の女性職業と比較しながら、より複合的に検討する必要がある。

一方、愼蒼健は、一九三〇年代まで朝鮮の地方では産婆の利用が普及していたとは言いがたい状態であったことを明らかにしたが、都市における産婆の利用普及状況については、後の課題として残した。[3] しかし、植民地期の産婆は、主に人口が密集し、交通が便利な都市部である「府」で開業する場合が多く、特に京城府を含む京畿道地域で数が多かった。[4] したがって、産婆の活動や利用普及という問題を検討するには、まず都市、その中でも京城の産婆を分析する必要があると考えられる。そして、一九二〇年代の京城という都市における産婆の労働環境や産婆利用の様子を明らかにすることは、植民地の「出産の場」における現実を、総督府の行政の有効性のみの問題ではなく、朝鮮人社会と産婆の関係や産婆が置かれていた労働環境という観点から浮き彫りにすることになる。

女性労働史の中の産婆

ところで、女性の職業としての産婆の実態を探るには、まず、植民地女性労働史の中で産婆を位置づける必要があろう。産婆は植民地期において、ある程度教育を受けた女性が就くことのできる職業であっただけに、植民地期のエリート女性として描かれた「新女性」層と、「職業婦人」の浮上[5]と密接に関連していたと推測できる。

このように、ある程度教育をうけた「新女性」層は植民地期には数が少なかった。[6] なお、「職業婦人」は、主に事務員などのホワイトカラーの職業に就く女性労働者を指す言葉であったが、その範囲は曖昧であって、記事によってはサービス業や工場労働などのブルーカラーが含まれることも多かった。そのうえ、産婆は医療専門職で、当時の朝鮮人女性の就学率から見ればエリート層であったことは否定できないが、そもそも、その職業をホワイトカラーとブルーカラーに区切って分析するのは妥当ではないと考えられる。というのも、当時数少ない女性エリート層であるホワイトカラーの職業の女性のみを比較対象とすることは、対象範囲が狭すぎるうえ、産婆の労働環境を読み取るには植民地女性の職業全体の中で産婆を位置づける必要があるからである。したがって、植民地朝鮮における女性労働者としての産婆を考察する際に、産婆たちがエリート層の専門職であったことを前提として、ホワイトカラーとブルーカラーの両方を含む広義の「職業婦人」のカテゴリーの中で分析する。

植民地期の女性労働者に関する近年の研究の流れを整理すると次のとおりである。まず、植民地朝鮮における綿紡工場などの女工に着目してその待遇を分析したガン・イスなどの研究によって、その賃金の低さや労働環境の劣悪さが明らかになった。[7] 一方、女医・産婆などのホワイトカラーの女性労働に焦点を絞った研究もある。[8] さらに、植民地期の女性労働に関する公的な史料不足による女性労働研究の遅れを乗り越えるため、[9] 最近は女給・女車夫・家事使用人などのサービス職の女性に着目し、新聞記事などのメディアを通じて、女性たちの労働がどのように言説化されたのか、またどのような規律の下で統制されたのか、そして統制の下で労働実態はどうであったかを分析し、女性労働の外延を広げ、植民地期の女性の生活実態を明らかにした研究も盛んになっている。[10] これらは、植民地朝鮮における女性労働の階層性・重層性をうかがわせるもので、今後の研究に欠かせない示唆に富む重要な成果である。

産婆の言説分析

産婆は職業の特性上、個人開業が多かった。『朝鮮總督府統計年報』において免許を取得した人数は確認できるが、免許を取得した人が皆、産婆として活動していたとは限らない。また、賃金がどの程度であったかについては公的に記録されておらず、産婆たちの労働実態を把握することは難しい。そこで本章では、主に新聞記事を活用した言説分析を通じて産婆の労働実態について考察したい。特に、一九二〇年代の国漢混用文の新聞雑誌に掲載された女性の職業に関する記事を主な分析対象とする。時期を一九二〇年代に限定したのは、一九一九年の三・一独立運動以降、総督府の政策方針が「文化主義」に変更されたことで、『東亜日報』[11]『別乾坤』[12]『朝鮮日報』などの朝鮮人資本による国漢混用文新聞雑誌が刊行されはじめ[13]、比較的豊富な資料が残されているためである。

総督府の方針の変化と新聞雑誌の増加により、社会全般で民族主義的啓蒙運動に関する議論が活発化すると同時に、女性教育や女性解放運動などの言説も徐々に盛んになり[14]、「職業婦人」が記事となり、広く朝鮮社会に紹介され、普及した。なお、三〇年代に入ると、世界大恐慌や戦争の影響で新聞社の商業化がより進み、報道される記事も殺人、強盗などの刺激的な事件が中心となっていく[15]。「職業婦人」に対する社会的関心が薄れ、新聞紙面に確認できる産婆のインタビュー記事も、一九三〇年を最後に姿を消した[16]。そのうえ、現在韓国においては女性の日記などがほぼ残っておらず[17]、管見の限り、産婆の活動様子を確認できる資料は新聞雑誌記事のみである。そのため、本章では主に一九二〇年代の新聞記事を分析対象とし、言説分析を通じて当時の京城における産婆の労働環境の究明を試みる。前述したとおり、言説分析は、言説を生成し、消費した階層であるエリート階層を分析するにも主要な研究方法であるため、「職業婦人」と、「新女性」の交差を複合的に考察した研究にも用いられている[18]。

「新女性」に関する近年の研究の中には、言説分析を通じて示された「新女性」とは朝鮮社会に実在した階層ではなく、男性知識人が新聞雑誌によって構築した、近代を批判するための記号にすぎなかったと、その虚構性を指摘するものもある[19]。しかし、言説は虚構だけで構築されるものではない。ある言説にその発信者の意図が含まれているのは当然だが、たとえそうだとしても発信者の意図は当時の社会の権力と言説が構築した〈現実〉に影響を受ける。したがって言説は、社会で受容もしくは排除される枠組みを生産・流通させることで、社会に機能する権力を構築し、人々の日常をコントロールする。「ある記号が言説化されはじめると、その記号はそれを意味づけする意味網の中で現実を確保する」ことになるため、現実から完全に切り離された表象世界のみで機能することはありえないのである[20]。

それゆえ、本章では、ある言説はその言説が構成される社会の現実を反映して生成され、それが再び現実に影響を与えるという視点から分析する。つまり、産婆たちが発話することによって生成された言説は、当時の女性を取り巻くさまざまな言説と影響を及ぼし合い、産婆たちの実際の労働にも影響を与えたという観点である。もちろん、記事には記者のバイアスがかかっていることを意識しなければならないが、そこには、インタビューに応じて積極的に自らの意見を表明した産婆たちの内面と、産婆たちが生きた朝鮮社会の〈現実〉も表れていると考える。

ここで留意したいのは、言説分析によって読み取れる当時の〈現実〉が実際社会の現実とは完全に同一のものではないということである。その〈現実〉は一つの言説として、メディア空間を通じて、他人の〈現実〉を構築していく。その意味で産婆が経験した朝鮮人社会は、産婆たちの言葉によってこそ、はじめて〈現実〉として当時の社会へ提示され、それが改めて朝鮮人社会の現実に反映されるのである。特に産婆のインタビュー記事には、産婆が主体として経験した当時の朝鮮の「出産の場」における現実が表れている。さらに本章では、それらの記事と朝鮮総督府の統計調査資料などを総合的に考察することによって、産婆の労働環境、広い意味で労働現場である「出産の場」まで含む環境を検討することを目標とする。

ところで、植民地朝鮮の出版状況について付言しておくと、韓国併合後、朝鮮語新聞は総督府御用紙とされる『毎日申報』以外はすべて廃刊になり、雑誌もほとんど発行されない状態であった。しかし前述のとおり、文化統治転換後の一九二〇年代になると、『東亜日報』と『朝鮮日報』などの新聞、啓蒙政論雑誌『開闢』など[21]、それまでと比べて多数の定期刊行物が創刊されたことから、この時代は朝鮮出版文化の最盛期とも評価される。とはいえ、当時の朝鮮人の識字率は低かったこと、出版物の種類、発行部数も日本本国と比較すると少なく[22]、さらに検閲が整備・強化され、政治思想統制がより徹底的に行われていた[23]ことを念頭におく必要がある。

以上を踏まえて、本章では、主に一九二〇年代のメディア資料を分析して、京城という朝鮮の都市部における産婆の認識と労働環境、またそれらからうかがえる産婆の利用状況を明らかにする。そのうえで、産婆の普及を衛生行政の問題ではなく、産婆の労働環境と朝鮮人社会の「出産の場」の現実に基づいて再考し、植民地朝鮮における「女性の職業」の中で産婆をどのように位置付けられるか検討したい。そして、産婆が「生政治」の中に自分たちをいかに位置づけ、その活動や言説を通じて「生政治」においてどのような役割を果たしたのかについても考察する。

1　植民地期女性の職業としての産婆

新聞雑誌の中の「産婆」

一九二〇年代の産婆たちのインタビュー記事を分析する前に、まず産婆労働の背景であり前提である朝鮮社会の認識を検討するために、当時の言説の場で産婆という職業がどのようにとり上げられ、宣伝されたかを確認する。前章で述べたとおり、従来の研究では、植民地朝鮮における産婆制度の開始を「産婆規則」が制定された一九一四年と見ている。[24] しかし、総督府は一九一〇年からすでに産婆の数を調査、把握していた（表2－1）。これは総督府が「産婆規則」を発布する以前から、日本本国の「産婆規則」が既に朝鮮に適用されていたことを示唆する。このような状況を踏まえて、ここではまず、産婆の労働現実を構成する外延として、朝鮮人社会の女性労働や産婆に対する認識を確認する。

女性への職業斡旋と就職奨励の言説は、一九一〇年代半ばから『我々の家庭』[25]のような女性雑誌に確認できる。[26] 初めて「職業婦人」という言葉が朝鮮のメディアに登場したのは、一九二三年一月八日付『毎日申報』[27]の「八十万の職業婦人」という記事である。[28] この記事では、以前は良妻賢母こそ女性の天職であるとし、外に出て労働するということは考えもしなかった朝鮮の女性たちが、第一次世界大戦後の「時勢」に従って、労働の世界に飛び込むことになったと書かれている。[29] この記事で職業婦人の数を八〇万人としているのは、工業・鉱業・商業・通信・運輸を合わせた総数であって、ホワイトカラーとブルーカラーの両方が含まれている。このように、植民地朝鮮では、「職業婦人」の登場初期からその定義の範囲が曖昧であった。

「産婆規則」が発布された一九一四年以降、産婆は女性にふさわしい職業として新聞雑誌で紹介されるようにな

表 2–1　朝鮮の産婆数推移

年度＼産婆数	内地人	朝鮮人	外国人	合計
1910	171	20	0	191
1911	221	11	0	232
1912	274	4	0	278
1913	336	2	0	338
1914	395	2	0	397
1915	512	5	0	517
1916	603	8	0	611
1917	625	23	0	648
1918	608	14	0	622
1919	592	26	2	620
1920	585	21	0	606
1921	615	25	1	641
1922	703	27	1	731
1923	716	42	0	758
1924	812	65	0	877
1925	796	66	0	862
1926	905	81	1	987
1927	931	115	1	1,047
1928	983	138	1	1,122
1929	1,001	144	1	1,146
1930	1,077	173	1	1,251
1931	1,041	220	1	1,262
1932	1,243	273	1	1,517
1933	1,284	301	1	1,586

出典：『朝鮮総督府統計年報　大正 14 年度』391 ～ 392 頁、および『朝鮮総督府統計年報　昭和 8 年度』65 頁

った。一九一四年一一月号の『我々の家庭』に掲載された記事「女性の相応な職業」[30]はその一例である。この記事は、朝鮮の女性が他の国の女性よりも弱いと述べたうえで、女性に適した職業もなく、職場にも女性がほとんどいない朝鮮人社会の現状を批判することから始まる。続いて、家計を支えるために女性も適切な職業に就くことを勧め、適切な職業として、①普通学校の教師、②女性速記者、③女医、④電話交換手、⑤商店職員と簿記員を挙げ、それぞれの就職方法や職業の内容、賃金などを紹介している。

そのうち③女医を紹介するなかで産婆が登場する。記事によると、いま総督府医院で女性医学生を養成しているが、朝鮮の風習上、女性が病気にかかった際に男性医師に診察を受けることは非常に難しいという。特に子宮病などは大変治療しがたいので、女医が朝鮮の女性に最も必要な仕事であり、女性薬剤師や産婆も社会的需要の高い職業であると論じている。

そして、「職業婦人」の概念が成立した一九二〇年代以降、新聞・雑誌で女性の職業についてさらに活発な議論が展開されていく[31]。植民地期に朝鮮語で刊行された女性雑誌の中では最も発行期間が長く、「女性のためのもう一つの教科書[32]」と評価される『新女性』にも、たびたび女性の職業について特集記事が掲載された。一九二五年四月第三巻四号の記事「我が職業婦人界の総評[33]」がその一つである。この記事は「まずは職業につくべきこと」という副題で、女性も男性と同じく人権を主張し、母性保護を要求したいなら、就業して経済的に独立しなければならないと呼び掛けている。ここで紹介されるのは、「中等教員」から、「女訓導」「幼稚園の保母」「女記者」「音楽家」「女相談員」「女医」「産婆と看護婦」「裁縫師」「交換手」「妓生《キセン》と職工」までのさまざまな職業である。この記述からも植民地朝鮮における「職業婦人」の概念の中に、ホワイトカラーとブルーカラーとを含んでいたことがわかる。職業ごとの収入は、数字で示されているものもあるが、一部は明記されていない。たとえば、「高等普通学校の教諭である中等教員」は、「朝鮮では女性として最も高い官職」であり収入も多いとされているが、具体的な金額は提示されていない。

女性にとっての天職

この記事では、産婆は看護婦とともに紹介されているが、産婆への言及は次のとおりである。記者は、出産が「婦人にとって最も大変で難しいこと」であり、その「解産を助ける仕事がいかに高尚かつ貴重な職業で、博愛仁慈な事業」であろうかと感嘆している。続いて、そのような職業は男性にはできず、女性のみが「天稟《てんぴん》として、また性格として」適当であり、女性であるからこそ、その「天職の責任を全うすること」ができると述べている。つまるところ、産婆という職業の特性を、女性の「天稟」と「性格」に求め、また、出産を助けることを女性の「天職の責任を全うする」ことへ帰着させている。

ところが、この記述の後、産婆や看護婦に対する朝鮮人社会の認識について触れ、「我が社会では一般にその存在を認定しておらず、看護婦や産婆も、却って自らの身分や事業を蔑視」し、他人にも自分の仕事を隠そうとすることもあったと伝えている。さらに、最近では若い女性の中で産婆や看護婦になろうとする者が増加し、これらの職業に対する蔑視も薄れ、世間においても産婆たちの存在が認められるようになったと、社会の認識の変化を語っている。

続いて、産婆の紹介記事には、①資格を容易に取得できること[34]、②学費を払わずに勉強できること[35]、③収入は相当であることが述べられている。また、産婆と看護婦が試験に合格して公・私立病院に勤務する場合は、一ヶ月に三〇円ないし四〇円の収入を得られることから、産婆は自立して働ける職業だと書かれている。

特筆すべきは、紹介記事の最後に「総督府医院看護婦助産婦養成所」の淵上長利[36]の看護婦・助産婦教育の紹介文が載っている点である。その内容は、募集時期や資格、試験内容、入学後の授業科目など、養成所に関する部分と、看護婦と産婆に対する自分の認識を述べた部分、そして養成所内には日本人だけではなく朝鮮人女性もいるからと朝鮮人女性の入学を奨励する部分で構成されている。とくに、看護婦と産婆に対する淵上の認識には、総督府の教育関係者が見た産婆たちの現実が読み取れる。淵上によると、看護婦や産婆は、女性の職業という観点のみならず、「人道上から見て、または、母性愛として見て、もしくは、将来家庭婦人」になるとしても、「必ず一度はこの職業」を経験しなければならない、「女性のある天分」だという。ここでは、職業としての看護婦と産婆が、「母性愛」と「家庭婦人」という伝統的な〈女性性〉と結び付き、「女性のある天分」として認識されていたことがうかがえる。

このように、女性が職業を持つ意義を、家庭という私的空間で女性の役割を適切に遂行するための準備過程のように評価する視点は、産婆に限らず、他の職業を紹介する際にも散見できる。[37]このような評価は、家父長制社会で構築された性役割言説が女性の職業に対する社会の認識と評価にどのような影響を及ぼしていたのかを露わにする。すなわち、家父長制の価値観に基づいて女性に適していると認識された職業と、そうでない職業（女給、妓生など）とを区別し、産婆を女性本来の役割であるはずの母親、妻の役割を遂行するに適した職業として推奨することで、女性の社会的役割を家庭の中に回収しようとしたのである。

産婆の収入

一九二七年二月一九日付の『毎日申報』には「職業婦人」として、産婆のみが紹介されている。[38]ここでは産婆を、「我らの想像のつかないほど偉大なる聖なるもの」と称える一方で、産婆たちにも苦痛があること、出産が何日も要すると産婆も一緒に徹夜せざるをえないこと、いくら頑張っても産婦や胎児が死んでしまう可能性もあることを述べ、産婆という職業の肉体的・精神的厳しさを伝えている。さらに、産婆の収入に関しては、一回の助産で大概二〇円を得ることができ、それは「一日働くと一か月生活費を稼げる」ほど高収入であると称賛しながらも、収入がまったくない時もある事実も同時に伝えている。

同年、『別乾坤』に掲載された「女性の職業案内」[39]という記事から、朝鮮人社会における「職業婦人」の様子がうかがわれる。この記事では、「女性教員」「医師」「女性記者」「産婆」「看護婦」「放送局のアナウンサー」が紹介されている。教員・医師・記者については記者が内容を整理して説明しているが、他の職業については、「資格、年齢、月收、職業の性質」の項目に別けて箇条書きにしている。その中の「職業の性質」では、就業者の言葉を直接引用することで、職業の特徴を伝えている。

ここでは産婆についても以上の項目にそって紹介している。[40]ところが、当時実際に施行されていた産婆制度と比べると、この記事にはいくつかの間違いが見受けられる。たとえば、産婆になる資格としては「総督府医病とセブランス医院助産科出身」と述べられているが、すでに各地域に設置された道立医院（元慈恵医院）の助産婦養成所の卒業生でも産婆の資格を取得できた。[41]その他にも、第一章で述べた速成助産婦科も設置されていた。[42]そして年齢は関係なく技術さえあればできると説明しているが、実際の産婆養成所の規定に鑑みると、年齢を不問としているわけではない。[43]これは就業可能年齢の幅が他の職業と比べて広く設定されていることを強調していると考えられる。

また、産婆の「月収」については、「普通四、五〇円平均（最小限度）」と記され、これを同記事の看護婦と比較すると、公設病院の看護婦の初任給は一五円以上三〇円未満、私設病院の初任給は二〇円以上から四〇円までとされている。産婆の月収の方がやや多いが、前掲の『新女性』の記事とほぼ同様で、大した差異ではないことがわかる。さらに教員と比較してみると次のとおりである。中等教員の場合、初賃金が七、八〇円、通常学校教員の場合、初賃金が四、五〇円であったので、教員の方が産婆や看護婦よりも収入が多く、安定的であった。[44]

一方、記事の中では産婆自身が語っているような文体で、次のように書かれている。助産の仕事がまったくない時もあることから稼ぎは不安定である。そして産婆の「職業の性質」として、「自身の職業が出産を助けるという重大な責任」を担っているため苦しみが大きいが、その分「新生の幼い生命を母の腹から取り上げて、初めてこの世の一人間を作る神々しい力を考えると、限りのない幸せと喜びを味」わえるやりがいもある。

『毎日申報』のような「女性としてはかなり稼ぐ仕事」という産婆に対する認識は、一九二〇年代の『東亜日報』の「家庭顧問」でも垣間見ることができる。この「家庭顧問」欄は、投稿された女性の悩みに対して担当記者が返答する連載記事であった。ここでは夫と離婚、もしくは死別した二〇代の若い女性が、一人で、あるいは子どもを育てながら、どのようにして生計を立てていけばよいのかという質問がよく登場する。それに対する記者の答えには、「開業時にお金がかから」ず、投稿者に出産経験があることから、産婆を奨励するものが多かった。[45]

以上のように、産婆は植民地朝鮮人社会において「職業婦人」という概念が成立する前から女性の職業として認識されていた。その理由には、男性医師から診察を受けることが困難な多数の朝鮮人女性のために、女医のみならず産婆も、医療の専門家として重要な仕事だと認めざるをえなかった社会背景もある。そして「職業婦人」という概念が定着した一九二〇年代に、産婆は「母性愛」のある女性の「天稟」にふさわしく、不安定ではあるが自営が可能で、女性としては他に比べてより収入を得ることができる職業だと評価されていた。

2　産婆が語る朝鮮の労働の〈現実〉

続いて本節では、主に産婆のインタビュー記事などを用いて産婆の労働環境について検討する。前述したとおり、当時のメディアにおいては、職業婦人のイメージとして不幸な側面が強調されていたことを念頭におかなければならない。そして、記事には記者のバイアスがかかっている可能性にも注意を払う必要がある。しかし、それらの記事の共通点や特徴を分析することは、産婆たちの自己認識とその記事を書いた記者の認識、さらにはそれを読む読者の認識を形づくっていた当時の現実を再構成する手掛かりとなるだろう。

産婆の〈現実〉①——韓晨光《ハン・シングァン》

まず、『新女性』一九二五年四月号[46]に掲載された朝鮮看護婦協会[47]の創立者である韓晨光[48]の投稿記事「私の経験よりも、他人に希望[49]」を紹介する。この記事は、前掲の「我が職業婦人界の総評」に続いて当時の女性のいくつかの仕事を、その従事者が直接紹介する企画記事の一部である。ここで韓は産婆として働いた自身の経験と感想を述べている。彼女はまず、インタビューに応じた理由について「世の中は所謂産婆である私たちについて無理解で無常識であるからです」と述べ、朝鮮人社会の産婆への無理解を訴えている。

続いて韓は、昔の「未開時代」には女性や胎児が出産時に亡くなることが多かったが、産婆が増加し、医学が発達した今日においても、朝鮮では「児童の死亡率が世界で一番高い」のはとても情けないことで、「我が朝鮮婦人たちはこれについてとても無責任」であると、当時の朝鮮の悲惨な出産状況を伝え、朝鮮人女性の無責任な態度を批判している。そして韓は、朝鮮の非衛生的な出産環境について、「ただ何も知らない老婆を呼んできて藁一束、糸一本、鋏一つさえあればそれでいい」と考える「旧慣」が温存されている点や、鋏など道具を消毒もせずに使うため「微菌に感染しやすく」なって「極めて危険」である点を批判している。また、淋病や梅毒の母子感染を防ぐために、出産直後、新生児の目を消毒する必要があるが、朝鮮では周知されておらず、子どもがそのまま失明してしまう事例があることを指摘している。

さらに産婦の中には後産ができず、産褥熱で死んでしまう事例、そして窒息している子どもをそのまま放置して結局は死なせてしまう事例を列挙し、朝鮮の出産状況を伝えている。[50] これらの問題を解決するため、専門知識を学んで、危険な状態にも対応できる産婆を雇い、出産後も産婆が母子の面倒を見ることが何よりも重要だと唱えた。最後に産婆の心構えについて、まずは落ち着いた心と、母親と新生児のために親切で穏やかな心を持つこと、また、時間や天候、産家の貧富に関係なく、いつでも助産のために働くべきであるという、「犠牲の精神」が必要であると述べ、文章を結んでいる。

産婆の〈現実〉②——崔《チェ》・愛道《エド》

翌一九二六年の一月一五日付『東亜日報』の記事「十九歳の「おばあちゃん」に玉童仙女八白余名」[51]に、崔愛道という産婆のインタビュー記事が掲載される。この記事によると、崔は一九一二年に設立されたばかりの総督府医院の看護婦助産婦養成所へ入学し、一九一四年に第一回卒業生になったという。卒業直後には開業ができず、

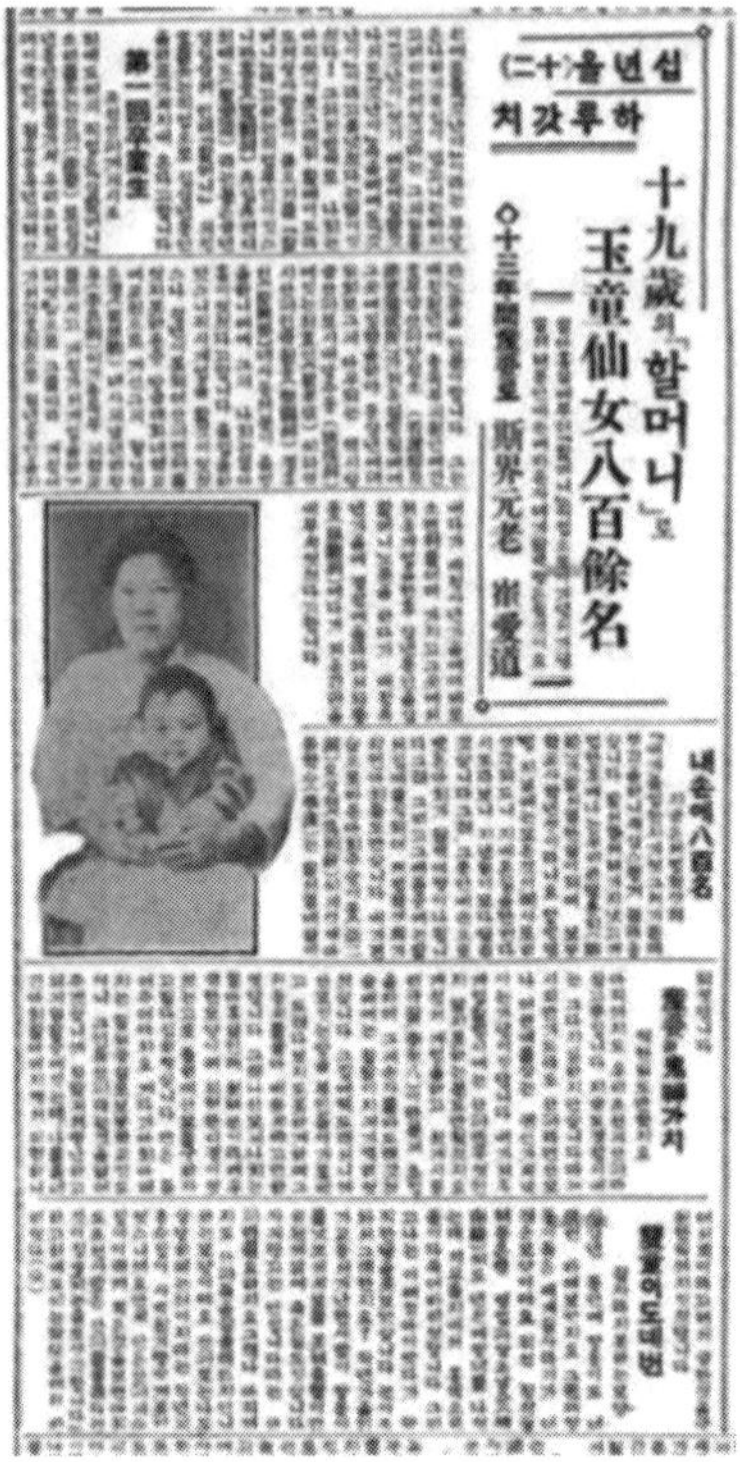
十九歲의「할머니」로
玉童仙女八百餘名
◇十三年間産婆로 斯界元老 崔愛道

図 2–1　産婆崔愛道のインタビュー記事
（『東亜日報』1926 年 1 月 15 日付）

姉の夫が開城《ケソン》で医院を開業すると彼女も一年間、開城で看護婦として働き、翌年成人になった際に、ようやく免許を取得し開城で産婆として開業したが、一九一七年に場所を変えて京城の臥龍洞《ワリョンドン》で改めて開業した。

崔は一九一四年から一九二六年までの一三年間産婆として働いてきたが、「未だわが朝鮮での産婆はとても苦しいです。今も京城市内はさほどひどくないですが、市外に出ただけでも産婆のことを産婦やその子どもを殺す鬼のように思っている家庭があります」と述べ、朝鮮人社会ではいまだ、産婆の役割への理解がないと訴えている。続いて崔は最初の仕事として李奎八《イ・ギュパル》の家で助産した経験談を通じて朝鮮人家庭の出産状況を伝えている。その家の女性たちが崔を産室へ入れるのを拒否したが、家長の李奎八が直接説得してようやく、入室することができたという。最後に崔は、産婆として比較的稼げる自分さえ「昨年の総収入が四〇〇円」にとどまったのは「朝鮮人たちはいまだ産婆を知らないことの証明になると考えます」と朝鮮人の産婆への理解不足に触れながら話を締めくくっている。

産婆の〈現実〉③——金学聖《キム・ハクソン》

同年五月一七日付の『朝鮮日報』[52]には、観水洞《クアンスドン》の金溶埰《キム・ヨンチェ》病院で働いていた金学聖という産婆のインタビュー記事[53]が掲載されている。産婆になって五年目[54]だという彼女は、産婆の稼ぎには一切触れず、主に朝鮮の出産環境を批判している。ところが、その内容は韓晨光の記事とほぼ同様であり、朝鮮婦人の「何も知らない老婆」を助産のために呼ぶことや、使用済みの鋏を利用するといった不衛生な道具の使用など、「旧式習慣」の危険性を熱心に語っている。金の話は韓晨光より短いが、その構成はだいたい同じで、朝鮮の出産風習を衛生学の観点から批判し、その対蹠点に医療専門家である産婆を置き、旧慣の駆逐と産婆利用の奨励を唱えている。

また、「妊娠五ヶ月前頃から産婆に診察をうけ、お腹の中の胎児の位置を正しく直すことがより安全」と主張し、「前もって産婆を呼ばずに難産になってどうしようもない場合に」なってから呼ばれることが一番つらいと述べて、難産時のみならず、出産自体の医療化[55]の必要性を訴えていることが読み取れる。つまり、この記事には、産婆たちが置かれていた植民地朝鮮の「出産の場」の現実と共に、出産は医療専門家に任せなければならないという認識を広めようとする戦略が潜んでいると考えられる。この記事が、前掲の韓の記事とほぼ同じ言葉を使い、同様のナラティブ構成になっているのは、産婆たちがたとえ意図していなくても、言説を通じたメディア戦略に加担していたことをうかがわせる。一九二〇年代においても、産婆は自らの職業について説明し、その積極的な利用を読者に促すことが必要な状況であったのである。

産婆の〈現実〉④——匿名の産婆

続いて、この翌年一九二七年二月の『毎日申報』に載った記事「職業婦人の生活裏面(二)」[56]を取り上げよう。

この記事ではまず、産婆という職業の重大さを「出産を助ける人　新生の幼い生命を受けとめる人　生の懊悩《おうのう》をさまよう幼芽を保護する人」という一文で表現している。これほど重要であるとされた産婆の労働状況についてはどのように語られていたのか。記事では、「彼女の収入は、概ね一回の解産で二〇円から三〇円を貰うといいます」と伝えている。続いて、金持ちの家では子どもの祖父や祖母が一、二〇円を上積みしてくれることもあり、貧しい家では一〇円以下しか貰えないこともあるといい、従来の記事より、収入状況をより詳しく伝えている。さらに、「一日の働きで一ヶ月生活費を稼げる代わりに、全く収入がない時も多い」と、これまでと同じように一回の収入は高いが不安定である点を強調している。

一九二八年三月、『東亜日報』の連載記事「稼ぐ女子職業探訪記」の一部として匿名の産婆のインタビュー[57]が掲載された。この記事の冒頭で記者は、産婆を「安産を助け、難産を救い、新しい生命の誕生を扱う」ため、社会的に重要であり、「人間社会の運命のため、最も祝福しなければならない、聖なる職業婦人」と紹介している。産婆自身の語りによると、勤務時間が一定していないことをつらく感じているが、「より憐れむべきことは、朝鮮家庭では産婆に対する理解が全くない」ことだと述べ、ここでも産婆の役割に対する朝鮮人社会の理解不足を批判している。翻って他国では、「女子が妊娠したら妊娠月から既に産婆を決めておいていつも診察を受けたり、妊娠直後からではなくても、普通およそ五～六ヶ月以降は産婆の診察を受け続け」ることが可能で、「解産後にも産婦と子のため、産婆の処置を乞」うと述べ、それに対し「朝鮮の家庭で産婆を呼ぶ目的はもっぱら難産のため」であると、朝鮮社会では医療専門家による産前産後の管理の必要性自体が認識されていない状況を憂えている[58]。産婆への理解が不十分である事例として、難産で胎児や母体が危険に陥った際に、「産婆一人ではどうしても救う手立てがなく、医師を呼ぶこと」があるが[59]、「このような場合、無知な朝鮮家庭では産婆が無能だからだと非難され」、適切な処置を施したとしてもいわれのない誹《そし》りを受けたという。

続いて、胎児が母親の淋病に感染することを防ぐために目を消毒した際に、母親や家族がこの処置を理解できずに激しく怒る例や、産児が死亡するとそのすべてが産婆のせいであると非難され、さらには暴力を振るわれる例を挙げ、衛生思想が普及していないなかで産婆が専門家として活動できないと訴えている。そのうえ朝鮮では助産料の支払いもままならず、看護婦会の規定による助産料二〇円の半分ももらえない場合も多いという。ある裕福な家では嫁を他人の家の庇《ひさし》の下で出産させ、産婆を騙そうとした事例を挙げている。このように、産婆が暴力に晒されたり、騙されたりする厳しい労働環境がうかがえる。

実際に、産婆たちが時に暴力を振るわれる場合もあったことは、一九二三年六月二五日付『東亜日報』の記事からも確認できる。この記事は、産婆の崔孝信《チエ・ヒヨシン》が医師の朱栄鎮《チエ・ヨンジン》と共に鄭元西《チヨン・ウオンソ》の庭先で鄭元西と龍在漢《ヨン・ジエハン》やその近隣の人々に攻撃されるところであったが西大門《ソデムン》署の警察が来て騒動を収めたことを伝えている。騒動の発端は、産婆の崔孝信が京城市内の中林洞《チユンリムドン》に居住する鄭元西の家に助産に行った際に、難産になり医師を呼んで一応解産はできたが、次の日に産婦と産児が死亡したことであった(60)。このように産婆たちが批判したような、植民地朝鮮人社会の産婆に対する理解不足と、それによる暴力が、産婆たちの置かれていた現実であった。

なぜこのような事態になるのかというと、当時、西洋医学に基づく医療機関をあまり利用していなかった朝鮮人社会(61)では、前章で述べたとおり家族や近所の老婆を「産救安」として呼ぶ風習(62)や、費用の問題から主に難産時のみ産婆を呼ぶことが多かった状況がある。さらに問題は、難産、特に手術が必要な場合、「産婆規則」の規定により産婆は直接手術をすることができず、結局医師を呼ばなければならなかった点である(63)。難産の状況では産婆にできる処置が限られていたため、結果的に朝鮮人は産婆の必要性をあまり感じていなかったのではなかろうか。

以上のように、産婆たちは自らの経験を語ることを通して、朝鮮社会の産婆及び助産に対する理解の欠如と朝鮮の出産風習を批判した。しかし、一方で、出産風習が非衛生的であることを強調し、産前から産後まで産婆を利用することが何よりも重要であると主張する姿は、当時の衛生言説と結びつけて考察する必要がある。つまり、「何も知らない老婆」を呼んで助産をさせることは非衛生で危険であり、産婆という医療専門家が助産を担当すべきという主張は、前章で扱った一九一〇年代の『毎日申報』に掲載された産婆利用を促す論説[64]とほぼ同じナラティブになっている。これは、当時の産婆が総督府の衛生政策戦略[65]を内面化し、産婆たち自身も出産医療化の言説形成に関与していたことを示している。すなわち、産婆たちが朝鮮人社会の認識不足を訴えたことは、前述したように出産自体を医療化するための戦略でもあったのである。当時、都市部の京城にさえ、出産時には産婆を利用するという衛生思想が普及していなかった状況の中で、出産の医療化は産婆たちの活動の裾野を広げ、収益の増加にもつながったであろう。

産婆の〈現実〉⑤——李貞玉《イ・ジョンオク》と李英淑《イ・ヨンスク》

次に、産婆と運転手を掛け持ちしていた女性・李貞玉を紹介する。彼女はキリスト教牧師の李枝盛《イ・ギソン》の長女で、京城女子高等普通師範科を卒業した後、普通学校教員に任命され烏山《オサン》公立普通学校の教員として働いたが、総督府医院で産科学を学び、一九二三年に産婆免許を得て同年開業した。その後、一九二八年九月には京畿道で定期自動車運転手試験に合格すると、一九二九年七月一三日に朝鮮人女性としては初めて大洋《デヤン》自動車部という運転手会社を興した[66]。産婆と運転手を掛け持ちし、そのうえ、自ら会社を経営したという当時の朝鮮人女性としてはまれな経歴のためか、李に関する記事は三つも確認できる。ここではその中でも、『毎日申報』一九三〇年二月二七日付に載った彼女へのインタビュー「世の風塵を舐める運転手と産婆業」を取り上げたい。

李はまず産婆の収入について、元々は産婆の稼ぎは比較的よかったが、最近は開業した産婆が増えて「収入が少なくなり、収入を増やすために自動車運転を学びました。（中略）毎月の収入は平均六〇〇円」、「運転手の月給とガソリン代、そしてその他の雑費を除くと、自動車が故障しなかった場合、お金が一〇〇円位余る」と率直に語っている。これは、産婆としての収入ではないが、今までの記事を踏まえると、収入は高い方であったことがわかる。また、「産婆も毎月回っていますが、形勢〔経済状況〕が悪い家は無料でやったりもします」という証言から、産婆としての職業倫理の高さがうかがえる。

管見では、一九三〇年三月一二日付『毎日申報』に掲載された李英淑のインタビュー[67]が、産婆のインタビュー記事として最後のもの[68]である。李英淑は産婆として開業した当時の状態を、「今から一一年前の大正九年に開業しましたが、当時の朝鮮看護婦は四、五人にすぎませんでした」と回想しているが、統計を確認した限り[69]、これは事実ではない。おそらくこれほど劣悪な状態であったと記憶していたのだろう。引き続き、当時の産婆業界の状況について「最近も一ヶ月平均六回はあります。以前は一日に六回まで助産をしたことがあります。終日食べる時間さえなかったですが、このように働いた日は一日に百円も稼ぎました。ところが、近日は行く所々に産婆がおり、このような例には及びません」と述べ、最近産婆数が増加し、収入が減った状況を伝えている。しかし、「貧しい家には手当などはちっとも望みません」と言い、手当をもらえないとしても、自分は呼ばれた際には必ず行くと、その職業倫理を表明している。結論として、かつては本当によく稼いだが今はいろいろと失敗してそこまで儲かってはいない、しかし、「とにかく女性の職業としては相当の収入を稼げると思います」と述べ、産婆の収益性を高く評価している。

産婆たちのこのような発言は、当時の朝鮮の風習を排除すべき迷信と同一視し、出産にまつわる迷信が残る未開な朝鮮を文明化することが自分たちの責務だと喧伝していた総督府の文明化論理言説[70]や、当時の朝鮮人エリートの民族改造論と民族啓蒙言説[71]など、さまざまな言説に影響を受けて構成されたと考えられる。これは、産婆たちが経験した朝鮮の「出産の場」を表すと同時に、産婆たちがそれをどのように受け止めていたかを示している。取りも直さず、産婆たちは、京城という都市でも「出産の場」では伝統的な風習が守られる傾向が強いなかで、医療専門家として教育され、免許を取得しても認められない自分たちの立場に不満を抱いていた。そして、それを吐露する過程で、総督府の衛生政策普及の戦略が内面化された言説を展開したのである。その意味で、産婆たちがメディア空間を通じて広げたこのような言説は、総督府が人口調節のために出産を医療化しようとしていた「生政治」を構築する一つの装置として働いたと評価できるだろう。続いて、産婆の労働環境の実態を把握するために、ここまで確認した産婆の労働環境のうち、収入などについては、次節でより詳細に比較検討していきたい。

3　一九二〇年代の産婆の経済的・社会的位置づけ

京城の女性たちの収入比較

前掲のインタビュー記事に示された各産婆の収入・勤務地などの情報を表2－2に整理した。以上の記事に共通した言説は、収入が不安定ではあるが、高い方だと述べている点である。産婆たちの賃金の水準は、他と比べてどうであったのか。崔愛道の場合、比較的稼げる方の自分さえ年収が四〇〇円程度であると伝えていた。これを単純に計算すると、一ヶ月平均で言えば約三三円程度ということになる。一九二八年二月二五日から同年三月二一日までの『東亜日報』の連載「稼ぐ女子職業探訪記」に掲げられた、同時期における職業婦人の収入をまとめた表2－3と、崔の収入を比較してみれば、彼女の収入は表2－2の産婆より低い方である。さらに、教員・保育士・妓生・カフェウェイトレスよりも低かったことを確認できる。ところが、交換手や製糸工場女性職工、家事使用人などよりは高いうえ、産婆として四〇円を稼ぐためには、一ヶ月に二回ほど助産をすればよかったことを考えると、不安定ではあるが、低収入とは言いがたい。さらに、表2－2と表2－3を比較してみると、職業婦人の中で妓生と中等学校教員を除けば産婆が最も高い収入を得られる職業であることが読み取れる。(72)

そのうえ、一回の助産料が高くても、人によっては全く稼げない時もあると述べられていたように、収入が不安定であったことは産婆たちにとって大きな負担であったと考えられる。実際に、独立運動家の申采浩《シン・チェホ》の妻で本人も独立運動家であった朴慈恵《パク・ジャヘ》が、(73)産婆としての仕事がなくて苦労していたことを伝えた記事を見ると、(74)新聞のインタビューに応じた産婆たちは、京城府内でもある程度知名度があり産婆で食べていける女性たちであった可能性がある。そこで前に登場した、一九三〇年に収入が減って運転手を兼業した李貞玉や、最近収入が減っていると述べた李英淑に注目しよう。二人とも収入が減った理由として産婆の増加を挙げている。表2－1で確認したように、一九二〇年には全国に二一人のみであった朝鮮人産婆が一九三〇年になると一七三名と八倍強に増え、このような増加に伴って産婆一人当たりの助産数が減ったことがわかる。また、一九三〇年に産婆たちの収入が減ったもう一つの理由に、日本本国の金融恐慌と一九二九年からの世界大恐慌の影響もあると考えられる。

表 2–2　インタビュー記事に現れる産婆労働実態

名前	収入	開業時期	掲載時期	勤務地
韓長光	月 45 円	1923	1925	京城、寛勲洞
崔愛道	年 400 円	1915	1926	京城、泰和診療所
金学聖	不明	不明	1926	京城、観水洞
不明	最大月 100 円	不明	1928	不明
李貞玉	運転手兼　月 100 円	1924	1930	京城、西大門町
李英淑	月 40 ～ 100 円	1920	1930	京城、慶雲洞

※1925 年 4 月号『新女性』; 1925 年 3 月 18 日付『東亜日報』; 1926 年 1 月 15 日付『東亜日報』; 1926 年 5 月 17 日付『朝鮮日報』; 1928 年 3 月 20・21 日付『東亜日報』; 1930 年 3 月 12 日付『毎日申報』; 1930 年 2 月 27 日付『毎日申報』

表 2–3　職業婦人の職種と収入

職業	月給	インタビュイー
交換手	見習生 19 円 50 銭、正式 24 円、5 ～ 6 年経歴者 30 ～ 40 円	京城中央電話局 光化門分局職員
製糸工場 女性職工	10 ～ 12 円、遅刻罰金・製品不良罰金などを除くと 8 ～ 9 円	京城府内製糸工場の女職工
家事使用人	3 ～ 5 円（食事は提供）	7 年間京城で勤務
看護婦	20 ～ 30 円	不明
カフェ女給	30 ～ 40 円	京城 P カフェの職員
乳母	10 円	乳母 3 年目の女性
裁縫師	30 円	八判洞で裁縫所の運営者
中等学校教員	70 円	京城某中等学校先生
妓生	普通 200 円、300 ～ 400 円、50 円の者も	不明
幼稚園保母	30 ～ 50 円	不明
産婆	100 円が高い方	不明

※1928 年 2 月 25 日付～ 3 月 21 日付『東亜日報』連載記事「돈ㅅ벌이하는 女子職業探訪記」より

とはいえ、ここで注意しなければならないのは、産婆が増えたとしても、それがそのまま助産件数の減少につながるとは限らないという点である。どれほど産婆が増えたとしても、京城の出産件数を考えれば、産婆利用が普及したならば、助産数はむしろ増える可能性もある。一九一一年から一九三〇年までの統計資料の出産件数と産婆の人数を用いて、産婆がすべての出産を助産すると仮定した場合の産婆一人当たりの助産数を整理した表2－4からも確認できるように、京城を含む京畿道の産婆一人当たりの出産件数は、一九二〇年と一九三〇年を比べてもそこまで激減していない。これは、植民地朝鮮の首都ともいえる京城の人口が増えて、出産数も増えたためである。

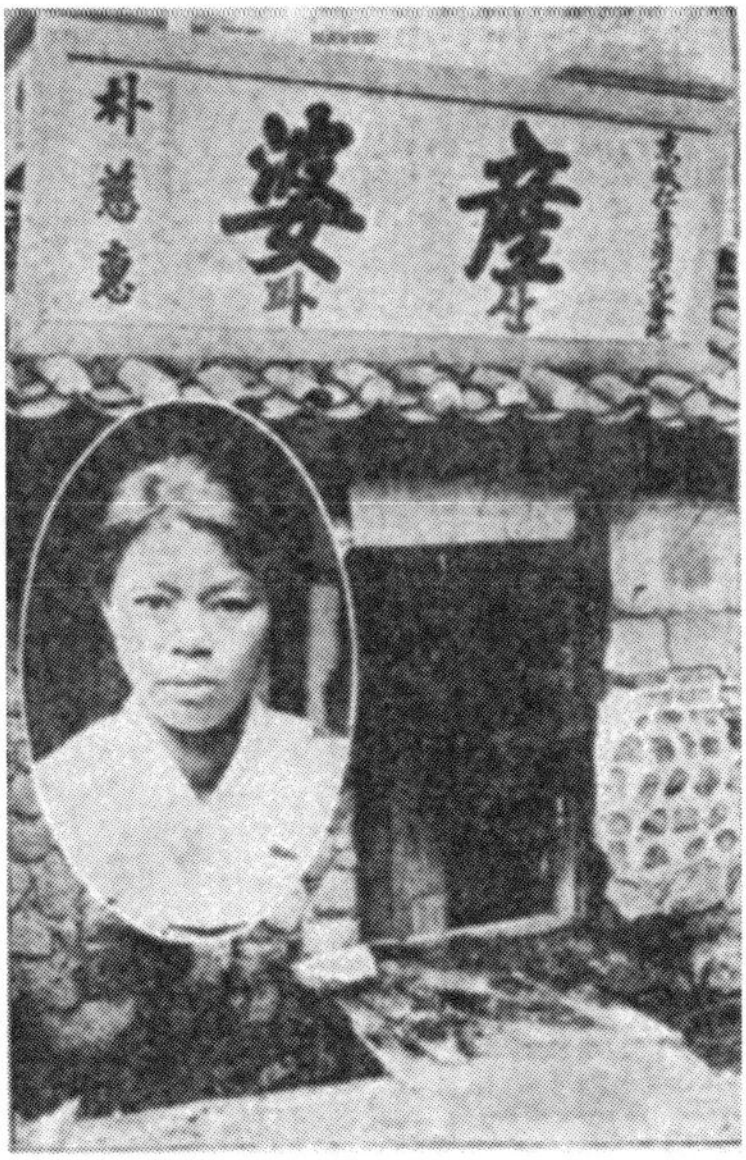

図 2–2 『東亜日報』1928 年 12 月 12 日付に載った朴慈恵の営業看板と本人写真

たとえば、一九三〇年の京畿道の朝鮮人産婆は五九人、日本人産婆は二七六人であり、合わせると三三五人である。[75] 同年京畿道の朝鮮人の出産数は出生と死産まで合わせると七万五四二九人である。[76] 日本人朝鮮人にかかわらず、すべての産婆がすべての朝鮮人妊婦の助産にあたると仮定すれば、単純計算でも産婆一人につき、一年間で二二五件の助産を担当することになる。もちろん、多胎出産や、助産を行う他の医療機関があったことも考慮する必要はある。ところが、産婆一人が二〇〇件を担当し、一件につき助産料を一〇円ずつもらうと仮定しても、一年の収入は二〇〇〇円に上る。これを先に挙げた実際の産婆た

表 2–4　産婆 1 人当たりの助産数

産婆 1 人当 出産数 / 年度	朝鮮全体	京畿道
1911	1,244	430
1912	1,559	685
1913	1,379	488
1914	1,141	458
1915	867	371
1916	926	358
1917	890	320
1918	939	380
1919	772	295
1920	793	312
1921	814	336
1922	820	333
1923	953	387
1924	792	291
1925	842	333
1926	688	242
1927	670	222
1928	646	247
1929	640	249
1930	620	234
1931	572	228
1932	410	183
1933	383	185

※『朝鮮総督府統計年報明治 44 年度』〜『朝鮮総督府統計年報昭和 8 年度』の「戸口」と「衛生」項目より

ちの収入と比較すると、結局、産婆たちを利用する階層は京城という都市部においても一部に限られ、一九二〇年代を通じて産婆利用は都市部でも隅々まで普及していなかったことが確認できる。

そして、崔愛道、韓晨光、金学聖、また匿名の産婆たちが、労働環境の問題点として、朝鮮人社会における産婆に対する理解不足を挙げていたが、これは都市部においても産婆利用が普及していなかったことの証左となる。さらに、産婆が呼ばれるのは難産のみであって、時には暴力に晒されることさえあったという証言からは、「社会的な尊敬」を集めるどころか、むしろ朝鮮人社会全般において必須の医療機関として認められていなかったという事実が暴かれる。

インタビュー記事における、もう一つの共通する証言としては、貧しい家では無料で助産するというものがある。これは、産婆たちの職業倫理から発せられた証言ではあるが、一方で自分たちの職業を宣伝する戦略にもなったであろう。というのも、出産時に産婆を呼べるのは裕福な家に限られるのではなく、貧しい家であっても利用するのが当然であるという「出産の医療化」を図るためには、まず貧しい家が利用する機会を増やさなければならなかったからである。

以上をまとめると、一九二〇年代の京城の産婆は、女性の職業の中では、かなり高収入の職業であった。しかし、その収入は不安定で、一九二〇年代の末頃には減少し始めていた。その理由について、産婆自身は朝鮮人社会の産婆に対する理解不足、すなわち、出産における衛生観念が普及してないことと、産婆が増えたことを挙げていた。しかし、産婆の増加より、出産数の増加が大きかった事実を考慮すると、それは、出産の医療化が不首尾に終わったことに原因があると考えられる。一方、一九二〇年代を通じて、産婆の役割は、朝鮮人社会の中心部である京城においても十分に理解されておらず、社会的に尊敬を得ていたとは言いがたい状態であった。

おわりに

産婆という女性主体を考察するには、産婆の労働者としての実態を明らかにし、これまでの女性労働史の中で位置づける必要がある。本章では、産婆に関する記事や産婆自身の語りを集めて、産婆が働いていた現実がどう構成されていたのかについて考察を試みた。一九二〇年代の京城の朝鮮人社会では知識人層の女性を中心に「職業婦人」が登場するなか、産婆は、収入が相対的に高く、個人で開業するのが容易であったため、ある程度教育を受けた女性ならば一人で自立できる仕事として捉えられていた。そのうえ、産婆自身は、自分の職業を女性にしては稼ぎがいい方であると認識していたが、収入は不安定であって、朝鮮人社会の理解が不十分であることに強く不満をいだき批判していた。一方、産婆たちが朝鮮社会の「出産の場」に対して批判する言説を展開したのは、産婆たちが朝鮮人社会を取り巻く「生政治」の倫理を内面化し、出産の医療化を図ろうとした戦略の一部であったからである。さらに、京城で働く産婆たちが言説を通じてこのような戦略を取っていたことは、産婆の利用が朝鮮の都市部にも普及していなかったことを物語る。

とはいえ、朝鮮人社会に産婆が普及しなかった具体的な理由について、本章では詳しく検討できていない。ここでは、韓晨光や金学聖の記事に登場する「何も知らない老婆」がその手掛かりになると考えられる。第一章で論じたように、総督府は、朝鮮では元々出産時に産婆を呼ぶ習慣がないため産婆利用の普及が遅れていると述べたが、実際には朝鮮でも出産時に親戚や近隣の老婆を呼んで助産を任せる風習があり、その老婆を「産救安」などと呼んでいた。一九一〇年代の『毎日申報』の社説にも「没知識な村婆」を呼んで助産する朝鮮の風習に対する批判がうかがえる。(77) つまるところ、朝鮮の出産に関わる風習への問題意識は産婆たちのみが共有したものではなく、実際に植民地朝鮮の「出産の場」ではこのような朝鮮の風習と、産婆を利用するという衛生思想とのせめぎ合いが起こっていたと推測される。この点については、次章において考察する。

第三章　産婆と風習のせめぎ合い、そして出産医療の〈現実〉

はじめに

前章において産婆の労働実態を検討した結果、産婆たちが置かれていた状況を把握することができた。一方、産婆たちがインタビューの中で、産婆たちの仕事が朝鮮人社会で認められていないため、出産現場において拒否されることがあると訴えた点はより綿密に検討する必要があろう。それは、植民地の「生政治」の働きの中で、産婆がなぜ定着しなかったのか、すなわち、なぜ出産を取り巻く権力関係でヘゲモニーを掌握できなかったのかを解明することになる。産婆たちのいくつかのインタビューの中には、産婆たちが朝鮮人社会で冷遇されていたと考える理由についてより詳しく述べているものを確認できる。ここでその理由を前もって明かしておくと、それは産婆と朝鮮の出産風習とが互いにせめぎ合っていたからであった。本章ではそのせめぎ合いについて、第一章で論じた朝鮮の出産風習と照らし合わせながら検討する。

なぜ一章を設けてこのような検討が必要であるのか。この質問に答えるため、本論に入る前に第一章で述べた先行研究のうち、産婆制度が定着しなかったことを指摘した研究の論旨を細密に検討したい。前述のとおり、ジョンとキムは「一九一〇年代植民地朝鮮に具現された衛生政策」[1]において、植民地朝鮮で施行された産婆制度について「朝鮮での産婆制度はさほど至急でも緊要でもなかった制度」と評価し、その理由は、医学的な教育を受けてこそいないが、分娩時に助産を担うことができる親戚の助けを得られたためであると述べた。

分娩時に助産を担うことができる親戚の助けを得られたと述べた根拠として、一九九一年に全州《チョンジュ》市完山《ワンサン》区地域を対象として行われた民俗調査書『韓国民俗総合調査報告書』[2]にある、「産婆は誰が担当するか」という調査項目に対して、「ヘブガン婆（子どもを安産し、服もきれいで子孫が繁栄し、無病長寿する清潔なお婆さん）」、「近隣のお婆さん（家が多福で子孫が繁栄し、無病で清潔なお婆さん）」という回答があったことをあげている[3]。さらに、藤目ゆきの研究を引用して、明治期日本の産婆制度の特徴は、「富国強兵政策によって堕胎を禁止して幼児死亡率を減らす」ために「日本近世農村で一般的風習」であった産婆による「堕胎と間引き」を禁止することであったと結論づけた[4]。さらに、日本本国でも一九一〇年代からは産婆の養成や普及のために地方を対象として衛生講話会や衛生展覧会などが開催されたことを取り上げて、一九一〇年代の『毎日申報』の記事に表れる産婆制度の強調は日本で展開された産婆制度の普及と時期的に大きな差異が見られないどころかほぼ一致する[5]と述べている。以上をまとめると、ジョンとキムは、日本本国とは出産風習が異なっていた朝鮮で、『毎日申報』などの新聞が、至急でも緊要でもない産婆制度に関して報道した理由は、日本本国の状況に合わせるためであると説明している。

ジョンとキムは、『韓国民俗総合調査報告書』を根拠にする理由として、韓国の風習は、「農村地域では産業化が進行した以後も大きな変化[6]」がなかったことをあげている。しかし、植民地朝鮮期の風習調査でもない一九九一年の調査報告書を、解放後の韓国社会が経験した戦争や経済成長などの考察なしで、そのまま植民地朝鮮の産婆制度を検討する手掛かりにすることは、史料批判の観点から適切ではないと考えられる。しかも、その風習に「変化」はなかったと述べるためには、まずは、植民地期の風習を提示する必要があるが、この論文においてそのような検討は見当たらない。そのうえ、彼らが根拠として提示した『韓国民俗総合調査報告書』には地域と時期によって、答えにばらつきがあって、出産の際には「「産婆」を呼ぶ」[7]という答えも存在する。さらに、分娩時にお婆さんなどの助けを得る風習が解放後にも続いた理由を、産婆制度が朝鮮では「さほど至急でも緊要な制度でもなかった」からとするならば、なぜ現在韓国では自宅分娩はほぼなくなり、産婦人科で出産することが一般化したのかが説明できない。

一方、愼蒼健は朝鮮の幼児死亡率の問題を取り巻く衛生の「規律権力」を検討するなかで、地方では産婆がほとんど活動しなかったため、産婆の利用は少なかったと述べている[8]。そのうえ愼は、西洋医学という近代の知に触れる機会がなかったことから、医学に訴える言葉を持っていなかったと結論づけた。それから、一九三〇年代の植民地朝鮮の都市部に「西洋医学のヘゲモニーに包摂されていない」階層があること、さらに地方に衛生の「規律権力」が伝播されていなかったことを鋭く指摘したが、その理由については説明していない。

このように、産婆制度が定着しなかった理由の根拠は、先行研究によって十分に解明されていない。本章ではそれを再検討し、明らかにする必要がある。そして、植民地朝鮮において近隣の女性や老婆が助産する風習があったことは、第一章ですでに明らかにした。そのような風習が一般的であったと考えると、近代化における西洋医学の普及によって出産を医療化しようとしたときに、同じ女性で、自宅出産を可能にする産婆よりも、医療機関である産婦人科が選択されたのはなぜか。以上の点に鑑みれば、産婆制度が定着しなかった理由については、当時の状況に沿って歴史的事実を確かめる必要がある。

さらに、本書第一章やイ・コッメの研究[10]によって、植民地期に一貫して朝鮮人産婆数を上回ることがなかったことが指摘された。なお、その理由として総督府の「産婆規則」には、日本ですでに産婆名簿に登録されていた人にとって有利な条項が設けられていたことや、朝鮮人女性と日本人女性の就学率には大きな差があった現実を明らかにした。しかし、これらは、なぜ朝鮮人産婆数が日本人産婆数に達しなかったのかへの答えであって、なぜ朝鮮に産婆制度は定着及び普及しなかったのかに対する答えではない。本章では、後者の質問に対する答えを提示してみたい。

愼は産婆の普及について検討する際に「規律権力」を分析ツールとしているが、「出産の場」における産婆を検討するためには、「規律権力」という分析枠の限界について考察しなければならない。今までの近代衛生史における多くの研究は、この「規律権力」という概念を分析ツールとしている。特に近代の国民国家では出産やその統制の論議は主に人口という国家の維持・発展のための政治的身体という観点で分析されてきた。ところが、人口の増加やその質の改良のために実際に出産するのは個人である。つまり、人口の増加、もしくは質の改良のために行政側の働きに個々人がその政策を受容し、自分の身体における「規律」を受け止めなければ、人口の増加と質の改良という目的は成し遂げえないことは言うまでもない。問題は出産自体が「規律」の対象になりうるのかどうかである。たとえば、「産婆規則」などからも確認できるように、産婆や医師に出生届や死産届を提出することは義務づけられているが、出産する個々人に産婆や医師の利用は義務づけられていなかった。それは、「妊娠」は病気ではないため、「妊娠した体」は医療機関にかかるべき身体としては認識されていなかったことを物語る。伝染病にかかると、その「症状」が現れて、個人が病気にかかったと認識する時は治療を受けなければならない身体になる。それは、その個人としては自分の命や生計にかかわる問題であり、行政側には労働生産力の維持などと関連する問題であるためである。しかし、出産はこのような場合に当たらない。妊娠をして、その「症状」を自覚しても、それは病気でなく、自然な反応だと考えられたからである。すなわち、「出産の場」まで衛生の「規律権力」が伝播されたか否かの問題ではなく、そもそも「妊娠した体」への介入を「規律権力」として分析することが適切であるのかという問題である。

フーコーの「規律権力」はまず法の設置を前提として、その法案に含まれている罰などの規則により罪を犯す人が発生し、それを取り締まる必要から生じる権力である。[11] そのため、法に基づいて規制されない部分、すなわち灰色地帯として存在する部分を検討するためには不十分な概念である。それゆえ本書では、「出産の場」における衛生の介入という点を考察するには、「規律権力」より広い概念である「人間という種の根本的に生物学的な要素を政治、政治的戦略、そして権力の一般戦略の内部へ引き込む」政治権力総体を意味する「生政治」の方が有効であると考えられる。そのうえで、産婆制度が定着しなかったのは、生政治の戦略に「妊娠した体」を包摂できなかったためと考えられる。

以上の「生政治」という分析ツールを踏まえて、本章では、朝鮮の出産風習と、産婆のインタビュー記事と出産現場に関するメディアの言説を分析して、「出産の場」を取り巻く近代衛生制度という権力の戦略が失敗した理由を探ることを課題とする。というのも、「出産の場」は、「妊娠した体」と、「生政治」の一部として近代医学と衛生学に基づく産婆制度、また、「旧慣」と呼ばれた風習が出会い、せめぎ合い、「一社会の力の指標」[12] が現れる歴史的現場であるからである。また、言説分析の方法を用いるのは、身体を取り巻く言説分析を通じて、近代において身体は、先験的実体として存在するものではなく、言説によって構成され、変化するものであり、その身体を取り巻く「真実」も権力関係の中で多様な内容で現れ、当代の知識体系を通じて正当化されるものであるからである。[13]要するに、「妊娠した体」を医療化しようとする過程における権力関係と、正当化に働いた「近代の知」を確認し、「妊娠した体」を医療化しようとした構造を検討して「生政治」の構造を分解するためには言説分析が最も有効な方法だと考えられる。

一方、前章でも述べたとおり、植民地朝鮮では儒教的秩序の影響のもと、女性が直接語る機会自体が極めて少なかったため、[14]妊娠した朝鮮人女性が自身の出産について、特にその現場について詳細に語ったテクストは管見の限りほとんど残っていない。したがって、今回は主に産婆のインタビューや彼女たちが直接記した記事、もしくは家庭衛生に関する記事を分析対象とし、彼女たちが経験した〈現実〉を、言説を通じて現れる「せめぎ合い」の場として考察する。そして、産婆たちが経験した〈現実〉はどう構築されていたのか、すなわち、その外部要因について、当時朝鮮の都市の出産現場がいかなる社会現象の上に構成されていたのかを検証しなければならない。

また、前章と同様に、本章で主に取り上げる『毎日申報』『東亜日報』『朝鮮日報』の新聞社がすべて京城府に存在し、かつインタビューに応じた産婆たちの勤務地もすべて京城府であることから、分析が及ぶ空間を京城府に限定する必要があろう。

本章では、朝鮮に産婆が定着及び普及しなかったのかという問いに対する答えを探るため、一九一〇年代から三〇年代まで時系列に沿って、各時期のメディア記事と、当時の出産風習の調査や家庭衛生の記事との比較検討を行う。そして、以上を総合的に考察することによって出産現場における「生政治」構造の一面を明らかにすることを本章の目的とする。

1 「旧慣」を駆逐し、産婆を利用せよ

一九一〇年代の『毎日申報』による宣伝

本節ではまず、主に一九一〇年代の総督府の「御用新聞」であった『毎日申報』の出産現場に関する言説を分析して、総督府が朝鮮の出産現場をどう認識し、言説を通じていかに統制しようとしたのかを検討する。

産婆の利用を促す一九一〇年代の『毎日申報』における記事は「産婆養成の急務」などと題され、また、出産への産婆利用の必要性と、そのために産婆を一刻も早く養成すべきだと社会全体に対して呼びかける社説もあった。その内容は、一九一〇年一二月一日の『毎日申報』の社説「生産と産婆」(15)に鮮やかに表れている。その趣旨は、出産の重要性と危険性を理由に「一個専門の産婆」の利用を訴えるものである。記事は、「生産する時」は「天下の至危且難」であるが、その「洗濯《ママ》及救護」の方法は甚だ難しく、出産と妊娠が自然のままでは危険であるという主張から始まる。続いて、そのような危険に対処するにおいては「華佗《かだ》」(中国後漢末期の伝説的な名医)も「一個専門の産婆」に及ばないため、「文明列国」はその方法を研究して「産婆学」が成立し、そして方法も確立し、出産時に命が危なくなることはなくなった。これぞ「救世の良法」である、と「文明」の「救世の良法」として産婆と産婆学を宣伝している。その後、妊娠五ヶ月からは必ず産婆の診察を受けるようにと具体的な利用方法を紹介した。そして、朝鮮の伝統的な出産風習について、「我朝鮮はもともと産学が初無し、但し庸常〔普通〕老婆或初年〔若い〕少婦に任して生産は全く三神という神位に係るもの」と信じて、「白飯浄水」をもって無病を祈禱するが、「気血の調度〔実際の健康や体調〕」は気にしないため、出産時に逆産などの危機に晒されると批判している。最後に、「現今は文明が日闢〔日に闢く〕」して産婆の学が振興して、「有志同胞」はこれを

発達させ、出産時には産婆を依頼するよう呼び掛けている。

この記事が、朝鮮が植民地化されて半年も経ていない時点のものであることを考慮すれば、当時すでに朝鮮で産婆は活動していたことが読み取れる。ここでいう産婆は朝鮮人を示すのか、日本人を示すのかは定かではないが、当時の統計資料からはこの時期に総督府側が「産婆」と認定した朝鮮人女性がいたことは確かである。[16]そして、記事の構造を分析すると、まず妊娠と出産そのものの危険を際立たせ、それを助ける「産婆学」と「産婆」を「文明」と「救世の良法」として捉えていることが読み取れる。その「文明」の対峙点に「老婆或初年少婦」と「三神という神位」が置かれている。最後に読者を「老婆或初年少婦」や「三神という神位」に出産を任せるという危険から「文明」の「産婆」へ導いていく。

そして、一九一三年の同紙社説「産婆養成の急務」[17]を見ると、以上のようなナラティブの構造が同様に繰り返されていることがわかる。この記事の冒頭では、出産は「些須〔些細〕の誤」があれば母子の生命が救われなくなる、危険なため気を付けてあらゆることに慎むべきことであり、ゆえに「文明列邦」は「産婆及助産婦」を養成して特別な学科、すなわち産科学を創設しており、出産前の天寿は「断然に産婆及助産婦の救護」にあるとして、出産の危険と共に「文明」による「産婆及助産婦」の養成の必要性を論じている。そして、出産について「朝鮮人は自来に迷信的で天然によるものとし、一豪も人工を加減」しなく、「出胎はいわゆる三神の命令」であるといい、三神だけに祈るが、それは何の利益もないと朝鮮人を批判している。そのうえ、産婆の方法によると後産はとても容易であるが、朝鮮人は「一毫の人工」も加えない、すなわち一切人の手を加えないため、体内で腐敗に至り、「人命の損折〔損傷〕」が起こることもあると、再度出産の危険と朝鮮人社会の風習を結びつけている。続いて朝鮮の出産風習のもう一つの問題点として、「小児将来の健不健」と「児母将来の病不病」がもっぱら出産当日の救療によるにもかかわらず、「没知識な村婆」、すなわち、近代医学知識のない老婆に出産を委任していると、その危険性に警鐘を鳴らしている。最後に、このような危険から救うために産婆を養成し全道に普及しようとしているが、それは公的な取り組みのみに期待できないため、小地方においても必ず「先進者」を招聘して数人の婦女を教習することを読者に呼び掛けている。

出産の危険性と産婆の重要性

このように、出産の危険性を訴える一般論から、「文明」の学術を帯びた「産婆」の紹介、そして、「産婆」と対照をなす朝鮮の出産風習とその危険性に対する批判というナラティブの構造は、翌一九一四年二月に同紙に掲載された同題目の社説[18]にも確認でき、この記事においても「無知な老婆」、「三神」という朝鮮の風習に対する批判と、産婆の養成と利用の必要性が対句をなしている。これらの社説を総合すると、一、総督府側は、「産婆」の対峙点として「老婆或初年少婦」と「三神という神位」という朝鮮伝統の風習があり、そこに出産現場の〈現実〉があったと認識していたこと、二、総督府は妊娠や出産自体の危険と、朝鮮伝統の風習の危険を一つの記事内で並列し、朝鮮の伝統的風習の駆逐と、妊娠や出産の医療化を図っていたことが読み取れる。

以上のような社説を通じて、総督府側は、産科学を学んだ産婆を朝鮮人社会に紹介し、宣伝することによって産婆利用を普及させようとした。その戦略は、産婆自身が産婆の必要性を宣伝する記事からも確認できる。その一例として「産婆規則」が発布される一年前の一九一三年一月号の『新文界』[19]に「衛生学講話孕婦《ようふ》の産前産後」[20]という題で掲載された記事がある。この記事を書いた李慈元《イ・ジャウォン》は、一九一三年三月に二〇歳で助産婦養成所を首席卒業した人物[21]で、この記事から一九一四年に産婆免許制度が設けられる前からすでに朝鮮人産婆が活動していたことがわかる。彼女は、「妊娠中に、もし小便変色症が生じて臨月になると益々酷くなることがある。〔……〕酷い時は医師や産婆に請い診察するべき」であると述べた。さらに、順産か難産かは胎児の位置によって決まるので、八、九ヶ月になったら産婆の診察を受け、難産を避けるべきだと述べ、妊娠時の母親がかかりやすい病気や難産の兆候などを事前に見つけるためにも、妊娠した際には必ず医師や産婆に受診することを要請している。この記事は朝鮮の出産風習には触れていないが、李は、妊娠と出産する身体の異常を「医学」の立場から説明し、その異常を発見するために問題がなくても産婆や医師の受診を勧めることで、「異常のない妊娠した体」を医療化する言説形成に与《くみ》している。そして、このような出産衛生の改善のため、「異常のない妊娠した体」を医師や産婆に診てもらうことを促す記事は、表3－1（一〇九～一一〇頁）に示したように一九一〇年から一九三〇年代まで、新聞に断続的に掲載された[22]。

　産婆利用を奨励する一九一〇年代のもう一つの記事は、実際に起こった事件を取り上げて注意を促す論調を取っている。たとえば、一九一三年一〇月八日付の『毎日申報』[23]には漢城の中部貞善坊《ジョンソンバン》に居住する許杭《ホ・ハン》という人物の妻の事例が紹介されている。彼女の分娩は同月五日に始まったが、辛苦の末に同日午後一二時に産婦と新生児が死亡してしまったという。この事件を伝えたうえで、「臨産時には産婆を請聘し〔請いて呼び〕看護することが大いに必要である」と出産時の危機を低減するために産婆を利用することを訴えている。また、一九一四年九月八日付の同新聞「産婆使用の必要」[24]という記事では、京城西部唐珠洞《タンジュドン》に住む金昌一《キム・チャンイル》の妻・李氏が陣痛で二昼夜苦しみ、助産婦養成所に援助を依頼し、同所から派遣された主任産婆が施術したところ、母子ともに命を助けられた事例を紹介している。そのうえで、「旧習のみを膠守〔堅持〕せず、直ちに産婆を呼んでいれば産婦の辛苦もなかったはずであると某衛生家は語った」と記事を締めくくっている。一九一六年にも、危機に陥った産婦や胎児の生命を産婆が救い、その家族が産婆に感謝している旨の記事が掲載されている。

以上のように、一九一〇年代の産婆養成政策により産婆制度が本格的に始まったことに伴って、総督府は『毎日申報』に、産婆利用の必要を訴える社説や、出産に関する事件などを掲載させ、朝鮮の出産現場を駆逐すべき風習、つまり「無知な老婆」、「三神」が巣くう場として位置づけた。そして、出産の危険性を伝えて「妊娠した体」の医療化を図る一方で、産婆利用を促進しようとしていた。

2 伝存する出産風習と衛生との葛藤

一九二〇年代に活発化する産婆の記事

一九一〇年代の『毎日申報』に上記のように産婆利用を促す内容の社説が掲載されたのは確かであるが、産婆の紹介や産婆利用の推奨がより本格的にメディアに掲載されたのは一九二〇年代からである。その理由を概観すれば次のとおりである。

第一に、一九一九年の朝鮮全域で広まった三・一独立運動の結果、総督府の政策方針が「文化主義」に移り、『朝鮮日報』や『東亜日報』などの朝鮮語の民間紙が相次いで創刊したことである。[25]両紙の創刊に相まって、開闢社の『開闢』、また、同社の『新女性』などの雑誌類が次々と創刊され、メディア空間自体が広くなり、多様な論旨の記事を発表することができた。第二に、以上の政治方針の変化と紙面の増加により社会全般に民族主義・啓蒙運動の議論が活発になり、女性教育や女性解放運動などの言説も拡大[26]したことである。女性教育や女性解放運動の言説が広がるなかで、主に事務員などのホワイトカラーに従事する女性を示す「職業婦人」が朝鮮にも登場し、社会の注目を浴びるようになると、その「職業婦人」についての記事も増えていった。それに伴い産婆も多様な女性職業の一つとして紹介され、産婆が直接寄稿した記事もメディア空間に増加した。第三に、啓蒙運動の一環として女性対象の家庭内衛生・医療を諭す記事が盛んになり、そのなかで出産衛生という観点で産婆及び医師の利用を推奨する記事が増えたこともある。[27]

それでは産婆の記事がより活発化した一九二〇年代、彼女たちが経験した植民地朝鮮の出産現場はいかなるものであったのか。本節では、主に一九二〇年代の朝鮮語新聞と雑誌にある産婆のインタビュー記事や、家庭衛生に関する記事などを分析する。

まず、重複ではあるが、植民地朝鮮の「出産の場」に対する証言として、前章でも取り上げた韓晨光の投稿記事[28]の内容を簡略にまとめると、韓は朝鮮の「出産の場」では、「何も知らない老婆」を呼んで埃まみれの藁を床に敷くなどといった不潔な環境のせいで妊婦が産褥熱になりやすく、胎内感染のため新生児の目を消毒しようとしても拒否されるなどの問題点を提起した。[29]

一九二〇年代に実際に出産現場に関わっていた産婆の証言から、朝鮮人社会では出産時に、「何も知らない老婆」を呼び、彼女に助産を頼んだことが確認できる。そして、韓はその老婆が近代的な衛生観念を心得ていないがために、新生児が病気にかかるか、最悪の場合には死んでしまう事例があることを問題視している。そのため、専門知識を学んで危険な状況にも対応できる産婆を呼んで、産後まで母子の面倒を見てもらうことが何よりも重要だと唱えた。

要するに、韓は「何も知らない老婆」が出産現場を担当することの危険性を指摘することで、そうした老婆に代わって、近代的な知識を身につけた産婆が助産を行わなければならないと主張したのである。ここでは、総督府の衛生政策の中間エージェントである産婆が、前近代の風習を非科学・未開なものだとして駆逐し、近代の科学に基づいた衛生概念を普及及び定着させることで、戦略的に朝鮮人社会におけるヘゲモニーの確保を図ろうとしたともいえる。また、このようなナラティブは、衛生概念の普及のみならず、彼女こそ助産者として最も役に立つという宣伝や、自分が受けた教育を正当化するために必要であっただろう。

近似したナラティブで繰り返される記事

つぎに、翌一九二六年の『東亜日報』に掲載された崔愛道のインタビュー[30]も改めて確認する。この記事の冒頭で「崔愛道氏の職業はサム婆と呼ばれる産婆で、一三年間一筋に我が朝鮮の第二国民になる玉のような子どもたちのヘサングァン（해산관）役をした方であります」と崔愛道を紹介している。ここで産婆を、「サム婆」や「ヘサングァン」の役割にたとえているが、この「ヘサングァン」とは、朝鮮伝統の助産の担い手を示す「해산관（解産救安）」[31]を意味する。記者が「ヘサングァン」という言葉を用いたのは、読者側に生硬なイメージのある「産婆」というものを理解させるためには「ヘサングァン」というよりなじみのあるものに例えた方がよいと考えたからであろう。

一方、「旧慣」について確認できる記事として同年五月一七日の『朝鮮日報』[33]に載った、観水洞の金溶埰病院で働いていた金学聖という産婆のインタビュー[32]がある。産婆になって五年目の金がまず語るところによると、子どもの「生産」こそが、女子に最も重要な職分であり、人として一番神秘的な事であるという。続いて「過去未開な時には、女子にとってこんなに重要な生殖作用のために、無数の命が解産の途中でどんなに悲鳴の怨恨となり〔苦しみながら命を落とし〕、生まれたばかりの幼い命がどんなに無惨に死んでしまったでしょう」と、「未開な時」には出産がとても危険であったが、その後、「医学が発達した今日には産婦を助け、子どもを産ませる産婆が設けられ、二人の命を完全に救援する道が開いたので、誠にうれしいことです」と述べている。「未開な時」と「医学が発達した今日」を対峙させ、また、「医学が発達した今日」を自然に「産婆」の助産と、産婆による命の救援につなげている。このようなナラティブの構造は、前掲の韓のそれとほぼ同様である。

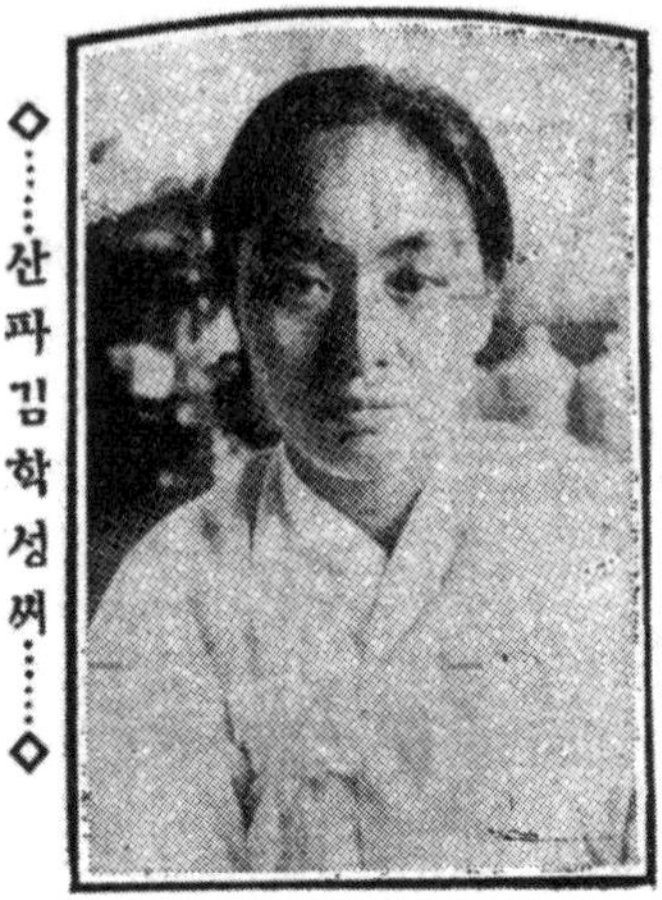

図 3–1 『朝鮮日報』（1926 年 5 月 17 日付）に掲載された金学聖の写真

金は、「朝鮮婦人には未だに旧式習慣が残っていて、解産の際に何も知らない老婆を呼んできて藁一束、糸一本、鋏一つさえあればそれで充分だと考える人が多いが、埃だらけの藁に微菌〔細菌〕が付いていないはずがないし、爪を切っていた鋏に菌がないはずがないので、いかに危険なことでしょう」と、ここでも韓晨光とほぼ同じ文章で、「何も知らない老婆」を出産の場に呼んでくる朝鮮人女性と朝鮮人社会の無知を批判している。そして、「両親が淋病や梅毒の患者であれば、子どもが子宮の外に出るときにその目に菌が入らないように消毒してくれないせいで、盲目になることがあり、産婦が子どもを産んだとしても後産ができなくて、何日も辛苦して産褥熱が起こり死んでしまうこともあり、逆産またはつらさの果てに窒息すると人工呼吸をして生き返らせる方法を知らないため、おのずから目覚めないとそのまま葬ってしまうなど、さまざまな害」があると述べ、再び韓とほぼ同じ内容で、旧式習慣の危険性を熱心に語っている。

さらに、このような悪弊をなくして、出産を助けるためには「何よりも専門的な技術があり、処置が手早い産婆を要請し、助産してもらわなければならない」と断言している。金の話は韓のそれより簡略であるが、その構造を同じくし、「何も知らない老婆」を呼ぶ朝鮮の出産風習を衛生学の観点で批判し、その対蹠点に専門的技術があり、処置ができる産婆を置き、旧慣の駆逐と産婆利用の奨励を唱えていた。

特筆すべきなのは、韓の記事と金の記事がほぼ同じ言葉を使って、同様のナラティブの構造になっている点である。これは記事に隠された戦略によって文章が定型化された側面もあるだろうが、当時京城で働いていた産婆たちは朝鮮人社会の出産現場について同じような問題意識をある程度共有していたことを意味する。一九二〇年代まで、朝鮮の伝統的な出産風習と産婆との間には確かにせめぎ合いがあったことがうかがえる。

「何も知らない老婆」とは誰か

そして、産婆たちが語ったような状況が単に産婆間の共通認識や戦略上のレトリックにすぎないものではないことは、同一九二六年『東亜日報』の記事からも確認できる。女性産婦人科医の許英肅《ホ・ヨンスク》[34]の連載「家庭衛生」[35]は、家庭内における衛生管理に関する知識を教えるものであった。特に連載六回目[36]は、妊娠と出産に関する記事である。許英肅は同記事で、たとえ難産率が低くなったとしても、危険は存在するため、妊娠初期から医師や産婆の診療を受けなければならないと主張している。同時に、「朝鮮婦人の中には一種の迷信的な考えで、解産にはサムシンが携わるので関係ないと言い、危険を怖れない」者や、病院がむしろ危険だなどの根拠のない話を信じる女性がいることが、出産を危険にしていると批判している。さらに、教育を受けた女性でさえ産婆や医師を利用しない状況を憂慮している。前述のとおり、「サムシン」とは朝鮮伝統の三神を指す言葉で、「サム」は「胞胎

〔えな〕」を意味し、前掲の崔のインタビューにあった「サム婆」のサムもこの言葉に由来すると考えられる。

その「サム」を切る場、すなわち、「出産の場」についてより詳しく述べている記事として同一九二六年九月一五日付の「解産する婦人のサムを切る際の注意」[37]を取り上げる。この記事によると、「婦人が解産する際に産婆や医師の処置を受けるのが最も安全な道であるが、我が国の婦人たちは或いはこれを知らず、或いは家勢〔家計〕が困窮しており、或いは僻地に居住して医師や産婆を呼ぶことができず、無識な老婆たちの手に解産を任せるようになる」という。朝鮮女性の無知、家の貧困、僻地居住のために無知な老婆を雇うことを、朝鮮の出産環境の問題と指摘している。その老婆について記者は続いて「ヘサングァンを多くしてみた老人たちの中には、拙い産婆より子どもの扱いがうまい人もたまにはいますが、しかし、彼女たちが携わった解産は大方順産」であったため、「少しでも難産」になると何もできない老婆を雇うことは危険だと力説している。

これらの記事で登場する「老婆」と「旧慣」とは何を指すのか。今村鞆の研究[38]や中枢院の朝鮮人議員を対象として行った『中枢院調査資料』の「雑記及び雑資料（其二）」を用いて第一章で明らかにしたように、その「老婆」とは、「産救安」と呼ばれる助産を携わった韓国伝統の女性を意味すると考えられる。実際に、植民地期の文章でこの助産を担う「老婆」を呼ぶ名前は「産救安」、「ヘサングァン」「サム婆」などと表記に揺れがある。しかし、その意味において、助産の経験がある親戚や近隣の老婆に助産を任せる習慣そのものを共通して示している。

以上のように、一九二〇年代中盤には、産婆たちは自らの職業を説明するなかで朝鮮人社会の出産における「旧慣」、すなわち、出産時に呼ぶ非衛生的な措置を行う老婆を批判し、衛生的な措置ができる産婆を利用するよう唱えていた。また、そのような状況は産婆だけが感じている主観的なものではないということが、同時期の出産衛生をめぐる啓蒙記事からも読み取れる。これによって、一九一〇年代の新聞社説における「旧慣」と「産婆」の対立が単純な戦略上のレトリックだとは言い切れないことを確認できる。さらに言えば、一九二〇年代の産婆たちの語りの内容が一九一〇年代の『毎日申報』の社説と類似していたことから、総督府の産婆養成制度下で教育を受けた産婆たちは、一九一〇年代の言説に大きな影響を受け、また、産婆たちはその内容を繰り返しながら、衛生的な産婆利用が必要だという言説を補強していたといえる。

3 産婆が語る朝鮮社会と「出産の場」の様子

一九三〇年代の言説

一九二〇年代の朝鮮には産婆たちが直接語る場があったが、一九三〇年代になると世界大恐慌の影響や満洲事変の勃発から始まる東アジアを取り巻く戦乱が広まるなかで、「職業婦人」へのインタビュー記事はほとんど掲載されなくなり、その場を優生学、産児制限、出産率についての記事が占めていった。そのため、出産衛生と産婆に関する記事は、妊産婦死亡数などの社会問題との関係で、人口当たりの医療従事者数が少ないことが問題として取り上げられる場合に限られるか[39]、あるいは同時に、「妊娠した体」をより科学的な言説で読み解く啓蒙的な家庭衛生記事の中で産婆の利用を促す形で展開された。表3－1に見て取れるように、一九三〇年代にも女性啓蒙の観点から出産衛生を教示する記事で産婆や医師を利用するよう勧告していたことは、逆説的にそれを勧告するほどまでしなければならない当時の様子を示している。そして、産婆がメディア空間で直接的に出産現場に

掲載年月日	掲載媒体名	記事題目	利用対象
1930.10.10/16/23/25	朝鮮日報	부인위생（婦人衛生）（6・9・14・16）	産婆・医師／助産する婦人
1930.10.26	東亜日報	부인의 명심해 두어야할해산할 때 주의 할점（婦人の心得べき解産時の注意点）（六）	医師・産婆
1930.12.14/16	朝鮮日報	医学上結婚観（一八・一九）	医師・産婆
1931.3.31/4.26/8.6/16/11.28	東亜日報	紙上病院	産婆・医師
1931.4.17	朝鮮日報	가정의사（家庭医師）	産婆・医師
1931.4.26	毎日申報	유방의보호와 산파의선택（乳房の保護と産婆の選択）	産婆
1931.10.15	東亜日報	특별히주의할 임신과운동（特別に注意すべき妊娠と運動）	産婆
1932.1.20	東亜日報	임신과섭생법（妊娠と摂生方法）（四）	医師・産婆
1932.2.13	毎日申報	임신중의출혈을 경히녁이지말것（妊娠中の出血を軽んじてはならない）（八）	医師
1932.3	実生活	妊娠과出産은婦人의天職（妊娠と出産は婦人の天職）	産婆
1932.12.27	朝鮮日報	중년초산부와 열가지조건（中年初産婦と十ヶ条の条件）	医師・産婆
1933.2.7	朝鮮日報	어린아이의 이,목,구,비（子どもの耳目口鼻）（二）	産婆・医師
1933.5.3/9.21/11.5	東亜日報	紙上病院	医師・産婆
1933.6.17/18	毎日申報	임신에관한상식（妊娠に関する常識）（其2・其3）	医師・産婆
1933.9.5	毎日申報	어머님네들에게의警告（お母さんたちへの警告）	医師
1934.4	実生活	부인들은 다가치 명심할 임신중에위태로운일（婦人たちは心得べき　妊娠中における危険な事）	医師
1934.9.5	東亜日報	紙上病院	産婆
1934.10.21	朝鮮日報	병아닌 병증세（病ではない病症状）	産婆・医師
1935.3.6	東亜日報	産婦人科医師가본 妊娠과 分娩（産婦人科医師の見た妊娠と分娩）（2）	産婆・医師
1935.5.12	朝鮮日報	봄은임신하기쉬운때 조긔에진단하는법（春は妊娠しやすい時　早期に診断する方法）	医師
1935.7.25	朝鮮日報	임신시에림질（妊娠時に淋疾）	産婆
1935.9.8	朝鮮日報	태중에보약（妊娠時の補薬）	医師・産婆
1935.12.4	東亜日報	난지 한일헤동안에 애기취급하는법（生まれて一七日間乳児の扱い方法）	産婆
1935.12.14	朝鮮日報	임신시에대하！（妊娠時に帯下！）	産婆
1936.2.2	朝鮮中央日報	안심 할수 없는 임신때의“자간”（安心できない妊娠時の“子癇”）	医師

※『東亜日報』『朝鮮日報』『中外日報』『毎日申報』『新文界』『実生活』『朝鮮中央日報』より。
※紙面の関係上、記事の副題は省略した。

表 3-1　産婆及び医師利用勧告記事

掲載年月日	掲載媒体名	記事題目	利用対象
1910.12.10	毎日申報	生産과産婆（生産と産婆）	産婆
1913.9.24	毎日申報	産婆養成의急務（産婆養成の急務）	産婆
1913.3.13	毎日申報	産婆養成의必要（産婆養成の必要）	産婆
1913.10.8	毎日申報	何不請産婆着護	産婆
1914.2.15	毎日申報	産婆養成의急務（産婆養成の急務）	産婆
1914.9.8	毎日申報	産婆使用의必要（産婆使用の必要）	産婆
1916.4.26	毎日申報	死境의母子를完救 산파의효험을감샤 （死境の母子を完救　産婆の効験を感謝）	産婆
1916.4.26	毎日申報	산파의은혜를감샤（産婆の恩恵を感謝）	産婆
1921.3.5	東亜日報	新進女流의気焰 迷信과衛生思想 （新進女流の気焰　迷信と衛生思想）	医師・産婆
1921.8.20	毎日申報	妊娠에対한細密한注意 （妊娠に対する細密な注意）	産婆
1923.1	新文界	衛生学講話	医師・産婆
1925.5.13	朝鮮日報	자녀를기르는데（子どもを育てる際に）（四）	産婆、医師
1926.9.15	東亜日報	해산하는부인의 삼갈늘때에주의 （解産する婦人のサムを切る際の注意）	産婆・医師
1927.2.11/13/18/20/23	毎日申報	産科講座	医師・産婆／家族
1927.8.11	朝鮮日報	해산은자연의현상（解産は自然の現象）	医師・産婆
1927.11.28	毎日申報	妊娠과出産은婦人의天職이다 （妊娠と出産は婦人の天職）	産婆・医師
1928.1.16/17	東亜日報	해산전후의 주의（解産前後の注意）（一）（二）	産婆
1928.2.17	東亜日報	산후칠주일동안의 산부의조섭과주의（産後七週間の産婦の摂生と注意）（二）	産婆
1928.2.4	東亜日報	젊은어머니가 알어야만할일 （若い母が知るべき事）（一）	産婆
1928.4.25/26	朝鮮日報	初産夫婦의注意（初産夫婦の注意）（一）（二）	産婆・医師
1928.4.26	東亜日報	妊娠注意十個条	産婆
1928.8.17	中外日報	입덧나는까닥은妊娠中毒이原因 （悪阻の理由は妊娠中毒が原因）	医師
1929.12.6	朝鮮日報	갓난아이는 어떠케길을가 （赤ん坊は如何に育てよう）（二）	産婆・医師
1930.1.29	中外日報	겨울철에주의할 임신중섭생 （冬に注意すべき妊娠中摂生）（二）	医師
1930.2.10	中外日報	해산날자는엇더케아나？ （解産予定日はどうわかるのか）	産婆、産婆が医師を
1930.2.12	朝鮮日報	해산일자는어떠케아나 （解産予定日はどうわかるのか）	産婆
1930.9.3	東亜日報	임신，분만，산욕에대한 일반지식과섭생법（妊娠分娩産褥に関する一般知識と摂生方法）（26）	医師・産婆

ついて語る機会はほとんどなくなっていった。

一方、少なくとも京城においては、「旧慣」と「産婆」のせめぎ合いが続いていたことは、前掲の金文卿の論文[40]からも垣間見える。第一章で述べたとおり、論文には、「助産を務める老婆を「산구완」（産救安）とか、「해산관」（解産救安）等と云つて、大抵は妊婦の家の老婆か、妊婦の母或ひは祖母か、又は妊婦の姑かその役に任ずるのであるが、時に他人を「産救安」として雇ふ場合もある」と明記されている。

また、一九三六年の「女性の仕事場を探して」[41]という記事では、朝鮮人が個人で経営する看護婦・産婆学講習所である「高麗《コリョ》講習所」[42]を紹介している。この記事は高麗講習所を開いた高麗病院の医師である鄭奎元《チョン・ギュウォン》の言葉を借りて作成されたものであるが、ここで朝鮮人女性の無知と無関心について次のように述べている。朝鮮人女性は「衛生思想が欠乏」し、「母の無知」のせいでかけがえのない命が失われることが多く、中等学校程度の教育を受けた母親でさえも、子どもが病気になれば「ムックリジル（巫堂《ムダン》（シャーマン）やパンス（男性のシャーマン）のこと、または彼らによる吉凶の占い）」に頼ったり、あるいは、「パンス」に聞いたりするのが常であると、朝鮮の衛生思想の貧困さを批判している。鄭はこのような状況の改善を目論んで、家庭婦人に対して衛生教育を施す機関として講習所事業をはじめたと述べている。この記事で論じられている「旧慣」は出産風習のことではないが、「衛生思想の欠乏」と朝鮮の旧慣を結びつけ、その反対側に看護婦・産婆講習所の教育を配置している。似たような構造を持つ言説をすでに何度も確認したように、一九三〇年代のメディア空間においてもなお、朝鮮の旧慣を非衛生・無知とつなげて批判し、近代知識を帯びた産婆などの衛生政策と対峙させる言説が、依然として存在していた。要するに、鄭奎元のような出産医療機関の関係者は旧慣とのヘゲモニー争いの中で、戦略としてこのような言説を積極的に繰り広げており、また、新聞記者もその戦略に結果的に加担していたのである。鄭が語る朝鮮の〈現実〉においては、朝鮮人女性には出産のみならず、医療一般に対する衛生思想も普及していなかった。

サム婆との関係

一九三〇年代の出産問題が最も鮮やかに表れているのが、一九三九年九月から『東亜日報』で「解産とサム婆関係」という題目で掲載された産婆の金鳳点《キム・ボンジョム》の記事[43]である。この記事によると、金は東京の慶應義塾大学附属病院産婦人科で長く研究した産婆であり、朝鮮で従来信じられてきた「迷信に基づい」て行われた分娩は「文明と衛生思想が普及されるにつれて、その認識が変わり多く進歩した」が、未だにサム婆の責任の重要さについてはよく知られていないという。そして、「朝鮮各道の地方によって異なる取り上げの風習と迷信的行事について調査研究したものを語り、産婦とサム婆が如何に重大な関係を結んでいたのかを再認識させる」ことを記事の目的として提示している。

その第一回目の記事[44]では、全世界で人口繁殖政策に力を注いでいることと、出産文化の問題を人口と民族の繁殖につなげて論じている。そして、韓国の出産状況について特に農村の悲惨さを伝え、正しい出産文化の重要性を説いている。

二番目の記事[45]では、出産文化の歴史的変化を説明するため、主にローマや西洋中世の状況について述べている。記事によると、ローマ期には解産の技術が非常に進歩したが、その後、出産は「肉欲の報酬」であり、出産の苦痛は贖罪であるというキリスト教の影響で一六世紀のレベルまで退歩したという。第三回の記事[46]では朝鮮の出産に関する「迷信的行事」について食べ物の禁忌などが詳しく紹介されている。その「迷信的行事」のうち、主にサム婆に関する部分を取り上げると次のとおりである。サム婆は、難産で妊婦の命が危篤になっても、または産児が黄疸や眼病にかかっていても、サム神に「祈る」のみであると、サム婆を批判している。続いて第四回の記事は[47]、三番目の記事で述べたような迷信的な風習ではなく、産婦にはワカメを食べさせるという朝鮮の全地域で共通する風習などを、科学的に裏付けられる風習として紹介している。

連載第五回[48]と第六回[49]の記事が「サム婆」と「産婆」「産科医」の違いについて伝える部分である。金はここで産婦人科の発達につき、「時代を経て文化は再び退歩から発展の道を歩き、女性も解産において死を克服して、文化の恵沢に浴する」ようになったと評価している。そして、産婆は太古から存在し、日本や朝鮮にも「産婆のようなもの」があったが、その者たちと「現在医学上産科技術部門の一つである産婆」とは徹底に区分しなければならないと述べ、朝鮮の「産婆のようなもの」について次のように定義している。

　我ら朝鮮において在来サム婆とはいかなる者であったでしょうか。老婆で、自分が多くの子どもを産み、また〔原文は「돈」になっているが「됴」の誤字と考えられる〕、経験により隣人や親戚の内、若い人々の解産を多くやってみて、また、サム神パン〔ここで「パン」はサム神に祈る行為のため設けた場を意味する〕を張り、よく祈る人ならサム婆になれたのです。[50]

この引用からも、「産婆のようなもの」の名称は揺れているものの、前掲した記事や風習調査などと同様の老婆の存在がうかがえる。すなわち、出産経験があるか、隣人もしくは親戚を助産した経験のある老婆が「サム婆」になれるということである。

金はこのサム婆について、特に朝鮮では「解産に対する発生学的説明が、サム婆が人間を授けるという言葉」と「仏教の前世からこの世へ生まれてくるという言葉」に支配されて、「解産を神と運命と迷信に託している」と当時の朝鮮の〈現実〉を伝えている。

さらに、サム婆たちは「すべてが迷信の信奉者であり、無知で不潔で非衛生的であることはいちいち言うまでもなく、でたらめで、威嚇的な迷信的行動」をすると批判している。その批判は続き、「このように医学的知識がまったくない老人たちが、自分が解産してみた経験」があるからといって、命を左右する重大な責任を負うことができないことは「明白な真実」であると述べた。そして、「産婆をこのような無知な在来のサム婆と同じく取り扱う方が未だに多い」ことについて、これは「過度な認識不足」であると語っている。このような批判の後、「産婆の重要性」を、前掲の記事と同様に胎児の位置や、妊婦の健康状態の維持及び悪化防止などに求め、産婆の仕事は妊婦と子どもの「死」を征服するための重要な役割だと主張している。

第六回の記事では産婆の重要性まで論議を広げて、解産時に「犠牲」がないように産婆をよりよく活用できる方案として、一、産婆を解産時に呼ぶのみではなく、妊娠前から出産後までの新生児の健康に対する家庭の相談役として認定すること、二、朝鮮人社会の解産に対する無関心を解決すべく、妊産婦保護施設と助産施設を増やすことを提唱している。つまり、難産時のみならず、「妊娠した体」自体を医療に任すべき対象と位置づけようとしていた。

以上の一九二〇代から一九三〇年代の記事を総合して確認できる点は次のとおりである。まず、「産救安（산구완）」や、「解産救安（해산관）」もしくは「サム婆」など、その名称には揺れがあるものの、朝鮮在来の助産を行った「老婆」は確かに存在した。そして、多くの朝鮮家庭では、その「老婆」を一九三〇年代まで出産時に呼

んでいた。産婆とこの「老婆」たちとの間のせめぎ合いは一九三〇年代にも継続していた。このようなヘゲモニー争いに対して、近代知を象徴する「産婆」側は、「無知」な朝鮮人社会、特に朝鮮人女性に啓蒙を促す戦略的言説を繰り返した。

このように、朝鮮人社会の出産現場における伝統的な風習と産婆とのせめぎ合いは、植民地朝鮮の最大都市の京城でさえ、「妊娠した体」の医療化に成功していなかったことを示している。

4 京城の都市貧民を取り巻く、出産医療の〈現実〉

増加する「土幕民」の「出産の場」

ここまで産婆のインタビュー記事などを通して、朝鮮の出産現場における出産風習と産婆という近代医療とのせめぎ合いが続いていたことを確認した。ところが、なぜ京城という都市でもヘゲモニー争いが続いていたのかについては、別の方法での分析が必要である。単に風習に慣れ親しんでいたために医療を受け入れなかったとすれば、なぜ戦後韓国では出産の医療化が進んだ[51]のかが説明できない。

前章で取り上げた産婆のインタビューの共通点として、貧しい家には無料で助産すると証言していたことがある。それは彼女たちの職業倫理でもあり、産婆利用を普及させるための戦略でもあるだろう。しかし、この証言には植民地朝鮮の実情も表れている。とりわけ、インタビューに応じた記名の産婆たちは皆京城で働いていたことを考えれば、彼女たちの無料助産の話は「京城の出産状況」を示すと考えられる。

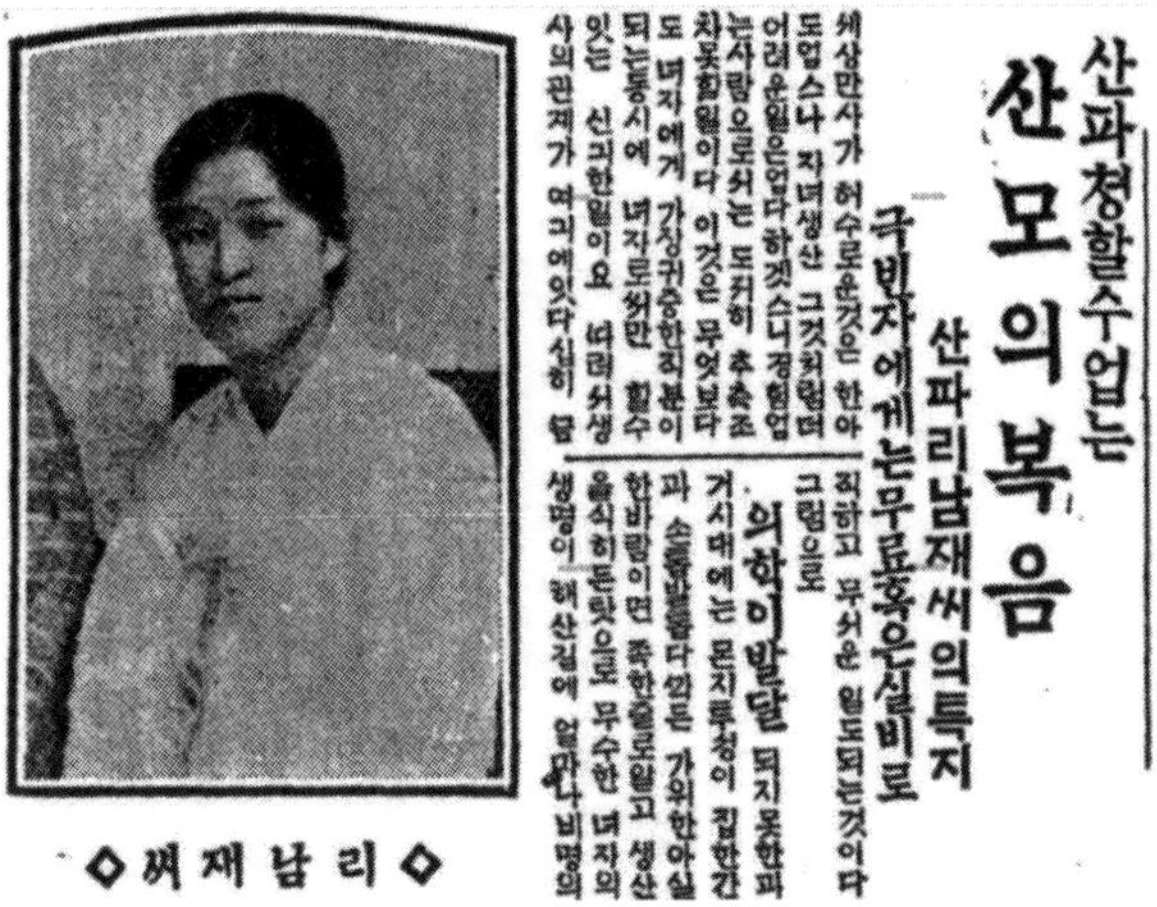
산파청할수업는
산모의복음
산파리남재씨의특지
극빈자에게는무료혹은실비로
세상만사가 허수로운것은 한아
도업스나 자녀생산 그것처럼더
어려운일은업다하겟슴니경험업
는사람으로서는 도저히 추측조
차못할일이다 이것은 무엇보다
도 녀자에게 가장귀중한직분이
되는동시에 녀자로써만 할수
잇는 신긔한일이요 떠러서생
사의관계가 여긔에잇다십히
직하고 무서운 일도되는것이다
그럼으로
의학이발달 되지못한퍼
거시대에는 몬지투성이 집한간
과 가위한아실
한바람이면 족한줄로알고 생산
을식히든탓으로 무수한 녀자의
생명이 해산길에 비명의
◇리남재씨◇

図3–2　産婆・李南載の記事と本人写真（『朝鮮日報』1926年6月4日付）

京城の出産状況における問題は、李南載《イ・ナムジェ》という産婆が無料助産をすると伝える一九二六年の記事[52]に鮮明に表れている。記事の冒頭では、経済的に圧迫されている「我々〔朝鮮人〕としては一回の助産のため一五円から二〇円を費やして産婆を呼ぶことが難しいため、「〔産婆助産の必要性を〕確実に知っているのに」産婆を呼べないと嘆く。そして、困窮状態の妊婦を助けるために、京城の清進洞《チョンジンドン》に「全治《ジョンチ》医院」を開業した李南載が極貧者には無料で助産をするから、「とりわけ、ウムジップや道上」で出産せざるをえない婦人などはぜひ電話や口頭で知らせてほしいと言ったと報じている。「ウムジップ」とは「土幕」（掘立小屋）のことで、植民地期、特に一九二〇年代から社会問題になった都市周縁部階層の「土幕民」の家を示す。

『京城府都市計画要覧』[53]の説明によれば、行政側は「土幕民」を、「朝鮮各都市年には土幕民と称する独特の細民」といい、彼らは「勝手に他人の土地を占拠して不法侵害を敢てし、到る所醜悪なる土幕を建設して陰惨なる生活」を営み、「都市の保安上、衛生上、風紀、体面、風致上将又所有観点より放置すべからざるも、一面に於て彼等は低廉なる労力供給者にして大都市には必然的に発生する[54]」存在として認識していた。この「土幕民」については、植民地の資本主義発展の地域構造や社会階級の形成を表象する存在として土幕民を分析したキム・ギョンイルなどの研究[55]がある。また、日本帝国の農村収奪による朝鮮人の農村離脱や、京城、光州《クァンジュ》、郡山《グンサン》などの都市計画における土幕民の位置づけを分析した研究[56]などがある。

ところが、キムがすでに指摘したように、この土幕民に関する記録は、「治安や行政の便宜のための部分的調査資料や都市問題と関係して報道された散発的な新聞記事[57]」が大部分で、土幕民自身が残した資料が確認できないため、彼らに関する生活実態の研究は進展が見えない状況である。とはいえ、土幕民は、都市と地方という二分法的に論じられる傾向のある、植民地期の生活水準や医療接近性を取り巻く研究において、都市内部をより細密に分析するための重要な研究対象である。

この土幕民に関する記録の中で、最も詳細な資料は、京城帝国大学医学部の学生ら二〇人が一九四〇年の四月初旬から七月初旬まで調査して一九四二年に刊行した『土幕民の生活・衛生[58]』という報告書である。この報告書によると「京城において土幕が社会問題の対象として取り上げられたのは、実に大正一〇年七月の漢江《ハンガン》大水害以後のこと[59]」であって、その対策として整理事業を行ってきたが、「実効あがらず現在府内各所の空閑地に土幕を見ない所はない位」の結果であった。そして土幕民を下水にたとえ、「実にこれに対する対策は一地方自治団体の区々たる事業に依って完全を期することの不可能」とまで述べている状態であった。実際にその戸数と人口も毎年増加傾向にあった[60]。また、土幕の数は実際に見たところ、一九四〇年当時、府の示す四二九二戸の二万九一一人より多く、京城の郊外に設置されていた土幕収容地である弘済町《ホンジェ》の四七一〇人、敦岩町《トナム》四二六六人、阿峴《アヒョン》町の三七〇八人を除いたものであったので、合計は三万六〇〇〇人に近いと述べられている[61]。ここから、京城には一九二一年の漢江大水害以降、都市の空地に土幕を張って生活する下層民が社会問題となり、それが一九四〇年まで続いていたことがわかる。また、彼らを収容すべく、京城の郊外に収容地を設置していたことも読み取れる。

この報告書における土幕民の生活に関する調査は、京城府内及びその附属地の中で「東部の龍頭《ヨンドゥ》町、祭基《ジェギ》町、南部の漢江、永登浦《ヨンドゥンポ》、西部の阿峴町、弘済町、北部の敦岩町其の他より、五五六戸」を選別して一九四〇年四月から七月までの毎週土曜日曜に、尋問して行われた[62]。そして、同調査書の第三編「衛生調査」の項目「疾病」の冒頭には「その生活に於て第一生活費が全収入の九七%を占めている。から云った生活余力のない彼等にとって疾病こそ大きな負担である[63]」と述べられている。残念ながら、この衛生調査では出産の状況はまったく取り扱われていないため、この報告書から土幕民の出産の実態を読み取ることは難しい。

ただし、この土幕民は一九二〇～三〇年代の新聞にも度々現れるので、それらの記事から彼らの出産状況が少なからずうかがわれる。一九二九年二月の『朝鮮日報』には、龍山漢江通の一五番地土幕に居住していた人夫・金玉奉《キム・オクポン》の妻、崔奉也《チェ・ボンヤ》の不幸な状況に関する記事を確認できる[64]。彼らについては後続記事もあるが、簡単に述べると京城府土木係出張所人夫をしていた金玉奉が眼病で失明して収入がなくなり、妻は解産後に栄養不足で病床に臥《ふ》し、結局家族六人が餓死寸前に追い詰められたが、それを聞いた各方面の有志が同情金を寄付したという内容である。

さらに、この土幕民の出産現場の姿を最も詳細に伝えているのは一九三三年に『朝鮮日報』に載った栄済《ヨンジェ》医院の金斗栄《キム・ドゥヨン》という医師の助産記[65]である。全体の内容は次のとおりである。二年前の一二月下旬のある日、金斗栄は午前二時に誰かが医院の戸を揺らしながら「先生！」と叫ぶ声に目を覚ますと、ある男性が現れ、妻が難産で命

が危いので、往診に来てくれと言われたという。医師はこの寒い夜中に往診するからには薬代を十分にもらうつもりで、男性に生活について尋ねたところ、自分は粗末ではあるが家があるので、薬代や実費は忘れずに払うと話すのを聞いて、人力車にのって往診に出た。その人力車で阿峴里まで向かったが、山腹に至ると男がこれ以降は歩くしかないと言い、医師は人力車から降りて人力車夫と男と三人で歩いて行った。男は「万里《マンリ》제《ジェ》」と呼ばれる共同墓地に入って行き、粗末な土幕へと引導した。医師が土幕に入ると、「乞食女房」が蓆《むしろ》を敷いて、難産に苦しんでいた。医師は呆れたが、とにかく命を助けるために助産をし、助産料はもらわずに戻ってきたという。

前掲の『土幕民の生活・衛生』によると、土幕民を阿峴里への移住させたのは、浄土宗開教院が開設した「社会事業団体和光教団」へ京城府が補助金を交付して、その団体が「阿峴町山七番地外三筆」の土地を買収し、約一〇〇〇戸を収容したことが始まりであり、一九四〇年には九五〇戸あった。[66] その開始時期やどこから移転させたのかは明記されていないが、京城の土幕民を阿峴里へ移住させる計画に関する一九三四年の記事[67]を見ると、一九三二年からの事業だったと考えられる。この記事では土幕民を「癌腫」と呼び、二年前から京城では都市京城の風致と美観の汚点である土幕をなくすために五ヶ年の計画を立て、彼らを特定地域へ移住させようとしていることが書かれている。この収容地にはすでに、日用品共同購入機構と四年制の初等学校を設立しているうえ、これから無料産院と医療機関を完備させるつもりであると伝えている。

金医師の記事と、阿峴里への土幕民移住の計画を総合すると、一九三二年の移住計画以前から阿峴里の共同墓地近くには土幕に住んでいた人々がいたこと、また、収容地を設置して移住させた後も、土幕民の出産状況は劣悪であって、そのため「無料産院と医療機関を完備」しようと計画していたことがわかる。しかし、この無料産院設置の実現を伝える後続記事は確認できない。

京城府内の貧困層と出産

また、「土幕民」のみならず、一九三〇年代京城の内部には社会下層民、いわゆる「細窮民」が増加し、社会問題として新聞で論じられることが多かった。たとえば、一九三二年の『朝鮮日報』には「カード細民、京城の細窮民、その数が四万」[68]という記事がある。その内容は、京城の繁栄の裏には「カード細民（登録細民）」があり、最近の京城府社会掛の調査によると二万一一二人というが、この他にも調査がまだ及んでないところに細民が二万程あるため、合わせて四万余人が細民として救済が必要な数であると推測される、というものである。同年の『朝鮮総督府統計年報』には細民の数は調査されていない。しかし、同年の京城の朝鮮人口数は二六万五九五四人で戸数（住居）は、三万四六〇八戸であった。[69]これに対して、京城の「現住戸口職業別」項目中の「無職及職業ヲ申告セザル者」[70]の数は、男性が一万九五二五人、女性が二万四六七六人で、合計四万四二〇一人、戸数（住居）としては八〇七九戸であった。この「無職及職業ヲ申告セザル者」がすべて細民であったという根拠はない。しかし、その数は、記事で述べられている京城の細窮民数とほぼ一致している。その京城の細窮民として数えられた四万人は、全体の一五パーセントに及ぶ割合である。そして、このような貧困状況は一九三〇年代を通して大きな問題となり、一九三七年には京城府社会掛が京城府の細窮民を細民と窮民に分けて調査した結果、細民の朝鮮人戸数が一万六九九五戸、人数としては七万五二一六人で、窮民は朝鮮人戸数三九八六戸、人数九三一〇人であると報じている。[71]この情報を、一九三七年に京城府の朝鮮人戸数が一一万三一九四戸で、人口は五七万二七七四人であったことに鑑みると、[72]朝鮮人細窮民戸数は二万九八一戸で、人数は八万四五二六人であり、人口の割合としては一四・七パーセントであった。

この「細窮民」の「出産の場」については次のような記事からその様子を推測できる。一九二五年九月一日付の『朝鮮日報』家庭欄の「相談」というコーナーには「一日によく稼げれば四〇銭ないし六〇銭」であるという人物が送った質問と、それに対する答え(73)が掲載されている。質問の内容は、零細な労働者が四人家族で住んでいるが、妻がまた妊娠し、家計に余裕があれば「もちろん医師とか、産婆とか、もしくは経歴の豊かな婦人たちに」頼むところだが、そのような余裕はなく、「難産の時にはしょうがないが」、そうではない限り、一応すべてを自分でやらないといけないため、産婦や産児に対する処置をどうすればいいのか、と教えを乞うものである。具体的には、一、胎盤はいつ、どのくらいの長さで切ればいいのか、また、胎盤を燃やしてもいいのか、二、新生児への処置、三、産婦への処置、四、産婦の飲食、以上の四つである。これに対して記者は「漢城病院長キム・ギヨン」から得た答えを伝えている。この記事や、前述の「土幕民」の出産に関する記事を見ると、社会下層の人々も難産の時には医療専門家に任せる必要があると認識していたことがうかがえる。しかし、彼らが難産前に産婆などを呼ばない理由は、何よりも経済的に余裕がないためであり、産婆たちがインタビュー記事で難産時にのみ呼ばれるという不満はこのような経済状態に起因したと考えられる。

貧困層に対する助産事業

そして、土幕民の増加が社会問題として深刻化するにつれ、産婆が無料助産の広告や記事を新聞に載せることが多くなる。たとえば、前掲の李南載の記事や、一九二八年四月一五日付の『中外日報』の記事(74)は、前年の秋に朝鮮総督府医院助産婦科を優秀な成績で卒業し、市内蓮池洞《ヨンジドン》二五番地で産婆開業した金必順《キム・ピルスン》という産婆が、貧困な家庭の産婦を無料で助産してくれることを報じた。このような京城府内における無料助産の記事は一九二〇年代後半から三〇年代まで絶えず新聞に掲載され続けた。記事の主体は産婆ではない場合もあるが、その論旨は主に「解産と助産の方法を普及するために[75]」、もしくは「無産婦人」や「貧民」家庭の妊婦のために[76]無料助産事業を実施するという内容である。

これらの記事は、第二章で産婆たちが直接語ったように、当時産婆たちは貧困者には無料で助産をしたという発言を裏付けるものでもある。一方、このような無料助産の記事は、当時京城には、多数の貧民がおり、彼らは医師どころか産婆を呼ぶことも難しい生活を営んでいたことを物語る。そのうえ、これらの記事は都市の周縁部にまで難産時における産婆利用の衛生言説は普及していたが経済的に叶わない状態であったことを示している。

産婆個人や医療機関の動きのなかで、行政側もこの状況を放置するわけにはいかなかった。周知のとおり、総督府は植民地期に一貫して社会事業を施行していたものの、一九二〇年代後半からは世界大恐慌の影響、また、一九三〇年代は満洲事変をはじめとする相次ぐ戦争の影響を受けて、植民地事業はより活発に展開されるようになっていった。このような流れのなかで助産について総督府側も多様な政策の実施に踏み出した。一九三〇年代には京城府協議会議員たち[77]が、京城府尹《プユン》[78]に無料の巡回産婆を置くことを次年度予算編成に要求する動き[79]があった。特に満洲事変勃発から一年後の一九三二年には、朝鮮の妊婦死亡率が日本より高いことを問題視し、これを「そのまま放置はできないことであり、総督府社会課では来年度事業で巡回産婆配置と妊婦相談施設計画を立てて只今予算を編成中」と伝える記事[80]が現れた。この巡回産婆の施行は、一九三八年に京城府府営の西部隣保館が設置されたことから始まり、西部隣保館では一人を任用した。ところが、それでも府内の巡回産婆は二人にしか増えなかった[81]。

そして、日中戦争が勃発した一九三七年からは参戦軍人の家族のための無料助産が施行され[82]、朝鮮全土の邑《ウプ》と面《ミョン》（行政区画）に公産婆を設置する議論が行われる[83]。すなわち、戦争が本格化するに伴って、兵士家族の安定と、出産の推進のための施策が論じられたわけである。軍人家族のための無料助産は実際に「軍人家族救護会」や「軍事援護相談所」による助産・医療の無料提供として平壌《ピョンヤン》・京畿道・京城・仁川《インチョン》・開城・水原《スウォン》などで施行された。ところが、公産婆は議論されたのみで、実行の形跡は見当たらない。その代わりに、慶尚北道《キョンサンプクド》・平安《ピョンアン》北道・咸鏡南道《ハムギョンナムド》の道立医院の看護婦助産婦の養成費を補助し、[84]忠清南道《チュンチョンナムド》の衛生課で看護婦助産婦養成所を新設するなど[85]の事業を実施し、助産人力の不足を補おうとしていた。

以上のように、都市周縁部の貧困階層の増加と戦争の本格化の中で、個人としては産婆たちが、行政としては総督府と地方庁が無料助産を実施する動きがあった。しかし、前掲した記事からもわかるように、一九三〇年代後半まで、植民地朝鮮には都市においてもその周縁部には、産婆利用が普及していなかったのである。

ここで前章の産婆たちのインタビューと、一九二〇年代から三〇年代の京城の土幕民という周縁部の状況を総合して植民地朝鮮の産婆制度という衛生政策の普及について改めて考えてみると、産婆普及が不振であった理由、ひいては衛生政策の担い手が「出産の場」へ介入できなかった理由には、愼蒼健が指摘したように「西洋医学のヘゲモニーに包摂されなかった土幕民などの階層」の問題もあったと考えられる。[86]この土幕民や細民などの階層は医療・衛生施設が最も多く設置されていた都市部に住んでいてもそこへアクセスすることさえ難しかった。要するに、愼が指摘したような、地方まで衛生思想が普及していなかった状況のみならず、産婆が最も多かった大都市京城でさえも、利用できなかった階層が幅広く存在していたという社会背景がより大きな原因であった。

以上、京城の貧民階層の増加という事実と、前節の内容をまとめると次のような知見が得られる。当時、京城の朝鮮人社会には、社会周縁部の貧困層が厚く、彼らは医師や、産婆を頼ることもままならない生活を営んでいた。また、京城にも経済状況のために、産婆利用が不可能な階層があり、総督府側も状況改善の必要を認めて巡回産婆などの計画はしていたものの、実施は遅れ、その規模も十分ではなかった。

結論をいうと、京城府内では土幕民などの都市下層民も、すくなくとも「難産」時には産婆や医師の必要性を認識していたが、産婆を呼べるような経済状態ではなかった。このような状態に対して産婆たちは個人的に無料助産を宣伝していたが、第2節で指摘したとおり、朝鮮人社会ではまだ、「産救安」あるいは、「解産救安」を呼ぶ習慣も同時に残っていた。要するに、京城という植民地朝鮮の都市部での「出産の場」におけるせめぎ合いは、朝鮮伝統の出産風習と、産婆をはじめとする医療制度の普及とが絡み合って展開していたが、その葛藤をめぐる外部要因として都市部の解決困難な貧民層の存在があったのである。

おわりに

植民地朝鮮の「出産の場」、ひいては産婆や医療機関が最も集中していた京城の「出産の場」におけるせめぎ合いの〈現実〉はいかなるものだったのか。それは、第一に、「何も知らない老婆」と認識された伝統的助産者と産婆の間に、出産現場のヘゲモニー争いがあったことである。そして、第二に、メディア上で伝統的助産者は朝鮮の巫俗と関係が深く、衛生を知らずに迷信的な行為を行うため、駆逐しなければならない存在として表象されたことである。また、記事を見る限りは、このような伝統的助産者は一九三〇年代までも朝鮮人家庭ではよく利用されていたため、産婆などの近代知識をもつ助産関係者たちは危機感を示していた。

ところが、このような状態は単に朝鮮人たちが迷信深いためではなく、当時の朝鮮人社会の経済的状況とも密接な関係があった。一九二〇年代から京城には「土幕民」と「細窮民」という都市貧民が増加し、一九三〇年代を通じて増加しつつあった。そのうえ、「難産」の際には産婆や医師の助けを求める必要があると認識していた都市下層民もいたが、正常産の際には医療を利用できる経済状況ではなかった。そのため、産婆は自ら無料助産を宣伝し、植民地当局もこのような状態を改善するための施策に取り組んでいたが、実際に施行されたものは少なかった。さらに、施行されてもその規模は十分とはいえないものであった。このように、「出産の場」において朝鮮人社会のさまざまな側面の問題点が重なり、産婆利用は京城という都市でも普及しなかったのである。

一方、以上の状態を植民地の「生政治」という観点から考えると、次のような結論が導かれる。総督府は『毎日申報』と産婆制度を通じて、「正常産」と「難産」のどちらに対しても医療化を図ったが、都市部においては「難産」する身体は医療化できたが、「正常産」はそう受け止められなかったということである。それは、朝鮮伝統の出産風習の伝存と、京城の貧困層の増加という社会問題が相まって、朝鮮人社会では「正常産」を医療の対象として位置づけることができなかったためである。本章でも明らかにしたように、多くの朝鮮家庭では一九三〇年代まで、「正常産」はサムシンの仕業と考えていた。産婆らが「難産」時のみに呼ばれたことも、そのような認識によると考えられる。しかし、「難産」の時には産婆や医師を呼ばなければならないという考え方は、土幕民などの社会周縁部にまで普及していたことがうかがえる。

愼は、地方の朝鮮人について「上層から下層に至るまで産婆を知らない」と評価し、京城府内でも「西洋医学のヘゲモニーに包摂されなかった土幕民などの階層」があったと述べた。ところが、より実態に沿って分析すると一九三〇年代まで朝鮮人社会では「妊娠した体」の医療化はできず、「難産」時の身体のみが医療化され、産婆や医師という医療機関も難産時のみに必要だと認識されていたと考えられる。すなわち、階層によって「西洋医学のヘゲモニー」への包摂や「規律権力」の普及の差があったことのみならず、巫俗と関連する伝統的助産者の存在と、当時の都市貧民の経済状況が、近代知識を身につけた産婆が出産現場においてヘゲモニーを掌握することができなかった要因となったのである。このように、植民地の医療と衛生の「生政治」は、それまで医療の対象ではなかった「妊娠した体」を医療化しようと計画したが、正常産の医療化には結局のところ失敗したのである。

第二部　胎教と「生政治」

第四章　出産風習としての胎教と「優生学」

はじめに

胎教とは、儒教に基づいた出産風習[1]であり、妊娠中の十月十日《とつきとおか》の母体の振る舞いが胎児に影響を与えるという考え方とそれに伴う実践を意味する。日本でも広く認知されている胎教は、とりわけ、韓国では、胎児の肉体の健康と性格、ひいては子どもの才能にまで影響を及ぼすものとして現在でも重要視されている。また、西洋では「prenatal education」などと表現されている。特にアメリカでは国家による積極的な優生学政策の下で、一九〇〇年代から産科学医などを中心に出産の病理化が展開された[2]。それに伴って、出産前の母体と胎児の管理を推進する動きも活発になり、「prenatal care」「prenatal training」などを主題とした文章が多く発表され、それらは、妊婦の考えや行動が胎児に及ぼす影響について論じ、出産前に妊婦の健康を管理する重要性を強調した[3]。

妊娠中の禁忌などの実践的な風習である胎教は、歴史の中で長くその原理について語られてきた。韓国においては朝鮮王朝期にはすでに社会に普及していた。そのため、植民地朝鮮の胎教を分析することは、風習と制度、迷信と科学、文明と野蛮を取り巻く植民地の言説を分析することに等しい。近代化の過程でさまざまな風習が迷信とみなされて駆逐されたり、残存できたとしても大きく変容したりする現象は、どの国においても確認できる。とはいえ、その駆逐や変化の過程は各地域・国の状況に応じて多様であり、前近代からのある地域の風習の変化を追究していくと、その歴史的過程の特徴が自ずと露わになる。そのうえ、近代になって胎教は妊婦の摂食や出産衛生とも関連して、女性の身体と行動を取り締まる機能を帯びていたことから、近代の胎教の言説分析は、植民地における「妊娠した体」への介入、すなわち「生政治」の権力がいかに働いたのかという問いにつながる。

しかし、韓国での胎教に関する研究は、現代でも行われている胎教の効用を医学的に検証しようとするものが多い。歴史学においては、朝鮮王朝期の胎教に着目して、主に李師朱堂《イサジュダン》の『胎教新記』をとりあげ、女性が記した胎教書の意義を明らかにするもの(4)があるほか、胎教における儒教的論説の分析(5)や、当時の女性教育を研究(6)するものが目立つ。特に、近代における衛生思想の普及と衛生制度の施行、また、女性教育の開始と女性労働の表面化など、さまざまな女性を取り巻く社会変動の中で、胎教の意味合いの揺れと変化について検討した研究は寡聞にして見当たらない。

一方、植民地朝鮮期における胎教の伝存や生政治との関係を考察する際、「優生学」の言説を繰り広げ、「優生学」を普及しようとする「優生学運動」や「優生学啓蒙」を展開した「優生学論者」によって胎教の効用性が認められたことに注目する必要がある。(7)植民地朝鮮における「優生学」に関する研究としては朝鮮優生協会の設立者で、解放後に「韓国民族優生協会」を再建し、一九四九年には保健部の次官に任じられた李甲秀《イ・ガプス》の「優生思想」に関する個人史研究(8)がある。さらに、彼が創立した朝鮮優生協会と機関紙『優生』の分析などを通じて植民地朝鮮における「優生学運動」の性格を明らかにした研究(9)もある。また、社会進化論を受け入れた民族改良主義を唱える植民地エリートたちの「優生学」言説を検討し、植民地知識人層の民族意識の構造及び変化を究明した朴 成鎮《パク・ソンジン》(10)の研究なども挙げられる。

以上のように、これまでの研究の中には植民地朝鮮の「生政治」という観点で「優生学」を考察したものはない。それは、朝鮮の「優生学論者」がいかに「優生学」を唱えても、当時朝鮮の知識人には立法する権限がなかったため、言説の行政・立法への影響力を検証できないという限界によると考えられる。しかし、前述のとおり、「生政治」の権力というものは国家などの主権者が規律として働かせる法・警察の力のみで構成されるのではない。また、生政治の権力は所持や共有ができる固定的なものではなく、「無数の点を出発点として、不平等かつ可動的な勝負《ゲーム》の中で行使」される「作用」であるため(11)、ここでいう主権者とは権力を手にして行使する主体を意味するものではない。さらに、人口を構成する人々の自由を完全には制限しない方法で統制を図るさまざまな装置(12)が相互的に働きかけることこそが「生政治」の権力である。

本章では、このような「生政治」を構成する装置の中で、言説的な装置として〈優生学運動家〉による胎教を取り巻く言説に注目する。そして、植民地朝鮮における「生政治」がいかなる言説の層位で成り立ったのか、また、その植民地的特徴がどのようなものかを究明することを本章の課題とする。この課題を解決するため、さらに以下の課題を設定し、順に答えていく。まず、朝鮮王朝時代の胎教論と植民地期の出産風習の調査資料を用いて、植民地朝鮮期に伝存していた胎教の内容を確認する。そして、胎教を取り巻く「優生学」言説の実態を確認するため、主に創刊時から民族主義を標榜した『東亜日報』と、民族主義左派を代弁したと評価される『朝鮮日報』(13)、また、両新聞社で発刊していた雑誌の胎教に関する記事を分析する。そして、優生学の中で胎教が語られた文脈を明らかにすることで、近代植民地における胎教の意味を究明する。これによって、現代の韓国でも一般的に行われている出産風習である胎教を、植民地朝鮮の「生政治」の中で再度位置づける。

1　前近代の胎教と植民地朝鮮における伝存

胎教の源流、中国

東アジアにおける胎教思想の源流は中国にある。中国で医術として胎児の養育法に関する初めての記録は中国湖南省の馬王堆から出土した『胎産書』とされている。[14] 紀元前一六八年から数年以内に死亡したと推定される女性と共に埋蔵されたこの『胎産書』には、月経と妊娠の時期の関係[15]や、一〇ヶ月間の胎児の発達過程を月ごとに説明し、三ヶ月まではまだ性別が分かれていないこと、それゆえその性別・容貌・性格も変化しうることが述べられている。[16] また、そのような変化は妊婦の見るものによってもたらされるため、妊婦は君公大臣（優れた人物）を見るべきで、容貌が見苦しい者や猿は見てはならず、食べ物も「兎羹〔ウサギの汁物〕」などは食べてはいけないと規定している。そのうえ、胎児の性別変化に関して、男を産みたい場合は矢と鏃《やじり》を置き雄の虎を見るべきで、女を望む場合は簪《かんざし》と耳飾りを身に着けるべきなどと妊婦の振る舞いが細かく指示されている。[17] このような内容は、後のさまざまな医書[18]に影響を及ぼしたといわれている。

一方、儒教における胎教説は、劉向が著した『列女伝』の「母儀伝・大任」にすでに表れているが、その内容は、「目不視悪色、耳不聴汚声、口不出敖言、能以胎教」[19]とある。つまり、「目で悪い色を見ず、耳で汚声を聴かず、口で敖言〔悪言〕を出さず」ということである。漢代から明代までの文献をみると、前漢時代の儒家にとって「胎教」は「胎児に対する教化・教育」という意味であって、それは母親の振る舞いの正しさによって成し遂げられるものであった[20]。「胎教」という語が最初に医学書に登場するのは、時代が下って唐代初期の『備急千金要方』であり、この時期から儒教的色彩は薄れ、医学上の男女の生み分けと儒教の「胎教」が同一のものと見なされるようになった[21]。宋代になると、九九二年に「胎教」の項目が設けられた医書『太平聖恵方』が編纂される。陳自明による『婦人大全良方』は胎教論をより具体的に取り扱っており、中国最初の産婦人科の書と評価される[22]。

朝鮮王朝期の胎教論と儒教

朝鮮王朝期の胎教論は、前述したように中国の影響下に置かれていた。陳自明の『婦人大全良方』が朝鮮王朝初期の医書編纂事業にも大きく影響し、一四三三年に刊行された『郷薬集成方』や『医方類聚』などの朝鮮王朝の医書の産婦人項目は、概ね『婦人大全良方』にならっていたという[23]。このような朝鮮王朝時代の初期における医書編纂と医薬行政には中央の儒学者、いわゆる士大夫が積極的に参与していた。それは、当時の医師は技術はあるものの医学に詳しくない者が多く、儒学者に医学を学ばせるため、医書習読官制度を設けて、儒医を育成しようとした方針と関係があった[24]。

一方、朝鮮王朝期に胎教が政治・思想界で本格的に論議されたのは一六世紀以降のことである。これは当時、中央政界に進出し始めた士林（知識階級）たちが、王世子の教育のために、南宋の儒学者・朱熹が編纂させた子ども向けの儒学の教科書『小学』に再注目したことが契機となった[25]。『小学』は「胎教」から始まり、この『小学』の理解に基づいた胎教の内容は、一六世紀の性理学者であった李珥《イ・イ》の『小学集註』に詳しく書かれている。李は性理学に基づいて人性を、生まれつき純粋で至極に善である「天命之性」と、個々の清濁美悪の差異を生じさせる「気質之性」に分けて説明した。[26] 胎教を通じて「気質之性」を変化させることができるといい、「妊娠の初期は感化される時期であるため、一回の寝る・座る・立つ・食べる・見る・聴くという行為が実に清濁美悪のかなめになり、智愚賢不肖の根底になる」[27]と述べた。

ほかにも、宋時烈《ソン・シヨル》が出家する娘のために著した『戒女書』や、憑虚閣李《ビンホガクイ》氏が料理や裁縫などの家庭生活を営む方法を記した『閨閤叢書』の「青嚢訣」の中でも、胎教が論じられていることから、胎教論が当時の社会にかなり普及していたといえよう。[28] また、『朝鮮王朝実録』で王室の女性の墓誌銘や、崩御した王族を称える韻文である哀冊において女性を称賛する際に「胎教」という表現が使われているように、胎教が「婦徳（婦人として守るべき道徳）」として認識されたことがうかがえる。[29]

そして、一七世紀前半には許浚《ホ・ジュン》による医書二冊、『諺解胎産集要』及び、養生論を積極的に受容し儒医も編纂に参加した『東医宝鑑』が刊行される。[30] ともに胎教に関する章は設けられていないが、『諺解胎産集要』には「禁忌（懐妊した女が禁忌する法）」という項目がある。[31] また、『東医宝鑑』には、妊娠において「精」を重視し、男性の役割を強調する部分と、女性の妊娠時の禁忌条項を示す部分がある。[32]

朝鮮王朝期の書物の中で、胎教理論について最も詳しく論じているものが、一八〇〇年に師朱堂李氏[33]が漢文で著した『胎教新記』である。その翌年にこれを李氏の息子・柳僖《ユ・ヒ》が母の漢文を章立てに分類し、ハングルの音と釈を付けて綴ったものが『胎教新記章句大全』である。[34] 同書はまさに儒教の理気論に基づいて胎教の重要さを語るものである。これによると、「人間が生まれてからの性品は天に根本し、気質は父母から成るものであるから、気質が偏ると漸次性品を蔽うことになる。［したがって］父母が産み育て[35]る際には行動などあらゆることを謹《つつし》むべきであるという。胎児の「気」を善に導くために女性を教え導く内容となっている。また、妊婦の感情が子どもに悪影響を与えるという理由から胎教の重要性を説いている。たとえば、妊婦が怒ると子どもが成長してから「血病」にかかり、妊婦が怖がったり心配したりすると子どもが「気病」にかかり、妊婦が驚くと子どもが後に肝蛭病《かんてつしょう》にかかることなどが挙げられている。それゆえに、妊娠中の仕事、聞く音や食べものなど、生活の細部まで「謹む」ことを唱えている。妊婦への細かい行動指示の部分からは、儒学としての「胎教」のみならず、中国の『胎産書』などに由来する漢医学の「胎教」の影響が混在していることがわかる。(36)

というのも、前述のとおり、そもそも朝鮮王朝期の医学は儒学者によって、儒教の影響下で展開されたという背景があり、漢医学の養生が疾病予防を目的とし、自ら「謹む」ことを重視する点で、儒教の修養論とも関係があるためである。一七世紀後半以降、儒学者たちの間に医学は性理学の学習に障害にならない程度で習うものという認識が広がり、医療及び医学の権力は儒医から商業医へ移動したと評価されている。(37) しかし、『胎教新記』の内容から確認できるように、朝鮮王朝末期まで儒教社会であった朝鮮では、社会規範の中で儒教と漢医学は緊密に結びついていた。つまり、朝鮮王朝期の胎教は、性理学の「理気論」に基づき、実践としては生まれてくる胎児のために両親に自ら行動と思考を律するよう促す道徳的な内容になっていたのである。

植民地朝鮮の出産風習としての胎教

以上のような朝鮮王朝期の胎教論が、植民地朝鮮ではどのような形で残っていたのかを検討するために、中枢院(38)調査資料を用い、風習としての胎教の内容を確認する。前述のように、この『中枢院調査資料』の「雑記及び雑資料（其二）(39)」は、一九二四年に嘱託の李寅洙から中枢院書記官長へ提出されたもので、植民地期エリートである、金聖睦（調査担当者）、柳正秀、李寅洙、朴承章、劉猛、柳鎮爀、以上六名の中枢院参議たちが朝鮮の風

表 4–1　胎教に関する中枢院議員の答え

名前	胎教に対する答え
金聖睦	古人ノ謂フ婦人子ヲ妊メバ寝ルニ側ラズ座スルニ辺セズ立ツニ跛セズ邪味ヲ食ハズ割ッテ正カラサレバ食ハズ席正カラサレバ座セズ目ニ邪色ヲ見ズ耳ニ淫声ヲ聞カズ此クノ如クニシテ子ヲ生メバ形容正シク才必ズ人ニ過グト中流以上ノ家庭ニ於テハ之ヲ以テ胎教ト為ス
柳正秀	胎教は昔周太妊が文王を娠し目に悪色を視ず耳に淫声を聴かず口に傲言を出さずして、文王生れ而明聖なり君子謂い之を胎教とし後来の賢婦效行する者有るが娠婦の普通の履行とは謂い難い
李寅洙	胎教ハ別ニスルモノナク但左記ノ通リ妊娠中注意スルヿアリ (一）妊娠中衣服ヲ多着セサルヿ　(二）大食セサルヿ　(三）妄リニ服薬セサルヿ　(四）妄リニ鍼灸セサルヿ　(五）重キ物ヲ挙ケ高処ニ登ラサルヿ　(六）手ヲ以テ下ニアル重物ヲ取ラサルヿ　(七）危険ナ箇所ヲ渉ラザルヿ　(八）大声ヲ発セザルヿ　(九）多ク睡臥セザルヿ　(一〇）臨月ニ頭ヲ洗ハザルヿ
朴承章	胎教トハ妊娠中ニ目不視悪色、耳不聴汚声、割不正不食、席不正不座トノ古語アルモ之ヲ守ッテ実行スルモノナシ
劉猛	胎教之謂は胎中之教であり、在腹之児を何以教之するか。胎母之修身謹行が即是胎教であり、耳不聴淫声し、目不視邪色し、口不道悖言し、鼻不嗅悪臭し、不食邪味し、不御濫服し、席不正不坐し、割不正不食し、非法不行して、非礼不動すれば、児在母腹に稟賦気質して所生子女が至精純一して聡明正直するのであり、是謂胎教である。(後略)
柳鎮爀	過度ナル労働ヲ避ケ安静ヲ保チ遠地ノ旅行ヲ慎ム又一般ニ温突ノ烟導ヲ修理スル等之レニ手ヲ着クルコトヲ甚シク忌ム若敢テ之レヲ為ストキハ兎唇ノ児ヲ産ムト俗伝スルハナリ

※「一　出生より書堂に入るまで」『中枢院調査資料「雑記及雑資料（其二）」』(国史編纂所所蔵）より。
※本文でカタカナ表記されているものはカタカナで、ハングルまたはハングルの横に赤字でカタカナが表記されているものはひらがなに読み替えて書き直した。
※一部、意味が通らない箇所があるが、原文の国漢混用文のまま表記した。

習に関する総督府側の質問に答えた内容が記されている。この調査資料の中で、「一、出生ヨリ書堂ニ入ルマテ」には「(九)胎教ハ如何」という質問があるが、それに対する各自の答えを表4－1に整理した。

この表をみると、金聖睦、柳正秀、朴承章、劉猛の四名は、儒教に基づいた胎教、すなわち、「目不視悪色、耳不聴汚声、口不出敖言、能以胎教」という『列女伝』の「母儀伝・大任」[40]に書かれた胎教に基づく知識を共有していたことが確認できる。ところが、金聖睦は「中流以上ノ家庭ニ於テハ之ヲ以テ胎教ト為ス」と述べているように、胎教を中流以上の家庭で行うものと限定する一方で、柳正秀は「後来の賢婦効行する者有るが娠婦の普通の履行とは謂い難い」と、胎教を行う「賢婦」と行わない「娠婦〔妊婦〕」とを区別していた。一方、朴承章は胎教を「古語」と表現し、「之ヲ守ッテ実行スルモノナシ」つまり、もはや実際に行われてはいないと評価している。

当時の朝鮮社会全体において胎教が一般化していたかどうかを確認することは難しい。しかし、著名な女性作家・画家の羅蕙錫《ナ・ヘソク》[41]が『朝鮮日報』（一九二六年一月三日付）に「私の育児経験[42]」という記事を寄せており、自分なりの子どもの教育方法について語っている。ここでは教育を受けた女性の胎教に対する考えの一端を垣間見ることができる。羅は、自分が何の準備もできないままに二人の子どもの母になってしまい、「誠に恥ずかしいことよ、母たる資格がまったくない」と自省しつつ、偶然にも母になった身として子育ての経験について詳細に書きとめておこうと考えたという。

> あちらこちらから拾い聞きした胎教には極力注意するようにしました。とはいえ、特別なことはしていません。できる限り神経を興奮させないため、刺激的な事物に触れないようにしました。例をいうと、宴会席とか演劇場・活動写真館などには特別に利益がなければ行かないようにしました。

このように子どもが生まれる前の養育経験として胎教を取り上げている。羅の記事によると、当時の知識人女性にとって、胎教は自然なことと考えられていたようである。すなわち、母になる準備ができていない恥ずかしい自分ではあるが、妊娠したら胎教することは当然であると、それを「育児」の一部として認識していたことがこの文章から読み取れる。植民地朝鮮のエリート階級においては、一般的に胎教とは、妊娠中の妊婦が注意すべき振る舞いの規範であると認識されていた。そこには風習的、漢医学的な胎教法が混じって、それが出産に関わる風習として受け入れられ、また、ある程度教育を受けた女性は胎教は妊娠したら当然行うこととして考えていたことがうかがえる。

2　一九三〇年代前半の優生学と胎教

植民地朝鮮への優生学の流入

前述のように、一九二〇年代まで出産風習の一つとして伝存していた胎教は、一九三〇年代からメディアにおいて近代の専門的学知でありつつも、「ポピュラーサイエンス」とも評価される[43]「優生学」と結びついて語られる。優生学は、フランシス・ゴルトン（Francis Galton）の『人間能力の探求』において初めて定義され、学問として成立した理論であり、遺伝学に基づいて劣等な血統の淘汰によって優秀な血統のみを残すことで「人類を改善」できるとする学問である。[44]この優生学はヨーロッパでは一九世紀後半から拡散しはじめたダーウィンの進化論や社会進化論、また遺伝学と相補的関係で広まり[45]、日本では一八八四年に高橋義雄が著した『日本人種改良論』においてはじめて本格的に論じられた。[46]一九一〇年代までは「人種改造」「人種改良」「人種改善」など、用語が統一されないまま、海野幸徳や永井潜などによって議論されていた。[47]

日露戦争後から優生学への社会的関心が高まり、一九一七年には大日本優生会が結成された。そして科学雑誌のみならず一般雑誌をはじめ、教育や福祉関係雑誌にも優生学関連の論説が掲載され、一九一〇年代後半には優生学が社会に普及するようになった。[48]一九二〇年代から三〇年代まで、池田重徳の『優生運動』、永井潜の『民族衛生』及び『優生』などの優生学雑誌の刊行が続いた。[49]また一九三〇年代になると、アメリカのジョンズ・ホプキンズ大学で人口統計学を専門に学んだ水島治夫[50]が京城帝国大学の医学部に赴任し、人口統計学の方法を用いて優生学の議論を展開した。このように、ポピュラーサイエンスとしてメディアにおける啓蒙活動と緊密な関係を結んでいた優生学[51]は、統計学などの学術的な方法を用いることによってより専門的な学問の印象を社会に与え、その信憑性を高めていた。

植民地朝鮮では、日本本国の影響を受けて一九二〇年代以降に、より優秀な社会構成員を生み出し朝鮮民族の淘汰を防ぎ進歩を目指したエリートらによって優生学が受容されつつあった。[52]しかし、優生学の言説が熱し始めたのは一九二〇年代中盤からであり、その最盛期は一九三〇年代以降である。[53]このような状況下で、植民地朝鮮において〈優生学運動家〉として積極的に活動したとされる人物が、医学博士の李甲秀である。彼の優生学はドイツ留学の経験にもとづいたものであった。[54]そして京都帝国大学の医学博士課程在籍中[55]に朝鮮優生協会の設立を主導し、本格的に〈優生学運動家〉としての活動を始めた。李の活動は日本の優生学運動からも影響を受けたと考えられる。

近年の優生学研究では、優生学運動について、社会構成員に対して断種法などの積極的介入を主張した「硬性優生論」と、教育や宣伝などの消極的介入を主張した「軟性優生論」との二つに分けて、その性格を区別して分析している。この分析によると、李甲秀と朝鮮優生協会の優生学運動は主に「軟性優生論」であったと評価されている。[56]一方、これは植民地朝鮮における優生学をめぐる言説全般の特徴でもあり、断種法に対する要求や肯定はあまり見受けられず[57]、あえて言うならば、優生結婚[58]や産児制限[59]を主な方法として紹介するものが多かった。この背景には、まず、断種法などを制定する権限が朝鮮人にはなかったこと、また、「夫婦関係は強制的に決定し難い[60]」という認識を共有していたことがあったと考えられる。とはいうものの、李甲秀個人は国家による結婚への制裁に賛同しており、一九三八年の日本本国における「断種法」制定の動きについて、断種は国民体位の向上や国民保健のためには絶対に必要だと述べる記事を『毎日申報』に寄稿していた[61]。

〈優生学運動〉と胎教言説

以上のような状況で、植民地朝鮮のメディアにおいても、李甲秀を筆頭とする医学専門家たちによって優生学を肯定し、普及しようとする動きが活発になった。ここではこのような動きを〈優生学運動[62]〉と定義しておく。この〈優生学運動〉の中で胎教関連の言説が多く見られるようになったのである。まずは、一九三三年九月に朝鮮優生協会が発足する前までの植民地朝鮮における〈優生学運動〉の言説で胎教がどのように位置づけられていたのかを分析する。

まず、一九三〇年一二月一三日付の『朝鮮日報』に掲載された李甲秀の「医学上結婚観（一七）[63]」を検討してみよう。管見の限り、医学専門家が自分の名前を掲げて、メディア上で胎教について述べているのはこれが初めてである[64]。同年一一月二六日から一二月一四日まで合わせて一八回にわたるこの連載記事は、医学的見地から朝鮮の早婚風習などを批判し、正しい結婚の方法を教示するコラムであった。殊に一七回目の記事は、妊娠中の夫の態度や妊婦の服装、また、運動及び沐浴という妊婦の衛生について注意を喚起する内容である。ここで李甲秀は、これから詳しく話す妊婦衛生の前提として、「すなわち妊娠中の女性はその肉体的であれ、また、精神的であれ、変化してさまざまな障害が生じるゆえに妊婦自身が自己の心身を安泰させ、または爽快にし、家事に心を砕くことを避けるようにすると同時に、時々偉人の伝記などを読んで精神を向上させる必要がある。これを古くから胎教と呼ぶ」と、妊婦衛生の中で、妊婦の精神安定を図ることが胎教だと定義している。しかし、ここでは妊婦の精神安定が胎児へどのように影響するかは触れられていない。

一方、翌一九三一年一一月一日から一三回にわたって『東亜日報』には、当時、世医専、すなわちセブランス医学専門学校の教授であり、後に朝鮮優生協会の講演会で発表した[65]李明赫《イ・ミョンヒョク》が[66]「女性と家庭生物学」という題目で記事を連載した。この連載記事には妊婦の精神作用と胎児との関係がより明確に述べられている。まず、七回目の記事で李明赫は胎教について、「胎母衛生(いわゆる胎教)は、胎母の精神衛生を示すもの」と定義し、「胎母の健康と精神作用」が胎児に与える影響について述べている。「胎母の精神作用は平素に比べ、甚だ鋭敏な状態にあり、胎児自体は下等動物の精神生活と類似し、極めて不完全である。しかし、胎児〔胎母の誤植であろう〕の精神が胎児の精神と直接関係し、また、それが血液循環に対して非常な変化を生じさせるうえ、その変化が胎児の発育に多大な影響を与える」と、母の精神作用は胎児の精神と発育にまで影響を与えると主張している。[67]

その次の記事では、「遺伝学上で子どもは母の素質と父の素質を受けることになり、胎中で胎教をよくすることで優秀な子どもを産出するのではないが、胎児の発育上と生活上に莫大な影響を与え、不幸もしくは障碍にならないようにせよ」とあり、「遺伝」に比べると胎教の影響は強くないと限定しているが、いずれにせよ、胎児の発育に影響は大きいため気をつける必要があると述べている。[68] そして、最後に「健全な父母としては胎内教育を日日に奨励し、遜色のない子どもを産出させることが一般の新女性における使命であろう」と、胎教は「遜色のない子どもを産出」するためであり、それは「一般の新女性における使命」と決めつけている。

ここで興味深いのは一般の「女性」ではなく、「新女性」に言及している点である。第二章で詳しく述べたが、「新女性」とは女性の就学率が低かった植民地朝鮮期に、学校教育を受けた女性エリート層を示す言葉である。

ところが、「新女性」はメディア上では、家庭や社会の規範に従わず、家父長制の秩序を壊す存在として批判の的になることが多かった。(69)その主な論調は、たとえ教育を受けた女性であっても、その居場所はあくまで家庭であり、良い母、良い妻になることこそ女性の役割であるのに、なぜその秩序を乱そうとするのかと批判するものであった。(70)『東亜日報』の記事で李明赫もほぼ同様に、胎教によって「遜色のない子どもを産出」する家庭が新女性たちのいるべき居場所であると明示している。すなわち、このようなナラティブから、エリート女性の役割を母に限定し、家父長制の秩序に彼女たちを押し込めようとする欲望が読み取れる。

そして、この記事と同時期に、同新聞社発行の時事雑誌『新東亜』（一九三一年創刊）にも「自然科学　胎教の科学的吟味」(71)という題目で、京城帝国大学病院の李先根《イ・ソングン》(72)の科学に基づいた「胎教論」が掲載された。ここで李先根は、胎教について次のように述べている。

洋の東西は勿論のこと、古来、多数の学者がその必要を論じたところであり、一般社会で認定するものである。妊娠した婦人として身体の衛生、すなわち飲食、衣服、起居、運動、休息、睡眠などに対して適当な注意をしなければ父母の素質がいかに健全だとしても、胎児の完全な発育を期待できないということは火を見るより明らかであるが、ただし前述した身体の衛生のみではどうしても予期した目的を達成しにくい。この目的を完全に達成するために必要な条件のもう一つは妊娠九ヶ月間の母親の精神衛生、すなわちこれである。言い換えれば、妊娠中九ヶ月間の母親の精神衛生を胎教というのである。

このように、胎教は一般社会から認定されており、李先根は胎教を「母親の精神衛生」だと定義していたのである。

李は、胎教の有効性の証として、『列女伝』や、アメリカ人作家「ミニテビス〔ミニー・S・デイヴィス〕」の著作『理想の母』に書かれた胎教論を紹介し、さらに出獄人保護事業に三〇年間従事した者が罪人たちの事例談を集めて発刊した「母と子」という冊子を挙げ、「母体が不良」であったために子が犯罪者になった事例を二つ取り上げている。[73] 続いて「科学的に見た胎教」という節では「一、生理上影響」と「二、精神上影響」に分けて、母の精神作用が胎児に及ぶ影響を科学的に説明している。「一、生理上影響」では喜悦・悲哀・奮怒・恐怖・喫驚・心慮の感情が心臓と筋肉・血液循環などの身体に及ぶ影響を説明し、「妊婦は普通女子よりも一層鋭敏であるため最も影響を受けやすく、したがって胎児にも同一な影響が波及」すると述べている。また、「二、精神上影響」では最初に「以上略述したところによって科学上では胎教の重要な理由を認定できる」と断言している。続いて、一部の学者間では母体の精神が直接胎児に影響を及ぼすと主張しているが、科学的にはそのような断言はできず、あくまでも母の精神が母の肉体に及ぼした影響が胎盤と臍帯《さいたい》を通じて胎児の身体にも影響すると限定している。すなわち、「精神→肉体」ではなく「肉体→肉体」の影響のみが有効だということである。

日本の優生学言説

実は、この李先根の記事は、一九一三年に日本本国で刊行された下田次郎の著作『胎教』などに倣っていた。[74] 日本本国の文献の中には一九一〇年代から優生学の観点から胎教を論じるものが散見される。たとえば、下田次郎は『胎教』の「四　配偶の選択」において、「結婚に当て、配偶者をよく調べて、悪い遺伝性のない、素質の良い者同士が結婚するやうにしたい」、また「このことは人間種属《ママ》の改善上、非常に大切な事でありますが話が別になりますから、こゝには唯、結婚するには、相手の体質を吟味せねばならぬと言ふ事だけを言っておきます[75]」と述べている。ここで優生学という言葉を使ってはいないが、胎教という全体のテーマの中で、「人間種属《ママ》の改善」のための配偶選択について論じていることから、優生学の影響が読み取れる。そして下田は、妊婦には身体衛生も重要であるが、「今一つ非常に大切な事があるのであります。それは何かといへば、即ち精神の衛生といふ事であります。如何に身体の衛生が行届いても、精神の衛生を疎《おろそか》にしたならば、立派な子は生まれるものではありません。それで、昔から胎教といふ事が、説かれる所以であります[76]」と、胎教を妊婦の精神衛生と規定している。

また、一九一八年に出版された服部北溟《ほくめい》の『胎内教育[77]』では、その「序」で著者自ら一〇年前から胎教の効果を信じ、いろいろと調査した結果、「胎教が一種の優生学または善種学として確に主張するに足る可き教訓であることを知った」と断言している。ほかに胎教を妊婦の精神衛生として定義したのは下田のみならず、谷津直秀の『生物学講義[78]』や静岡県警察部が刊行した『家庭の衛生　婦人衛生講習会読本[79]』などが挙げられる。

さらに、池田林儀は著作『応用優生学と妊娠調節』（一九二六年）ににおいて次のように述べている。「けれども、妊娠中の母体が強く受ける種になる感情的、またわ、肉体的刺戟が胎児に及ぼす影響が、決して絶無であるとわいえず、反つてその甚だしき場合を証明することが多い事実を多く認めるのである。こゝにおいてか科学的に胎教の原理わ説明されないにしても、胎教が必要であるとゆうことを感ぜしめるので」あり、胎教は科学的に証明できないが必要なものであって、「優生学者わ、社会的、家庭的、道義の尊重、人間の規律的生活、道徳的生活、そうした立場からも、この胎教とゆうことわ、優生学上極めて有意義なもの」であると評価した[80]。池田は生物学や医学の専門家ではなく、ジャーナリストであったことに鑑みると、彼が科学的に証明できないと述べた部分を事実として鵜呑みにすることはできない。ここでむしろ注意を払わねばならないのは、科学的に証明できないとしても「胎教」は「優生学上極めて有意義」であると池田が言い切った点である。〈優生学運動家〉にとって、胎教が科学的に認められているかどうかはそこまで重要な問題ではなく、よりよい種を作るために妊娠した体を統制する機能さえ果たしていればそれで十分だったのである。[81] そのうえ、前掲の李明赫も、母の精神作用の胎児への影響など、胎教について日本の〈優生学運動家〉とほぼ同様の説明をしていたように、当時植民地朝鮮の医学専門家たちは、日本本国の優生学から影響を受けていたことがうかがえる。ただし、その点を明記していないことが興味深い。

朝鮮優生協会の創立前には、主に〈優生学運動家〉たちが胎教論を朝鮮のメディア上で展開し、すでに蓄積されていた日本本国の言説を利用しながら、胎教の科学的検証よりは妊婦の精神衛生を保つ一つの方法として胎教を位置づけようとしていた。ここでもう一つ指摘しておきたい点は、彼らの言説の中で、妊娠した女性は人格を持った主体としては存在しえないことである。ここでは、女性は肉体のみならず、精神をも一つの「症例」のように取り扱われ、よりよい種への改良という目標のための手段としてのみ存在する。〈優生学運動家〉にとって、「妊娠した体」が健全な精神状態を維持することは健康でよい子を産める一つの条件であり、それ自体が目標ではなかった。さらに、その「症例」が子どもに影響を与えうる以上、「胎教」によって妊婦の振る舞いを統制する必要があると考えていた。すなわち、〈優生学運動家〉にとって「妊娠した体」は肉体それ自体のみならず、その精神まで「症例」として管理すべきものであったのである。

朝鮮優生協会の創立と胎教肯定論

朝鮮優生協会会長であった尹致昊《ユン・チホ》は、雑誌『優生』一号の「巻頭辞[82]」において優生協会創立とその機関誌創刊の理由を書いている。「人間は遺伝と環境の産物である。教育によって我が人類をよい環境へ導くことを優境学」といい、「我が人類の後世に伝えられるその遺伝的物質を改良しようとすることを優生学」であると、優生学を定義している。続いて、「特に朝鮮社会にはこのような〔優生学〕運動はおろか思想もまったくないことはいかにも寒心に堪えないこと」であり、そのゆえ有志らが朝鮮優生協会を創設し、「本会では一般民衆に優生学的知識を普及するために「優生」誌を出版する」ことになったと述べている。つまり、雑誌『優生』の目指すところは、「一般民衆に優生学的知識を普及」することであった。

また、同号に掲載された「優生協会趣旨書」に表れる優生協会設立の趣旨は次のとおりである。有史以来、今日にいたるまで絶えず行われる「優境学」に比べて、遺伝は重視されておらず、前項の事例からみても「妊婦の性情を正しくし胎教を行うことと、配遇《ママ》の悪疾を避けて良嗣〔よい子孫〕を図ることが重要」であると述べ[83]、優生学的知識を摂取し、我らの子孫を善導することを設立の目的とすると説明している。ここでは胎教は、遺伝を正しくするための祖先の行為、すなわち、伝統の優生学的行為として捉えられている。

この部分から、朝鮮優生協会は胎教を積極的に肯定し、メディア活動に取り入れようとしていたことが読み取れる。それは、メディアによる啓蒙活動を通じてその普及を図るという「ポピュラーサイエンス」としての優生学の性格と関連する。取りも直さず、植民地朝鮮の「一般民衆」に知識を普及するためには、民衆にとって親しみのあるものを糸口にする必要があった。そこで、妊娠した女性の振る舞いによって胎児に変化をもたらせる、という出産風習である胎教は打ってつけの素材だったのである。それゆえ、優生協会創立後の〈優生学運動〉においても胎教と優生学を並立させて論じる言説は絶えず続いた。その代表的な記事は、一九三五年に朝鮮優生協会の機関誌『優生』に掲載された、李甲秀が「胎教」と優生学を結びつけて語った「胎教の科学的考察」である。この記事は、まず中国の文王の母や孔子の母の事例を挙げ、また卵子を発見した学者「ホン・ペア」の著作にある「火を見て驚きその場で出産してしまった妊婦の子どもの額に火色の皮膚病があった」という事例などを通じて、胎教の子どもへの影響には確かに科学的根拠があると言い切っている。[84] [85]

李甲秀はその科学的な説明として、「妊娠した婦人が摂養を間違い、健康に害があれば、母の血液中の滋養分が少なくなる。これによって胎児の発育が不良になる」と、肉体的な影響について述べる一方で、「それのみならず、妊婦が精神上の苦痛を受ける時でも、これまた胎児に害になる影響を与えると言える」とその精神的な影響をも肯定している。さらに、妊婦がよい音楽を聴いたからといって胎児が音楽を好きになることはなく、そうなったとしてもそれは音楽を好きな母の「素質」が子に「遺伝」したにすぎないと述べているが、その影響の有無の基準ははっきりしない。また、「奢侈を好き」になることについては、胎教ではなく環境の影響だと述べている。そして、胎児の「感覚器」や「感覚神経細胞」が不完全であるため、「母がいかなる物を見たり、いかなる音を聞いたり、いかなるものを考えたりしても、これが母の胎内にいる子へと伝わることは到底考えられない」と、記事冒頭にあげた胎教の事例を全面的に否定している。「したがって、最初に言ったような昔から伝わる胎教に関する話などは単に婦人を弄絡する迷信にすぎず、科学的に見れば特に価値がないと言える」と、伝統的な胎教の価値を一蹴している。

李甲秀の記事において、近代科学の視点から胎教の中で最も価値のあるものは、「妊婦の衛生」である。「取りも直さず、妊婦になった女子は肉体においても、精神的にも健康を害してはいけない」と述べた後、その具体的な指針として妊婦は、普段より栄養分を多く摂り、胎児に多くの養分を与え、帯などもきつく締めすぎないように注意し、重いものを持って遠くへ出かけてはいけない。規則的な睡眠を心掛け、新鮮な空気を吸い、神経を刺激するような悲劇や悲しい小説を読むのを避け、家事にも心悩まさず、ときどき偉人の伝記などを読み精神を向上させる必要があるという。

この記事は、伝統的な胎教の価値を否定しつつも、「妊婦衛生」という科学的概念の下で妊婦の振る舞いを統制しようとする点においては、ほぼ同様のことを主張している。また、特筆すべきは、冒頭で母体の胎児への肉体的・精神的影響を科学的に証明できると断言したにもかかわらず、その証明の部分が完全に抜け落ちていることである。つまるところ、「科学的考察」と言いながら、内容は徹底的に一般向けの教養読みものであったのである。実際、李甲秀は、同年一月二二日に鐘路《チョンノ》の中央基督教青年会館で開催された講演会(86)で同じ題目の発表を行っており、この記事はそれを書き起こして整理したものと思われる。

李甲秀はなぜ講演を行い、『優生』(87)にこのような記事を寄せたのだろうか。その理由は、朝鮮優生協会の会員が書いたと推測される同年の記事において垣間見える。「胎教と言えば、我が朝鮮では医書にあることよりも通俗衛生の注意として、多くのお年寄りが話し伝えているものであり、ほぼ誰もが皆知っているといえます」とこの記事に書かれているように、当時の朝鮮人社会では胎教は誰もが知っている通俗衛生として普及していた。このようにすでに普及している胎教の有効性を科学によって論じることは、まず、一般の人々の接近を容易にし、妊娠中の衛生法や注意事項を受け入れやすくした。また、そもそも胎教は妊婦の状態が人間個人の資質・性格を決定するという論理であったことに鑑みれば、出生後の教育や環境よりも、出生前に両親の遺伝子によって形成された素質を重視する優生学の根本的な論理と親和性が非常に高かったと考えられる。

3　一九三〇年代後半の胎教を取り巻く論争

胎教の有用性への疑義

前節で一九三一年に『新東亜』に掲載された李先根の記事を取り上げたが、李は一九三六年に同紙に「胎教とはいかなるものか?」[88]というまったく同じ内容の文章を再び寄稿している。この言説に反論したのが、鄭槿陽《チョン・グンヤン》であった。黄海道《ファンヘド》出身の鄭は京城大学医学部を一九三四年に卒業し、同年『朝鮮日報』において漢医学者の趙憲泳《チョ・ホンヨン》と漢医学有用論をめぐって論争し、翌年に医学部の副手を経て[89]、一九三六年には大学病院皮膚泌尿器科に所属した。鄭は、さまざまな新聞・雑誌の医学関連記事[90]によく登場する植民地朝鮮の著名な医学者であるが、一九三七年に雑誌『朝光』（朝鮮日報社より一九三五年に創刊）に、「胎教」[91]という論説を発表する。この論説は胎教を「獲得性質の遺伝」という観点で検討したもので、結論を先にいうと、「胎教は無用である」と主張している。その根拠として、鄭は脚や腕の欠損のような後天的な身体の獲得性質や、学識などの才能的な獲得性質が遺伝するということは、科学実験によって検証されていないことを挙げている。また、母が梅毒にかかると、子どもも梅毒になるのは、胎内感染であって遺伝ではないと述べ、「以上から我々は一代で獲得した性質の遺伝を否定できるということがわかった。これを念頭において胎教というものを考えてみよう」と続け、胎教の検証を行っている。

胎教とは、胎児が母体の中にいる間に母親の精神修養のいかんによって胎児に影響を及ぼすことである。したがって、胎児が胎内にいる時には母親は精神的または道徳的に謹厳な態度を取らなければならないとするのが胎教思想である。

と、鄭は胎教と胎教思想を定義している。すでに論じたように、彼は、獲得性質は遺伝しないため、一〇ヶ月の妊娠期間の修養などが胎児に遺伝するとは考えられないと言い切っている。母体と胎児の連結は血液のみで、血液を通じて母体の「ホルモン」が胎児に移ることはありうるが、それは「胎児に単純に生理作用で些少な変化を起こすにすぎない」ので、「生物学的立場から見ると胎教の力というものはまったく認定できない」と胎教の効用を全面的に否定している。さらに、胎教せずに妊婦を自由にさせる方がむしろ胎児によいと主張し、出生後の数年数十年の家庭教育がより重要であると結論づけている。

この鄭の記事に対する真正面からの反論は見当たらないが、翌年、女性医師の許英粛[92]が胎教の有効さを唱える記事を『朝鮮日報』[93]に寄稿している。「子どもを産むことが婦人の人生では大変なことです①」という題目の記事は、産婦に衛生上合理的な生活を過ごさせるための注意事項を伝える内容である。その冒頭で、出産は病気ではなく生理的なことであり、誰もが体験するので簡単なことと考えられるが、決して簡単ではなく、下手をすると産婦と胎児の両方が死んでしまうかもしれない危険があると注意を喚起する。それゆえ、産婦は衛生上合理的な生活をしなければならないと訴える。

古くから伝わる胎教といえば、胎母から胎児が受ける精神的影響を指して言うことであるが、今日発達した科学の目でも胎母と胎児の関係をみる際に精神的にはもちろん、母の一挙手一投足による肉体的影響を受けることを証明できます。

許は、伝統的胎教は精神的に影響するものだと限定したうえで、科学的にみれば精神的のみならず、肉体的影響も与えるものだと、胎教の重要性を唱えている。つまり、科学的に証明しにくい精神的影響は伝統胎教の領域に残して、科学的に証明できる肉体的影響をあたかも新しい発見のように提示し、科学と胎教を結びつけている。しかし、許はこの記事において胎教の科学的な証明を具体的に論じてはいない。

以上のような専門家らの胎教の有効性に対する認識の揺れは次の記事からも確認できる。同年の『朝鮮日報』に載った「子どもを孕《はら》んでいる際に」[94]は、婦人科・内科・皮膚科・少児科・歯科という医学専門家たち七名が集まり、妊娠中の注意事項や指針について語った討論会の記事である。妊娠三、四ヶ月目は未だ胎盤が不完全で危険だという話の中で、婦人科医の金錫煥《キム・ソクファン》が「でも胎教というものが本当に信用できるものかわからないです」と疑問を呈すと、内科医の李義植《イ・ウィシク》が「胎教というものは必ずしも胎児の問題ではなく胎母の精神作用が胎児に影響するからであります」と答えている。これに対して金は、「ところが、貧困な人々も裕福な婦人より丈夫な子を産み育てますから」と言い、胎教をよくできるはずの裕福な婦人の子より貧困な家で生まれた子が丈夫な場合もあると、胎教の有効性に再度疑問を呈する。すると李は「それは、裕福な家も悩みごとがあるからではないでしょうか」と答え、議論は終わる。このように専門家の間でも胎教の有効性に関する意見は一致していなかったことを確認できるが、同時に、胎教の有効性を肯定しない側も妊婦の精神安定の重要性は認めていることが読み取れる。

朝鮮優生協会の会員たちによる活動

一方、胎教を用いて優生学を説明・普及しようとする論説は、李甲秀以外の朝鮮優生協会の会員の寄稿によって一九三〇年代後半の新聞紙上に掲載され続けていた。朝鮮優生協会会員の李甲洙《イ・ガプス》がその一人であった。李甲洙は一九一二年京城第一高等普通学校本科を卒業し[95]、日本の岡山中学と岡山医専を出て、京都帝国大学で四年間研究したのち、京城医専と京城帝国大学生理学教室で研究を続け、一九二五年にはドイツ留学から帰国[96]、一九三〇年には慶應義塾大学医学部で博士学位を受けた医学者である。一九三〇年に創立した朝鮮医師協会にも参加して一九三五年には同会の幹事長になり、一九三一年には京城帝国大学で医科講師に任命された[97]。そして、一九三四年に「生活の科学化、科学の生活化」のスローガンのもとで設立された科学知識普及会の発起人でもある[98]〈優生学運動家〉の医学者である。李甲洙のメディア活動は、一九三九年の「胎教と胎児の衛生」という表題の三回にわたる連載記事が最も目立つ。

この連載記事の①[99]で、李甲洙は、胎教とは「未完成でまた、直接に交渉もできない胎内の子どもをどのように教育し衛生を施しうる」かに関するものであり、「これを簡単に言うと遺伝性と「変異性」との拮抗的関係」といい、胎教の遺伝学における役割を「遺伝性と変異性の調和」の問題としている。李は、遺伝性は「両親または祖先の体質を子孫に伝える性質」で、「生殖細胞の内に含有する遺伝物質の作用による」ものであり、一方、「変異性」は「外界からくるもの」であり、遺伝性に「対抗」し、「破壊」しようとするもので、「胎児が母体を通じて外界からくる各種の刺激と諸般の条件を直接もしくは間接に受けて変化していく」と説明している。また、「遺伝性と変異性の調和」をすることが、「胎教の善導と胎児衛生の骨子」だという。

つまるところ、李は胎教を、遺伝性そのものを悪化もしくは改善させる役割として捉えていたのではなく、

「母体を通じて外界からくる各種の刺激と諸般の条件」という観点から「遺伝性と変異性を調和」する役割として見ていた。連載の②[100]では、「上記のとおりに胎児の教育と衛生は徹底的に妊婦である母体を通じて行わなければならないということを再度特別に話しておきます」と、胎教における女性の役割を強調し、とにかく母体内の血液に変化があると即時に胎児に波及すると断言している。また、ここでの血液の変化とは単に母体の肉体的側面のみならず、精神的変化のために分泌される「アドレナリン」などの「ホルモン」による変化も含まれることを意味し、「それゆえ、胎児の教育と衛生はすべて母体からの精神教育と摂養に基づいて行われるようになる」と述べている。そして、「家兎《かと》の妊娠初期に母体の子宮を通じて機械的刺激もしくは電気的刺激を与えて受精細胞の生活機能を傷つければ、必ず、百発百中で雌性の仔兎のみ」を生んだという最近の研究を挙げて、妊婦の栄養は胎児の性別までを左右する重大な問題であり、これは変異性が遺伝性を相殺できる証明になると、再度変異性としての胎教の役割を強調している。

連載の③[101]では、「胎教に対して、在来漠然とした儒教式説法から離れて実験に基づいて科学的論法としてこれを説明し、基本教育と健康の基礎は必ず胎教と胎児衛生から始めなければならないと主唱する」と、胎教を科学の中で位置づけることの重要性をもう一度述べている。女性、特に妊婦の「中枢神経系統の情緒的影響」が重大な結果をもたらすことを主張し、西洋のある妊婦が体刑の宣告を受けて直ちに重症の糖尿病になったことなどを「医学的」な証拠として提示し、「無形である母体の精神的変化でも十分に胎児に対して有形の肉体的変化を惹起させる」と、妊婦の精神的な変化と胎児の健康問題とを結びつけて論じている。

白奉禹《ペク・ボンウ》の胎教否定論

ところが、同年三月には同紙に白奉禹による胎教否定論[102]が掲載される。この記事の要旨は次のとおりである。「いわゆる「胎教」というものは実に無意味なものであると同時に迷信の一種」であり、「母体内生活時の「胎教」というよりは、母体外の生活すなわち、裟婆界で勇敢に第一声を唱えた出産後における両親特に母親の生活と社会の周囲環境が一層非常な影響を子どもに」与えるということである。この記事を書いた白奉禹は一九三五年に世医専に合格し、一九三九年三月には同校を卒業[103]したばかりの若い医師であった。記事をより細密に検討する第一歩として、白奉禹による胎教の定義を見てみよう。彼は胎教を母性愛の多種多様な形状の一つとして理解し、「胎児がその母体内に生活をしている間に、言い換えれば、妊娠中にその母親が道徳的に、もしくは精神的に謹厳な生活をすることで、その胎児に遺伝的好要件を与えようとする意味」であると定義している。白は胎教を母の「道徳」「精神」が胎児の「遺伝」に影響するものと理解していることがうかがえる。しかし、白はこの胎教に疑問を抱き、「道徳的生活なり、謹慎行為なり、あるいは精神修養なりというものたちは言うまでもなく、我々の中枢神経系統、特に吾人の意志が存在すると見られる大脳に関連する問題であろうし、喜怒哀楽の感情なり、情緒なりというものもまた間脳や大脳の活動にすぎない」と、母の「道徳」「精神」の問題は脳の問題であると明記しつつ、「母体と妊娠胎児との間には何らの神経的連結は存在しない」と述べた、そのうえ、「ただ我々は臍帯――いわゆるテッジュル――を通じて血液が相通されることを見るのみ」だと、医学知識を根拠として母体と胎児の関係を血液に限定している。

さらに、前掲の李甲洙の議論に提示された「アドレナリン」について白は、「重大な意志や激烈な情緒が母に生じるようになる場合には、その交感神経を刺激することにより「アドレナリン」という一種の「ホルモン」が分泌され、血液と共に胎児へ移行される」と、その医学的事実を認めているものの、「この「ホルモン」は胎児に特殊な影響や印象を与えられない」と、その影響は胎教を肯定するまでのものではないと断言している。医師たちが妊婦に肉体的及び精神的振る舞いを注意するように助言するのは事実であるが、「これを東洋古来のいわゆる「胎教」、それにあたるとは考えない」。というのも、両者は意義を異にするからである。つまり医師が妊婦の肉体・精神の統制を図ることと、胎教思想によって妊婦の肉体・精神を統制することは、同じ内容であったとしても、「意義」が異なるため、医師からの注意をそのまま胎教と結びつけるのは間違っていると批判した。

白は、妊婦の精神修養は妊婦自身のためならともかく、胎児には何の役にも立たないと東洋の胎教を否定し、出生後の教育や環境をより重視すべきと結論づけている。以上を総合すると、白は東洋の「胎教」を「妊娠一〇ヶ月間の母親の精神修養をもって胎児に道徳的・知能的影響を与えよう」とする、狭義の「胎教」に限定し、それは迷信に近いとみなしているが、一方で母親の健康や栄養が胎児に与える影響までを否定しているわけではない。あくまでも母体の精神的変化による影響は胎児にとって重大ではないと、妊婦の精神修養の有効性を否定しているわけである。

この白奉禹の胎教批判の記事と前掲の李甲洙の記事を比較してみると、一つの大きな食い違いがうかがえる。それは、李甲洙が胎教は遺伝性の問題ではなく、「遺伝性と変異性の調和」のための諸条件だと述べたことに対して、白奉禹は胎教を母の「道徳」「精神」が胎児の「遺伝」に影響することだと定義していることである。すなわち、両者の間には根本的に胎教に対する認識の食い違いがあったため、その証明もしくは批判の言説が互いに噛み合わず、胎教をめぐる論争が根本的な部分においては空回りになっている。さらに、妊婦に肉体的及び精神的振る舞いを注意するよう促すことは両者ともに否定していない。このように一見対立している二つの記事が

「妊娠した体」に対する統制自体は否定していなかった点から、なぜ胎教が優生学と共に語られたのかが理解できる。もともと、母体の肉体的・精神的統制によって、生まれる前の胎児をよりよい人間に作り上げるという「胎教」の思想は、社会全般に普及していたためであったと考えられる。これを踏まえると、〈優生学運動家〉がメディアにおいて胎教を肯定したのは、それが一般の人々にすでに受け入れられ、行われている出産風習であるうえ、優生学の根本的な欲望と、それを普及しようとした〈優生学運動家〉の欲望に沿うものであったからである。また、それに対する反論がそれほど激しくなかったのも、出産風習として胎教は迷信と考えていたとしても、母体の肉体的・精神的統制によって出生前の胎児をよりよい人間にすること自体は否定できなかったからといえる。

おわりに

「胎教」は、朝鮮王朝期の『胎教新記』のように独立した主題として論じる書物が登場するほど、出産の伝統的風習として定着していた。その内容は儒教の胎教論と漢医学のそれが混ざったものであるが、その根本は妊婦の振る舞い、すなわち「妊娠した体」を統制することで、胎児へよい影響を及ぼし、生まれる前からよい子に育てることを求める思想であった。そして、このような内容に基づく胎教は植民地期にも出産風習として伝存していた。

胎教の伝存はそれがメディア上で積極的に論じられたことからも確認できるが、特に「近代の知」である「優生学」と結びついて論証されることが、一九三〇年代から活発になった。植民地朝鮮の優生学運動家は日本本国の胎教言説を利用しながら、胎教を科学的に検証するよりは妊婦の精神衛生をよくする一方法として位置づけようとした。そして、朝鮮優生協会の設立後にはより積極的に胎教の有効性を科学的に論じようとしたが、その有効性を「遺伝」という観点から論じたわけではなく、主に母体のホルモン変化による胎児への影響といった要素によって立証しようとした。一方、〈優生学運動家〉ではない医療専門家の中には、胎教を「遺伝」という観点から全面的に否定する者がいたことを新聞記事で確認した。

このように、胎教の有効性を取り巻く言説にはその前提において相違があって、議論が積み重ねられることはなく、胎教肯定論への反論が断続的に掲載される程度にとどまっていた。また、胎教の有効性を否定する側も、妊婦の振る舞い、取りも直さず、「妊娠した体」への統制を否定したわけではなかったため、これらの論争は、「妊娠した体」への統制とよりよい「種」の出産という胎教風習と、優生学の根本的目標を強化し、その有効性を肯定する役割を果たしていたといえる。〈優生学運動家〉たちが朝鮮人社会に「優生学」という「近代の知」を導入する過程で、「優生学」をより理解しやすくし、親近感をもたせるための糸口として胎教の一部分を科学言説において肯定し、そのような言説が広がっていったのである。

以上のように植民地朝鮮における胎教を優生学との関係において検討してみると、近代化の中で「優生学」という「近代の知」に基づく人口の増加及びその質の改良、言い換えれば近代国家の企画に適合する「順応する身体」を作り上げようとする過程が垣間見える。メディア上で繰り広げられた胎教に関する優生学言説は、「妊娠した体」を管理すべき「症例」のように論じて、その管理を科学の言葉で客観的な知識のように提示し、胎教の実践を合理化したのである。そして、胎教を迷信として否定する側も、優生学やその価値観を否定したわけではない。むしろ、迷信である胎教を否定することを通して、より科学的に「妊娠した体」を統制できる方法を提示した。このように胎教否定論も、また、肯定論も「順応する身体」を構築する「生政治」のファクターであったのである。すなわち、胎教言説の役割は、胎教の効用を説くだけでなく、胎教自体を否定したとしても母の精神を安定させる必要があるという認識を社会に普及させ、朝鮮人社会が「優生学」になじむようにすることであった。そうすることで、よりよい「種」の誕生のため、「妊娠した体」の管理を正当化したのである。

胎教をめぐる優生学的言説に対して、総督府が直接に制裁を加えたり奨励したりする動きは確認できない。しかし、近代国家が絶えず相互に働く権力の集合体であることを考えてみれば、検閲がより厳しかった植民地朝鮮において優生学言説が検閲で禁止されなかった事実は、国家がそれをある程度許容していたことを意味する。すなわち、胎教をめぐる優生学的言説は「順応する身体」の構築という近代国家の企画に包摂されていたのである。[104]また、これは近代の植民地における「生政治」が警察による統制のみで説明できるものではなく、「生政治」の構造の中で、植民地に「優生学」という「近代の知」を積極的に受け入れようとする知識人層の欲望と、その普及を図る言説がその歯車の一部として動いていたことを露わにする。

一方、胎教は〈優生学運動家〉の必要によってのみ伝存できたわけではない。胎教は植民地朝鮮の女性教育の展開とも密接な関係を結んでいた。たとえば、当時の民族運動家たちも、社会進化論とその延長線上にある優生学を積極的に取り入れる過程で、女性教育の必要性を唱えるうちに胎教の有効性を論じていた。この事実も胎教という出産風習の伝存を研究する際に考慮する必要があろう。これらの点については次章で検討する。

第五章　韓半島にもたらされた「近代の知」と胎教
――女性教育、民族改造、〈朝鮮学〉振興運動

はじめに

フーコーの「生政治」論に基づいて胎教言説を分析するうえで、「生政治」と胎教の両方に関連深い一つの重要な主題は「母性」であろう。『広辞苑』によれば、「母性」とは、「母としてもつ性質。また、母たるもの」を意味する。前章で述べたとおり、胎教は東アジアで前近代から伝わってきた出産風習であり、正しい子育ての方法として主に母が行うべき実践であった。それゆえ「胎教」は「母性」の一部にもなりうるし、「母性」は「胎教」を実践する主体であり、前提ともいえる。近代日本で平塚らいてうと与謝野晶子などが『青踏』で繰り広げた「母性保護論争」でも知られる「母性」という言葉は、一九一〇～二〇年代の日本の子育てを特徴づけるキーワードであり、もともとスウェーデンの社会運動家で女性運動家であったエレン・ケイが使用した「moderskap」というスウェーデン語を日本語に訳したものであったという(1)。また、この「母性」という概念が、近代日本における家父長制の家族を中心とした国家形成に核心的役割を果したことも先行研究によって明らかになっている(2)。

近代日本において女性は子女出産を通じて社会構成員を再生産するのみならず、子女を「国民」として養育する義務も付与されていた。[3] また、その意味で女性教育は、優秀な「国民」を養育できる「賢母」を養成するという観点から行われた。[4]

植民地朝鮮もこのような日本本国の「母性」言説や政策に影響されていた。たとえば、「母性」言説が繰り広げられた「場」として女性雑誌『新女性』を取り上げて検討したジョン・ミギョンの研究[5]がある。ジョンは、『新女性』の「母性」言説によって、女性が、先天的に内在する母性に基づいて子女教育に専念する存在として位置づけられたこと、また、近代学知の専門家らの言葉を通じて「母性」が社会的に構成されたことを明らかにした。ところが、ジョンは、女学校が少なかった植民地朝鮮では女子教育は学校のみならず、メディア上でも行われたとし、『新女性』を女性のためのもう一つの教科書として評価している。[6] 女性教育が学校で、そしてメディア上でも行われたという指摘には同意できるし、『新女性』が植民地朝鮮の代表的な女性雑誌であったことにも異論はない。しかし、当時最も朝鮮社会で読まれていた新聞は『東亜日報』と『朝鮮日報』であったことを考えてみれば、『新女性』の中の「母性」言説の分析のみで朝鮮社会に行き渡る「母性」言説の全貌が明らかになるとは考えにくい。[7] さらに、ジョンは、『新女性』における母性言説を構成する外部の要素を分析するうえで、「女子教育の必要性」「女性に対する性科学の規定」「女性が母になることと医学」を検討しているが、分析対象自体が『新女性』における母性言説という内部に閉ざされていると言わざるをえない。

「母性」と「胎教」が深く関係していることは前述したとおりである。ならば、近代における言説空間で、両者の関係はどのように表れたのだろうか。たとえばキム・ヘギョンの「母性言説」の研究[8]では、「胎教」は「伝統社会の女性」の役割を説明する際にその一事例として扱われたり、前近代の母性が「教育面においては出産後の教育より出産前の胎教を重視した点が大きな差異であった」[9]というように、前近代と近代の母性を区切る素材として取り上げられたりするのみであった。すなわち、これまでの母性研究では、近代の母性の特徴を強調、あるいは差異化するために、母性言説における西洋からの学知の影響を積極的に評価し、近代の母性をそれまでの伝統的母性とは断絶したものとして位置づけていた。そこで、近代の「母性」は、「胎教」のような伝統的風習とは切り離されて成立したかのように考えられる。しかし本当に植民地朝鮮における近代の「母性」は、伝統とは独立して存在していたのだろうか。

この問題に取り組むために、本章では植民地化以前の開化期から一九三〇年代までの、主に『東亜日報』と『朝鮮日報』に掲載された胎教言説（表5－1）を、それらの外部要因にあたる思想や社会運動と関連づけて分析する。そして、「母になること」「母たること」を論じた母性言説を読み直し、植民地朝鮮の「生政治」における風習としての「胎教」の位置を確認する。本章では、各時期における思想及び社会運動として「女性教育論」「民族改造論」「〈朝鮮学〉振興運動」を取り上げる。というのも、これらの思想及び社会運動が当時の朝鮮社会に社会の進むべき方向性を示したものであったからである。これらの思想及び社会運動の中で胎教言説を分析することによって、胎教言説が「妊娠した体」をどのように位置づけて、朝鮮社会における「妊娠した体」への統制をどのように方向づけたのかを把握する。このようにして、「生政治」が朝鮮社会の構成員の〈現実〉を構築していく様相を浮き彫りにできると考える。

年度	記事題目	媒体と月日
1931	女性과家庭生物学（女性と家庭生物学）（七）（八）	『東亜』11.11/13
	목욕은 거반 날마다 유모를 단속 （沐浴はほぼ毎日　乳母を取締）	『東亜』2.17
	朝鮮女俗小考（十六）	『東亜』12.26
1932	임신과 섭생법 생식생리의 상식적 설명（妊娠の摂生法と生殖生理の常識的説明）（六）	『東亜』1.22
	고부의싸홈은 생리적변화（姑嫁葛藤は生理的変化）（三） 청춘긔변화와갱년긔변동（青春期の変化と更年期の変動）	『朝鮮』12.13
	임신한부인은 첫재근심을마러야해 （妊娠した婦人は第一憂い事を絶つべき）	『朝鮮』3.3
	어머니가받은충동이 태아에게이러한영향을！ （母が受けた衝動が胎児にこのような影響を！）	『東亜』4.20
1935	『태교』란 무엇인가（『胎教』とは何ぞや）（上）（下）	『東亜』2.16/19
	婦人의覚醒을促進 宇垣総督의講演要旨 （婦人の覚醒を促進 宇垣総督の講演要旨）	『東亜』12.19
	保育座談会를 보고（保育座談会を見て）	『東亜』1.8
	妊婦는 왜 신것을 조하하나（妊婦はなぜ酸っぱいものを好むか）（3）	『東亜』6.21
	어머니되는 여러분께 어찌하면조흔（母になる皆様に　どうしたらいいか）	『東亜』3.5
1936	教化와娯楽과三談（教化と娯楽と三談）（一）	『東亜』1.28
	그럴법도하지만 태교란건업는것（もっともらしいけど、胎教とは無いもの）	『朝鮮』10.6
1937	임부십개월（妊婦十ヶ月）（中）유산률은 적어지는 임신중기의 주의（流産率は下がる　妊娠中期の注意）	『東亜』11.12
	永生幼園後援創立을 보고（永生幼園後援創立を見て）	『朝鮮』8.5
1938	모성과태교문제（母性と胎教問題）	『朝鮮』1.19
	애기를밴동안（子どもを孕んでいる際に）	『朝鮮』1.5
	애기낫는 것이란 부인네 일생의 큰일이에요（子どもを産むことが婦人の人生では大変なことです）①	『朝鮮』7.10
1939	태교（胎教）와 태아의위생（胎教と胎児の衛生）①②③	『朝鮮』1.15/17/19
	胎教小考	『朝鮮』3.13
1940	朝鮮女流著作史上 師朱堂『胎教新記』의地位（朝鮮女流著作史上 師朱堂『胎教新記』の地位）（上）・（四）・（五）	『東亜』7.16/26/28
	애기와젓먹이는시간 독립심에관계된다 （赤ん坊と乳を飲ませる期間　自立心と関係する）	『東亜』3.4
	一생건강을 좌우하는 어린이영양문제 （一生の健康を左右する子どもの栄養問題）	『東亜』3.13

※胎教の言葉が含まれている記事であっても、単純に『胎教新記』などを取り上げただけなどの場合は省いた。

表 5–1 『朝鮮日報』と『東亜日報』の胎教関連記事

年度	記事題目	媒体と月日
1921	幼穉園設立趣旨書	『東亜』5.18
	家庭教育	『朝鮮』2.2
	幼年教育	『朝鮮』3.9
1923	人種改良論	『朝鮮』1.28
1924	消息	『東亜』12.7
1925	민족발뎐에필요한 어린아희기르는법（民族発展に必要な子どもの育ち方）（五）（六）유전과태교（遺伝と胎教）〈二〉〈一〉	『東亜』9.2/3
	자녀를기르는데（子どもを育てるうえで）（三）	『朝鮮』5.12
1926	『国之語音』訓民正音八回甲	『東亜』11.5
	내가 어린애 기른 경험（私が子どもを育てた経験）	『朝鮮』01.03
1927	태교의실제가티（胎教の実際の価値）	『東亜』12.28
	消組의解散（消組の解散）	『東亜』1.19
	임신중부터 태아를교육하라（妊娠中から胎児を教育せよ）	『朝鮮』11.05
	엇더케하면 부부가화합할가（どうすれば夫婦の和合ができるか）（十）	『朝鮮』5.6
1928	태교란미들것인가（胎教とは信じられるものか）	『東亜』3.27
	태중엔 더욱 자중하자（胎中にはもっと自重せよ）	『東亜』5.2
	姙娠中지켜야할摂生에対한問答（姙娠中守るべき摂生に対する問答）(1)	『東亜』5.8
	애보기둘때에 주의할몃가지（子守を雇う時の注意事項）	『朝鮮』10.30
	天才는반드시母親의피를밧어（天才は必ず母親の血を受け）(3)	『朝鮮』4.27
1929	조흔자녀낫는 태교란 무엇（善い子どもを産む胎教とは何ぞや）（一）（二）（三）（四）	『東亜』9.29/30/10.1/10.5
	女子教育의普及과向上（女子教育の普及と向上）	『東亜』3.27
	조흔아들을 나랴면 부모들의 주의（善い息子を産むためには父母たちへ注意）（二）（三）	『東亜』1.25/26/27
	신경쇠약은 병중에 데일문데될병（神経衰弱は病中の最も問題になる病）（二）	『東亜』1.11
	아동교육은 배안에서부터（児童教育は腹中から）	『朝鮮』6.25
	가뎡상식 임부의위생과미용（家庭常識　妊婦の衛生と美容）【6】월경임신과 용모변화의원인（月経妊娠と容貌変化の原因）【六】	『朝鮮』2.23
1930	임신중태교는 과연필요한가 （妊娠中胎教は本当に必要か）	『朝鮮』5.18
	医学上으로본 産児制限論考（医学上見た産児制限論考）(2)	『朝鮮』5.29
	医学上結婚観（一七）	『朝鮮』12.13

1 「女性教育論」と胎教言説

胎教と開化期の女子教育論

「母性」についてのさまざまな言説の中で、一つの軸として女性教育論があった。とりわけ、韓国では朝鮮王朝期まで公の場で行われたことのない女性教育について、朴泳孝《パク・ヨンヒョ》などの当時の知識人がその必要性を唱えた。[10]このように知識人層が女性教育必要論を唱えた理由を、知識人層が社会進化論を受け入れたことに見出す研究もある。[11]開化期から植民地期にわたって、朝鮮人社会、特に知識人層は、社会進化論の影響下にあったことは先行研究[12]によって明らかになっている。植民地朝鮮における社会進化論の特徴は、開化期においては、世界を弱肉強食・適者生存の論理で理解し、文明国の教育制度を「模倣」することでわれわれも開化すべきという「楽観的な進歩観念」を含むことであった。植民地になった一九一〇年代以降にもこのような特徴は継続するが、社会を進化させる動力に対する認識は変化し、自然淘汰ではなく「人為淘汰」こそが人間社会を進化、すなわち発展させると捉えられるようになった。[13]

以上のような社会進化論を吸収した知識人層は、一八八六年には梨花《イファ》学堂が設立され、その後、貞信《チョンシン》女学校などの西洋宣教勢力による私立女性学校の設立[14]が続くなかで、新聞などに「模倣」すべき文明として教育、とりわけ「女性教育の必要」を唱える論説を寄せていた。[15]「胎教」はその「女性教育の必要」を唱える論説の中で登場する。ここでは、その女性教育論の言説と胎教言説が重なる部分の意義を検討してみたい。

たとえば、一九〇六年五月二三日の『皇城新聞』[16]の記事「女子教育之必要」や、同年八月二日の『万歳報』[17]の記事「女子教育演説（続）」がある。前者は、一八九八年独立協会の幹部として活動し、高宗《コジョン》譲位陰謀事件に関わり日本に亡命したが、のちに帰国して一九〇六年には大韓自強会を組織した尹孝定《ユン・ヒョジョン》が書いたものであり、後者は女子教育会の通常会で同会賛務所長を務めた秦学新《チン・ハクシン》の演説を記事にしたものである。

尹孝定は記事の中で、文明国では女性を教育しており、西洋では女子学校が教育発源の地となり、また女子学校の多寡でその国の「文明程度」を推測できるゆえ、女性を教育せずには子どもの教育、すなわち家庭教育を正しくできるわけがないと述べた。つまるところ、文明国になるため、また家庭教育のために女性教育が必要だと主張したのである。この論説の中で胎教は、家庭教育の一種として取り上げられている。

一方、秦学新は、教育とは一国の興亡に関わるもので、修学しなければ「野蛮之種」となり「奴隷之服」を長く帯びることになると述べた。朝鮮では男性教育に比べて女性教育が遅れており、それは「慨情痛嘆」すべきであり、このような四〇〇〇年間の「旧廃悪習」を「翻然開〔大〕悟」し、女子も同じく教育させようと主唱している。ここでも胎教が登場する。秦は、教育はおおよそ「胎教と家庭教育と、学校教育と社会教育の四種」があり、「胎教と家庭教育」は教育の本源であるが、女性教育が不振ならば、「賢母良妻」は輩出されないうえ、「賢母良妻」がいないと「聡明良材」な子孫を得ることはできないと説明している。

これらの記事からわかるように、女性が「賢母良妻」になって家庭教育を行うためには教育が必要かつ重要だと主張するために、胎教が用いられた。そのナラティブを見ると、女性教育の目標は胎教と家庭教育に設定され、女性教育はそのための手段に位置づけられている。要するに「文明国」になるには、健全な子どもを育てられるよう女性を教育する必要があり、その意味では胎教と家庭教育は、教育を受けた女性の居場所を家庭に限定するための装置として機能する。また、開化期の知識人たちは胎教を「旧廃悪習」とは考えておらず、むしろ、これからの女性教育において重要な課題と認識していたことがうかがえる。

このような言説が見られるようになったのは、一九〇五年の乙巳条約締結から一九一〇年までの五年間、漢城から地方に至るまで有志たちが設立した女子学校が二〇〇校余りに至った状況や、一九〇六年以降に慈恵婦人会、慈善婦人会、大韓女子奨学会、官私立女学校連合小学会、韓日婦人会、女子教育会など、さまざまな女性団体が設立されたことと深く関係があるだろう。[18] つまり、女子学校の設立や女性団体の登場と相まって、女性教育の内容を具体的に決める必要が生じたためだと考えられる。一方、この時期は一九〇四年の韓日協約によって顧問政治が始まった時期であり、一九〇五年には学部の顧問として学政参与官に幣原坦《しではらたいら》が任命された。その翌年から政府は師範学校令、高等学校令、外国語学校令、普通学校令等を発布し、大韓帝国の教育を整備しはじめ、一九〇八年には勅令二二号の「高等女学校令」を発布した。同年、最初の官立女学校として、漢城高等女学校を設立し、翌年には「高等女学校令施行規則」を発布し、女性教育制度の設置と統制に踏み出した。[19]

この時期には私立学校の教科書の刊行も活発になったが、その教科書にも「胎教」の内容を含むものがあった。とりわけ、梨花学堂[20]と進明《シンミョン》女学校、[21]養原《ヤンウォン》女学校[22]の教材として使われたと推測される『女子小学修身書』[23]の「第二〇科　善良な母」には「昔、善良な母たちは胎中から子女を教え、自己の見る、聞く、座る、立つ、食べることに気を配ることにより、子息が生まれて成長し、聖賢に、そうでなければ君子になり、その母の名前を天下が恭敬」したと書かれ、「胎教」という言葉こそ出てはこないが、女性が母親として行うべきものとして「胎教」の内容が載っている。

以上のように、開化期の女子教育において胎教は当然のように有効とされ、善良な母になるための行為として提示されていた。女子教育の言説の中で胎教が頻繁に登場していた事実は、開化期の女子教育に儒教的女性観が内在していたこと[24]を露わにする。そして、社会進化論に影響された開化期の知識人がひたすら西洋という「文明」を「模倣」することのみに終始したわけではなかったことをうかがわせる。とりわけ、開化期の知識人にとって儒教のすべてが否定すべき未開なものだったわけではなく、少なくとも女子教育においては朝鮮王朝期の風習を残すことに何の抵抗もなかったことを意味する。このように胎教言説は、社会進化論を受けいれた開化期の知識人が、伝統の「胎教」を利用して「母性」を儒教的な伝統の上で解釈し、その子孫の教育を担当する存在として女性を位置づけようとしていたことを暴き出す。

一九二〇年代の胎教言説と女性教育論

一九一〇年代を通じて、総督府は「朝鮮教育令」「私立学校規則」「普通学校規則」「女子高等普通学校規則」など、女子教育と関連ある諸法令を制定し、施行した。総督府の朝鮮人教育は、同化政策として「国語」とされた日本語を教育したことと、人文教育よりは実科を重視したことがその大きな特徴であった[25]。そして、女性教育においては、その目的が一九一一年八月二四日に発布された朝鮮教育令の第一五条に鮮やかに示されている。その条文は「女子高等普通学校ハ女子ニ高等ノ普通教育ヲ為ス所ニシテ婦徳ヲ養ヒ国民タル性格ヲ陶冶《とうや》シ其ノ生活ニ有用ナル知識技能ヲ授ク[26]」とある。このように女性には「婦徳」の涵養と「生活ニ有用ナル知識技能」が課されており、日本本国の「良妻賢母」になるための女性教育が植民地朝鮮でも行われていたことがわかる[27]。

ところが、一九一九年の三・一独立運動の結果によって、いわゆる第二次の朝鮮教育令を発布するなど、総督府は緩和策を打ち出した。しかし、女性教育については「女子高等普通学校ハ女生徒ノ身体ノ発達及婦徳ノ涵養ニ留意シテ之ニ徳育ヲ施シ生活ニ有用ナル普通知識技能ヲ授ケ国民タルノ性格ヲ養成シ国語ニ熟達セシムルコトヲ目的トス[28]」と、その目的には大きな変化は見えない。

そのうえ、一九二〇年代は雑誌や新聞の創刊が相次いだ時期でもあり、女性運動の議論も盛り上がった。そのなかで、女性教育は、女性を社会の抑圧から解放して社会進出を奨励する運動、いわゆる「女子解放運動」の土台として盛んに記事化された。この女性解放運動は、キリスト教を中心とした民族主義系と、天道教団の『開闢』や『新女性』という「雑誌」を中心とした民族主義系、そして社会主義系の人々によって、新聞雑誌上の議論を通じて展開された。中心となる問題提起は、既存の伝統的価値観である道徳・倫理と家族及び結婚制度、女性自ら一個人の人格体として覚醒していない点、政治・経済・法律など社会制度面における不平等な条件、資本主義的・社会経済的構造などに対して行われた。[29]もちろん、同じく女性解放を唱えても、派閥によって問題の所在に対する認識や、解放の方策に対する意見は完全には一致していなかった。[30]それでも女性解放のためには女性教育が必要であるという認識は共有していた。[31]このような動きのもと、女性教育の重要性を語る記事の中で、胎教はどのように作動していたのだろうか。

三・一独立運動後、東学とも呼ばれる天道教は、新文化運動と社会連合運動を展開した。新文化運動とは、子ども・学生・青年・女性・農民・労働者・商人の七つの階層を対象にした文化普及運動であり、雑誌の発刊が必須だという考えに基づき、各階層に合わせて雑誌を発刊した。[32]この出版事業のために設立された開闢社は一九二〇年六月に雑誌『開闢』を創刊した。同年発行の『開闢』第四号には「諸名士の朝鮮女子解放観（原稿来到序次）」という題で、各界の名士から「女子解放」に関する原稿を集めた特集記事が載っている。そのなかで、当時天道教の玄機関長（玄機司という教理に携わる部署の長）であった呉尚俊《オ・サンジュン》は「理勢に順応せよ」[33]と題した原稿を寄せた。この記事は、女性教育に反対する意見への反論から始まる。呉は、女性教育に反対するある人物の意見を次のように紹介している。女性の職分は男性とは異なっており、女性は家庭の内務に従事し子女を養育し、家長に奉仕を尽くせばよく、むしろ女性教育を受けたら夫婦間に紛争を引き起こす、なぜ男子と同じく学んで、社会に活動しなければならないのか。これに対して呉は、教育を受けて家庭で問題を起こす者は少なく、また男性の中でも教育を受けて「浮浪蕩子」になる者があると応答する。そして、「貞烈は実に大きな美風」であるが、そもそも男女は同じく人間であるため、人権や義務も同一であるはずなのに、なぜ女児には「将来の良妻賢母になれ」と訓話し、男児には「良夫賢父になれ」とは訓話しないのかと疑問を投げかける。続いて、児童の生産養育は婦人が行うのが最も適切であり、それゆえに児童は必ず母の善悪と知識に影響されるので、「古代に胎教まであったのは実にこのため」だと述べている。続いて、このように児童教育と直接関わる女性に対する教育の意義をまったく理解せず、言い古された話を繰り返すばかりで児童教育の障碍となっていると批判した。呉は、「ここに女子解放は理論としては躊躇する余地がなく、速やかに実行すべきである。また、女子教育もますます勉《つと》むべきであろう」と結論づけている。

この記事から確認できるように、一九二〇年の段階では女性の天賦人権に対する理解は深まりつつも、女性教育はその天賦人権ではなく、児童教育の土台と捉えられていた。そして胎教は、「古代」のものではあるが、児童は必ず母の善悪と知識に影響されるゆえ、古くから伝わる知恵と考えられている。すなわち、胎教は母の資質を証明する条件であり、児童教育を立派に果たす「賢母」になるための教育が必要である理由の一つとして挙げられている。結局、記事の冒頭でなげかけた「なぜ女児には「将来の良妻賢母になれ」と訓話し、男児には「良夫賢父になれ」と訓話しないのか」という疑問には、女児は将来児童教育を行う「賢母」にならなければならないからだと答えている。「女性解放」もそのような認識のうえの解放にすぎなかった点に当時の知識人の限界が見て取れる。

「新女性」と「職業婦人」がメディア上に登場し、女性の労働が可視化され、女性の社会進出が進んでいく一方で、このような言説はあいかわらず続いていた。たとえば、一九二六年一一月五日付の『東亜日報』には『国之語音』訓民正音八回甲」(34)という記事が掲載された。この記事では国語教育の重要性が次のように語られている。「愛国心」を持つ「国民」を養成するためには「国語」と「国史」の教育が重要であり、その中でも家庭教育が重要である。特に「国語」教育において「一国の言語」は「家庭と社交と文学」を通じて伝わるもので、「我々は国語を母の乳首から学ぶ。我々は母の乳を吸う時にただひたすらに肉体的糧食を吸うのみならず、すべての伝統的精神を吸いこむ。これは母の唇から教える国語を通じてなされる」と国語教育における母の役割の重大性を強調する。一方、ここで母の身体は、「乳首」「乳」や「唇」といった、「愛国心」を持つ「国民」を養成するための身体の部分に解体され、展示されている。さらに、女子教育の必要性を国語教育とつなげて次のように語っている。

ここに、女子教育の必要があり、また、女子教育が国語を中心とする必要が生じるのである。胎教などの家庭教育が一個人の一生の性格を決定することは誰でも知っているところであるうえ、そのことに携わるのは母性である。そのため、一国民の女子はその国民の歴史と国語に精通する必要があるのである。

この記事では、女性教育は女性の解放のためではなく、「愛国心」を持つ「国民」の養成のために「一国民の女子」の義務として受けなければならないととらえられている。ここにおいても、「胎教などの家庭教育」は一人の性格を決定するほど重要なもので、それに携わる女性は国語教育を受ける必要があると述べられている。すなわち、女性教育は、女性の基本的権利というより、「愛国心」を持つ「国民」の養成の土台となる「胎教」などの児童教育のために必要とされている。

以上の二つの記事の間には、女性の人権を重視しているのか、もしくは女性を国民の養成のための装置のように扱っているかという女性の人権に対する根本的な認識の差がある。しかし、その根本的な差異にもかかわらず、両記事とも、女性を、いつかは妊娠し母になる存在として想定しており、その「妊娠した体」を統制すべき対象としてみなしていたことがうかがえる。

このような、家庭教育の重大さと「胎教」がともに語られる記事は、この後も引き続き新聞紙面で確認できる。たとえば、一九二七年一一月五日付の『朝鮮日報』の記事「妊娠中から胎児を教育せよ」[35]は、次のように書いている。「家庭教育はその母にとって人間を作るのに最も重要なこと」で、それをより深く考えれば「人間がこの世に出る前——すなわち母体においても教育を施すことができるとみる」という見解は、「昔から東洋でも西洋でもこのような教育観、すなわち胎教という言葉が」あったと、根本的な家庭教育として胎教を紹介している。同記事で、出生時の赤子は白紙のようだと言う「ある学者」の説を紹介するが、「今日進歩した児童心理学に照らしてみると、生まれたばかりの子どもであってもすでに人間としての個性は持っているとみるようになりました。それは、妊娠中に受ける教育のいかんによるとみることが当然」だといえるからだと、「児童心理学」を根拠にして胎内で受ける教育がいかに重要であるのかを述べている。そして、胎教の精神的な影響がその子どもの将来を決定すると考えられる経験談などが多く、「それゆえ、人間になるかならないかは産んでからの教育問題と考えず、その胎教がいかに重大な影響を与えるのかを考えるべき」と語っている。この記事で注目に値する部分は、胎教の正しさを示すために「児童心理学」という近代の学問を利用している点である。

また、一九二九年六月二五日付の『朝鮮日報』の記事「子どもの教育は腹中から」をみてみよう。記事には、子どもは腹中からよく育てなければならないが、それは「衛生」が妊婦の肉体と精神に大きく影響するためとても難しく、子どもの人生は「腹中にある時の母の心によるであろうこと、これを胎教といいます」とある。胎教が子どもの人生に大きな影響を及ぼすのは当然ととらえている。ここで「衛生」という近代の言葉は、胎教の難しさを表すために用いられているが、「衛生」が何を意味するのかという説明はまったくなく、胎教をもっともらしいものにする役割を果たしている。

さらに、一九二九年の三月二七日付『東亜日報』の社説として掲載された「女子教育の普及と向上(一)」[36]からもこのような傾向を確認できる。同記事は、「京城府内七女子高等普通学校の志願者総数が入学許可数の三五倍に達し、例年より激増を示した」と、女性教育の需要が増えた事実を報じている。その背景には、「普通学校を卒業した女子自身がさらに一層程度の高い教育にそれほどまでに覚醒」したこと、また「彼女たちの父母が女子教育の必要性をそれほど切実に覚えた」ことがあり、これは「一家庭からみても、より広くは一民族一社会から見ても最もうれしく真っ先に慶賀するところ」だと述べられている。それから、二、三〇年前までの女性教育の状況がいかにひどかったかを縷々述べながら、同記事の中で胎教が取り上げられるのは、朝鮮王朝期の教育を批判する文脈においてである。すなわち、これまで世の聖人賢哲や偉人が出現したのは、彼らが男性であったとしても、その背後には文王母のように胎教を怠らなかった女性がいたためであり、朝鮮王朝はそれを看過して女性教育を疎かにしたという。この時代、社会の総人口の半数を占める女子は、目が見えるようで見えず、話せるようで話せず、ただ子どもを産むことしか知らず、子どもの教育に何ら関与するところがなかったと、前近代の女子教育の貧困さを強く批判している。

さらに、今日のような民衆の覚醒、特に教育への女性の覚醒を「欣喜」し、女性教育が必要な理由を次のように述べている。まず、「男子と同等な人としての人格生活、もしくは職業生活或いは物質的に見た女子の自主的な生活に不可欠」であるからであり、次に、「今まで我々の母と妻と姉妹が無知識であるため、学校で教育を受ける我々の子女が、一、科学上信じられないのみならず、まったく一考の価値がない巫祝的迷信に浸潤されることがいかにも甚だしく、二、家庭における養育と学校教育との間の扞格《かんかく》の差を生じさせ、一暴十寒〔一日頑張って労働・勉強したものの十日間休んで怠けてしまうこと〕の勢で学校教育の効果を抹殺する例」が多いという点で必要であるという。そのため、これから高等普通学校やそれ以上の教育を受けた女性が母になれば、その子女にはそのような弊害が生じないことを考えると、「我ら全民族のために慶賀に堪えないところ」とたたえ、不足している女性教育機関を増やすよう訴えて記事をまとめている。

この記事も、女性教育の必要性を子どもへの教育という観点から認めている点は開化期の記事と同様である。しかし、その必要の第一として「男子と同等な人としての人格生活、もしくは職業生活あるいは物質的に見た女子の自主的な生活に不可欠」であることを挙げている点は、女子教育において女性の自主的生活を顧慮するという認識の差が読み取れる。しかし、その全体の論調では、学校教育につながる子どもの教育を正しくするという目的を前提にしている。

以上のように、胎教が「教育」「女子教育」とともに語られる際に、胎教は当然のように有効とされ、また子どもの教育の一環として、「子どもを教育する女性への教育」の必要の範囲内で語られた。このように胎教と家庭教育のため女子教育の重要性・必要性を唱える記事は途絶えることがなかった(37)。

児童教育の基盤として「母性」中心の女性教育を唱える言説について、キム・ヘギョンは一九二〇年代前半に

「近代教育を受けた女性たちを伝統に回帰させようとした保守的言説」だととらえ、このような傾向が一九二〇年代半ばに強調されたのは、「一九二〇年代前半に、結婚と性に関する自由主義的な論理が一段階衰退してから現れた反動的現象」であったと読み解いている。[38] ところが、前述のとおり、一九二〇年代初めに、「母性」中心の女性教育論は女性解放論とは完全に切り離されて、女性の居場所は「家庭」だと唱えられていたのではなく、女性解放論における「男子と同等な人としての人格生活、もしくは職業生活あるいは物質的に見た女子の自主的な生活に不可欠」という認識と協力する形で展開されていた。

これらの記事の間には女子教育に対する根本的な認識の差異は存在した。しかし、ここで述べた女子教育と胎教が重なる部分では、女子教育が女性はいつか母になるという前提の上で語られ、それゆえに妊娠する、もしくは「妊娠した体」に対する統制という役割を結果的に果たしていたことは指摘しておきたい。

2　植民地期の「民族改造論」と胎教

「改造の時代」と民族改造

一九二〇年代は、社会主義者と民族主義者が協力し、独立運動や女性解放運動などの社会運動を積極的に推進した時期であった。この時期は当時のメディアではいわゆる「改造の時代」と呼ばれ、民族主義系の知識人の間の主な話題も「改造」であった。[39] この「改造の時代」という言葉は、第一次世界大戦の終結に伴って、大戦により大きな損失と犠牲を経験した世界各国が、これからは「永遠の平和と生命」を求めることになったという認識から生まれた。[40] それでは、「改造」を唱える朝鮮の民族運動家たちは、何を「改造」しようとしたのであろうか。それは、人為的淘汰によって「民族」を「改造」しようとしたのである。開化期から一九一〇年代半ばに、朝鮮の知識人たちが、「我が民族」が日本の影響下、ひいては支配下になった理由を「自然淘汰」に求めたのが社会進化論であったとすれば、一九一〇年後半から二〇年代までのそれは、「民族」を人為的淘汰によって「改造」すれば、我が民族も「日本と同様に」「西洋列強と肩を並べ[41]」られると、朝鮮社会に変革を求めたものである[42]。このような「改造」を唱えた民族運動家の代表的な人物が李光洙《イ・グァンス》であり、その論旨が明確に現れているのが、一九二二年に雑誌『開闢』に掲載された論説「民族改造論」であった。

李光洙は一九一〇年代に崔南善と共に「新文化運動」を主導した人物であり、この「民族改造論」には、世界改造の基礎を人格に求めた日本本国の文化主義の影響が色濃く出ている[43]。李は、民族改造の目標に、個人の知力・財力・学力などの実力を養成し、人格を完成させることを定めた。そして、このように人格が完成した個々人からなる社会改造をもう一つの目標としていた。この社会改造の最も核心的な手段として「教育」を取り上げ、労働、婦人、人種問題などのさまざまな社会問題の解決策として「教育」の増進を追求した[44]。この「民族改造論」は実践として、朝鮮伝統の弊風を廃止し、西洋の科学に基づく合理的な生活を通じて民族を改良しようとする「実力養成運動[45]」へと結びついた。

李光洙は民族改造の方法を論じる際に、ギュスターヴ・ル・ボン（Gustave Le Bon）の民族心理学に影響を受けて[46]、ある民族の「根本的な性格」は優秀だが「附属的性格」が悪い場合と、「根本的性格」そのものが悪い場合の改造方法を分けて説明した。前者の場合、周囲の環境を改善することや、教育を通じて比較的簡単に改造ができる一方で、後者の場合、ル・ボンによると「根本的性格」は変えられないが、李はそれでも改造する方法があると主張した。その方法とは次のとおりである。まず、その民族の中で少数の「善人」が民族復活の萌芽になり、民族改造を自覚し決心して、まずは自らを改造する。そして自分と志をともにする人々を集め、「改造同盟団体」を組織し、益々改造していけば善人は増えていくはずであり、その後継者たる子女に新しい理想の教育と環境を与え、益々「新分子」、「すなわち、改造された個人」の数が増えれば、その人々が信用と能力のある「全民族の中枢階級」になる。「新分子」になれなかった人々は自然淘汰され、もっと時間が経てば民族は中枢階級の健全な精神に「風化」され、より新しくなり、五〇年、一〇〇年後には改造が完成される。[47] そのうえで朝鮮民族は、「根本的な性格」は悪くなく、「附属的性格」が問題であるため、改造を通じて「根本的性格」を回復しなければならないと評価した。

遺伝学と人種改善

ここから読み取れるように、「根本的性格」の改造であれ、「附属的性格」の改造であれ、民族改造の方法としては、よい環境と教育が挙げられている。このように改造を成し遂げる具体的方法として教育を提示することは、李のみならず、当時改造を唱えた知識人の共通点であった。[48] しかし、教育によって「根本的性格」さえ改造できると唱えていた「改造の時代」は、一九一〇年代半ばから『学之光』などの雑誌に登場しつつあった日本からの人種改善学の言説が盛んになっていた時期でもあった。日本の人種改善論は、前章で述べた優生学を基にして展開していた。優生学ではよい「種」の生産を遺伝要因と環境要因に区切って論じたが、日本の人種改善論者は、身体的形質・精神的形質・社会的形質に区分し、これらの形質が遺伝するうえ、社会的形質が最も重要であると主張したのが特徴であった。[49] そのうえ、このような人種改善学は民族改造論と対立する言説ではなく、むしろ民族改造論は人種改善論の影響下で成立したことを踏まえる必要がある。[50] すなわち、民族改造が環境の改善と教育によって成し遂げられるという主張は、そのように改造され、よりよくなった個人の形質や階級が、次の世代へ「伝わる」という思考の上で成り立っているのである。

このような時流の中で植民地朝鮮の言説空間では、教育を通じて民族を改造しようとする、人種を改善しようとする言説は広まっていた。「胎教」が入り込むのも、そのような空間においてであった。次節では女性医師の許英肅の記事を通じて、「胎教」と民族改造論の関係を分析する。

3　女性医師・許英肅の民族改造論と胎教

女性たちへの啓蒙

これまでに本書で何度か登場した許英肅は、植民地朝鮮では数少ない女性医師であり、メディアで活発に執筆活動をして女性向けの衛生・医療啓蒙を行った人物であった。一般には前述の李光洙の妻としてよく知られており、許の個人史については近年になってようやく研究されるようになった。[51]「女性医師として、女性記者として、新女性として」成功した第一人者とまでは言えないが、その三方面にまたがって活動した女性の中では右に出る者がないと評される。[52] 許英肅は、一八九七年、裕福な商人の家で四女に生まれた。そして、九歳になった一九〇六年には設立されたばかりの進明学校の普通科[53]に入学、一九〇八年にはこの進明学校の中等科ができ、許は一九一〇年に優等生として進学した。そして、進明学校を卒業した一九一一年に京城女子高等普通学校[54]に進学し、一九一四年には卒業した。その後、許は医師になるため日本に留学し、東京女子医学専門学校[55]に入学した。許は日本への医学留学生の中では最初の女性であって、医学を学ぶため、外国に留学した二番目の女性であった。しかし、この東京女子医学専門学校は当時まだ医学専門学校として認められておらず[56]、一九一八年七月に同校を卒業した許は帰国して、同年施行された朝鮮総督府の医師検定試験を受けなければならなかった。許は朝鮮女性としては最初にこの試験に合格した[57]。許は合格後、産婦人科と小児科専門として総督府医院で臨床修練を一年間行った。一九二〇年には京城の自宅を改造して産婦人科と小児科を専門とする「英恵医院」を開いた。翌年五月には波乱の恋愛の末に、李光洙と結婚したが、一九二二年三月には単身で再び医学勉強のために、東京に留学した。許は東京帝国大学の医学研究科を目指したが、入学に失敗して同年六月に帰国する[58]。

許の言論活動は一九二〇年、創刊したばかりの『東亜日報』に、各界を代表する女性論客として「花柳病者の結婚を禁ずべきこと[59]」という文章を寄せ、当時の女性問題を論じたところから始まった[60]。この記事はつまるところ、結婚制度の改良が時代の急務ではあるが、それは「教育」によって「個人を養成」してからのことで、現存の結婚制度内では、花柳病者の悪影響が個人や一家にとどまらず、国家の盛衰にまで及ぶものであるため、花柳病者の結婚を法律上で禁止すべきという内容であった[61]。この記事から、許が李光洙の民族改造論の影響を受けていることが読み取れる[62]。

一九二四年末、許は、肺結核の悪化により記者の職を辞めた夫の李光洙の代わりに『東亜日報』の正式な記者となって、一九二五年一二月から一九二七年三月まで学芸部長として働いた[63]。この期間中、許は『東亜日報』の家庭欄に家庭衛生に関するさまざまな記事を掲載し、女性を対象とする衛生・医療啓蒙に大きく貢献した。そのなかでも、一九二五年八月二八日から一〇月九日まで四一回にわたって連載された「民族発展に必要な子どもを育てる方法」に許の民族改造論が最もよく表れている。この連載記事は、児童教育と養育に関するさまざまな方面、食べ物・沐浴に至るまでの幅広い分野において、何が正しい方法なのかを「家庭」欄の女性読者に教えるものであった。

許は記事全体の趣旨をその（一）で次のように明言している。

今日、世界各国が最も注意し、力を注いでいる問題があるが、それは民族改良である。どうすれば各々諸民族を今より力強い民族に作れるか、どうすれば最も豊かに生きる能力を持った民族を作れるかということである。(64)

許によると、第一次世界大戦前までの各国は民族改良、すなわち民族改造を「軍備拡張」や「領土獲得」「経済発展」によって成し遂げようとしてきたが、大戦以降は「より根本的」な「その民族を構成する分子である各人」すなわち、「男子と女子」を今より「力強い人に作」れば、その個人で構成される「民族もしくは国民」も「より力強い民族もしくは国民」になると考えられるようになった。また、このようなより根本的な民族改造のために各国は「教育の革新と普及」に努めているという。

許は、教育の中でも児童教育が重要な理由として、いかに普通・専門教育が完備されていても児童時代に「教育の道を誤る」とその効果を得られないことを挙げている。「したがって、普通教育に入る前の男子と女子の教育もしくは保護問題は教育の根本問題であると同時に、民族改良・民族向上の根本になる」と、児童教育と保護こそ民族改造の根幹になると述べている。許にとって、「民族改良・民族向上」とは「結局民族の肉体的健康と知能と徳性、この三つをできるだけ向上させるところ」にあり、その基礎は児童時代に整えなければならなかった。そのため、「我が朝鮮のように民族的に他に劣っている立場」にある国では、「児童教育について必要な知識を児童教育（特に普通学校入学前の児童たちの教育）の全責任者である家庭の父母たち、その中でも母たちに教えることは極めて重要」であると、児童教育のための「母性教育」の重要性を唱えている。ところが、「我が国の婦人たち」は、「旧式婦人」であれ「新教育を受けた婦人」であれ、児童教育や養育について教わったことがない。それゆえに「我が国の両親」の愛は「盲目的」で「不合理」であり、そのような「愛」で育てられた子どもは「よい国民」にはなれず、そのような両親に育てられた私たち朝鮮人は「最も衰退した百姓になってしまったのではないか」と嘆いている。許にとって児童教育は個々人が力を持つために必要であり、それは必然的に民族改良へとつながり、また「よい国民」になることにつながるのである。このように、許は「よい国民」を作る「教育」を行う主体を「母」に設定していたことがわかる。

母親が主体となる民族改造論

この母親を中心とした許の民族改造論は、許が胎教と児童教育を関連づけて論じた記事「遺伝と胎教」にその詳細が書かれている。許によると、胎教とは「もっぱら母と関係あるものであるが、遺伝は母と父と同じく関係がある。事実上、子どもは母の腹中ですべての基礎が固まって〔世に〕出るのである。したがって、教育も腹の中から始まる」[65]。つまり、胎教は遺伝とは違ってもっぱら「母」との関係によるから、子どもは「母の腹中」でその基礎が固まるのだと、子どもの基礎を作る「母」の胎教を重視した。さらに、遺伝は「永遠で不滅」な性質であり「祖先代々まったく変わらずに」伝わるが、一方、人を作り上げることにおいては「変異性」という「当代当代に受ける影響によってあちらに変わったり、こちらに変わったり」する性質もあり、教育はこの「変異性」の観点で重要であり、胎教もまたそうであると述べている(66)。

次の記事で許は、(67)

昔から胎教というものが重要視されてきた。胎母は正しくないところには座らず、耳で淫乱な音を聞かず、目で悪い色を見ずと言われた。それは今日まで変わらない真理であり、また、永遠に変わらないと信じる。


と、胎教という伝統的な出産風習を永遠に変わらない「真理」であると、高く評価している。また、「変異性があるがために、胎児は母の一動、一切の栄養を受け、したがって胎教というものが必要であろう」と述べ、父の遺伝については「精虫が母の体に入った後に途絶えてしまう。しかし、母は父と同様に卵子の中に遺伝質があると同時に、自らの血でそれを育てて、十月のあいだ自己の腹の中に抱いている。言い換えれば、我々の目に見えない細胞の時点から人になって世に出るまではもっぱら母の栄養のみを受けて生きるのである」と、子どもを「人」に作り上げる母の力を強調している。

許は、胎教を二つに分けてそれを「健康」と「精神」への影響だと定義している。「健康」については、健康な母は健康な子どもを産むと、母体の肉体的健康が胎児のそれにも影響すると説明する。「精神」については、「胎児が胎母から精神的に受ける影響はある意味ではより大きい」と述べ、具体的に次のような例を挙げている。「[胎児の顔が]母が渇仰《かつごう》する人の顔と似ている例は我々が時々見るところであり、胎母が深く苦しんだり、驚いたりした時には胎中の子どもは動きをやめ、静かにしている」。ここでは科学に基づいた例ではなく、むしろ伝統的な胎教の例を取り上げている。また、「母たる者が妊娠中にいつもよくない考えをめぐらしたとすれば、その子どももよくないことを多く考える人」になり、その逆も成立するという。これらの事例をもって胎教の有用性を証明し、そのため、「教育の第一歩」は母の腹の中から始めるべきと記事を締めくくっている。

以上の記事からうかがえる許の民族改造論の特徴は、胎教という伝統的出産風習を積極的に肯定し、民族を改良できる「教育」として活用しようとする点である。また、その胎教ができる唯一の主体である「母」を、民族改造の担い手に設定している。そして、植民地朝鮮の最も有名な女性医療専門家であった許の影響力と、この記事が連載された『東亜日報』が「新聞政府」とまで称された植民地期の代表的なメディアであったことを考慮すれば、許のこの論説は胎教を肯定することによって、朝鮮社会へ「妊娠した体」を統制する必要性を伝播する役割を果たしたのは疑いないと考えられる。

4　一九三〇年代後半の「〈朝鮮学〉振興運動」と『胎教新記』

「〈朝鮮学〉振興運動」の中の胎教論

一九三〇年代になると、「民族唯一党民族協同戦線」という標語のもとで民族主義者と社会主義者が連携して朝鮮独立運動を行った「新幹会」が解散してしまう。それ以降、独立運動の画期を求めて「非妥協的」民族主義者が行った文化運動は「朝鮮学運動」と呼ばれている。この「朝鮮学運動」は、安在鴻《アン・ジェホン》と鄭寅普《チョン・インボ》が主軸になって朝鮮王朝期を分析対象として研究し、それを「朝鮮学」という学問として成立させようとした学術的な運動である。[68] また、この運動は、総督府の植民地主義的朝鮮認識に対しての文化的対応という性格を帯びていた。[69]

この「朝鮮学運動」は、民族改造論者たちの「民族文化守護運動」と実証主義学問を掲げた「震檀学会《ジンダン》」、マルクス主義者、総督府の官学者らが競合していた一九三〇年代の植民地朝鮮における歴史学の学術的地形を構成する一つの柱であった。[70] しかし近年、「朝鮮学運動」や「朝鮮学運動家」の範疇をどこに設定するかについては議論が活発になっており、特に、安在鴻と鄭寅普という民族史観の学者だけが朝鮮を研究対象としたのではなく、マルクス主義の唯物史観に立脚した研究者も同様であったことを主張し、彼らの論考をも「朝鮮学運動」に含めようとする動き[71]がある。

ただ、同時期に同じく朝鮮王朝期の研究を行った人物の中には、「非妥協的」民族主義者に属さない者も存在しており、彼らをひとくくりにして「朝鮮学運動家」と評価することは、朝鮮研究者のさまざまな流れを単純化しかねないと考える。そこで本節においては、朝鮮を研究対象にし、その特徴を考察しようとした動きを指す語として、全胤善《チョン・ユンソン》が提案した「〈朝鮮学〉振興運動」を用いる。そして、「朝鮮学運動家」の鄭寅普と、唯物史観の研究者であった崔益翰《チェ・イクハン》が『胎教新記』を評した文章を分析し、胎教に対する彼らの認識を検討してみたい。

前章で詳しく述べたとおり、『胎教新記』（一八〇〇年）は李師朱堂が、儒教の理気論に基づいて胎教を胎児の「気」を善に導くための修養と解釈し、自分の娘をはじめとする「母」になる女性に対して胎教の重要性と方法を説くものである。この『胎教新記』に、李師朱堂の息子である柳儆の子孫・柳近永《ユ・グンヨン》がハングル読み、すなわち諺文《おんもん》を追加した『胎教新記章句大全　諺解』が一九三六年に発刊された。その時に、著名な漢学者・陽明学者・歴史学者であり、『東亜日報』『時代日報』の論説委員としても活動した鄭寅普が、[72]「胎教新記音義序略」を書いている。鄭寅普は、『胎教新記』は李師朱堂の経験に基づくため、その講論が極めて明白で観察が緻密であり、古くから伝わる胎教がここに至って初めて典になったのであって、これは数千年の間なかったことだと述べた。また、同書の内容は西洋の優生学者の言葉と比べてみても遜色がなく、優生学に劣らない胎教論として評価している。(73) 鄭は、妊娠した女性は行動や精神の働きを謹むべきという同書の主張に同意し、その内容に「近代の知」に劣らない地位を与えようとした。

朝鮮伝統の優れた学知

朝鮮研究という観点から『胎教新記』を検討した論説に、一九四〇年の(74)「朝鮮女流著作史上師朱堂「胎教新記」の地位」(75)という連載記事もある。この記事は、崔益翰(76)によるもので、社会主義者であった崔は独立運動に参加し、終戦以後には朝鮮人民共和国幹部、最高人民会議代議員などを歴任した。崔益翰は鄭寅普とともに、朝鮮学における茶山《タサン》丁若鏞《チョン・ヤクヨン》の研究を行った人物であるが、早稲田大学を卒業した社会主義者であり、鄭寅普とは知識的背景が異なっていた。

崔益翰の連載記事には、朝鮮王朝期における女性の地位や女性知識人に対する自身の認識が示されている。連載の（上）では、まず女性が「閨中《けいちゅう》の世界で性的捕虜として存在した封建時代」には、朝鮮女性の中では詩や絵で名を残した者は数人いるが、学術研究にまで及ぶ作品がなかったと当時の限界を指摘した。続いて、「詩文の末芸を超越して学理的深奥に浸透し、人生の源泉に関する千載不伝の秘訣を啓示したもの」は師朱堂李氏一人であったと、その業績を紹介している。

連載の（四）では、『胎教新記』の各章の内容を簡略に伝えたうえ、胎教を次のように評価している。「医理的観点」に限定すれば、今は東西で研究・実証されつくされており、むしろこの「医理的観点」での実証は「生理的・衛生的意義に止まり、道徳的・修養的性質の殿堂〔核心〕までは至らなかった。これはその科学的限界性が自ら明示するところ」である。さらに「その方法の視座は一歩前進して正心正気の道徳的立場にまで進出し」、「同姓不取」制度とともに彼ら〔中国〕の種族繁栄策における実に世界に卓越した両大発明であった」と、胎教を近代の医学に基づいた知識より進歩した知識だと称賛している。続く連載（五）では、師朱堂李氏の胎教論について、中国伝統の論に比べて「胎教の根源を父に要求したことが、彼〔女〕の学説の極致」であり、「要するに師朱堂は『胎教新記』において微奥な〔細密で奥深い〕研究と深酷な体験により従来の胎教説を補完かつ発展させたと同時に、医家の見解と優生学の真理を十分に包摂し、ついに完成」させたもので、その学説は「単純に科学論の平面的立場に止まらなかった。これは妊婦にとって、いや、吾人の種族繁栄のすべての役夫にとって一種の優秀な哲学であり、倫理学であり、修養法」であるという。

崔は「医理的観点」と「生理的・衛生的意義」より高い境地として「道徳的・修養的性質の殿堂」を提示し、『胎教新記』の胎教論が西洋的知識に比して優れた学説だと主張している。このように、鄭の論説と同様に西洋の学説に劣らない、または勝る学説だと李氏の胎教論を紹介し、西洋より優れた学知を我々朝鮮民族はすでに持っていたと主張した。このように西洋からの新しい知識に劣らない、より優秀な学知として朝鮮伝統の学説を位置づけようとする立場は、前節で述べた一九二〇年代からの西洋の科学的合理性を受け入れ、「新生活」を通じて民族の改良を図った民族改造論と、その思想を基盤とした実践としての実力養成運動に対する反発としての民族主義の発露として理解できる。もちろん、朝鮮を学問の対象にして研究する研究者の立場は多様であって、崔益翰も記事で「閨中の世界で〔女性が〕性的捕虜として存在した封建時代」と朝鮮王朝期を低く評価し、朝鮮の伝統を全部肯定したわけではない。一方、このような論調は西洋と帝国を相対化して民族を主体として位置づけようとする植民地の対抗的民族言説[77]の構築の一助ともなった。[78]

このように、『胎教新記』は、近代には「優生学」という西洋からの近代知識に劣らない学説と再評価され、民族言説を構築する当時の知識人たちの欲望に符合するテクストとして紹介され、高く評価されたことがうかがえる。そして『胎教新記』を高く評価する記事は、「母性」について直接に論じてはいないが、『胎教新記』の胎教論を西洋の医学・優生学に匹敵する学知として位置づけようとしており、これは当然、正しい母になるための方法論である胎教を肯定することになる。これらの記事は、医学や優生学の観点から胎教の効果を肯定する言説と交差し重なる点において、「妊娠した体」を統制しようとする制度や実践、すなわち医学専門家や産婆の活動及び優生学運動などにも正当性を与える役割を果したたと考えられる。

おわりに

本章では、開化期から一九二〇年代までの胎教言説を検討し、次のことが明らかになった。まず開化期に女性教育の必要を唱えた知識人層は、賢母という女性の役割を女性教育の前提と想定していた。同様に、一九二〇年代の女性解放の動きの中でも、女性教育は女性を賢母に養成するためのものとして位置づけられた。一方、同時期に興った民族改造の思想と社会運動の論理においては、「母になること」が民族改造の文脈の中で論じられた。そして一見、このような民族改造論と対立しているように見える非妥協的な民族主義者の文章でも、胎教は「種族繁栄策における実に世界に卓越した」方法であると肯定され、正しい母になる方法として正当化されていた。

以上のように、「妊娠した体」の統制を図る構造を築き上げた言説構築には、医学や衛生学などの専門家のみが参加していたわけではなかった、むしろ、互いに競合しているかのようにみえる社会のさまざまな動きが、胎教に関する言説を通じて、「妊娠した体」に対する統制を肯定する言説を作り上げていたのである。

さらに、このような言説は社会における「妊娠した体」への監視を容認し、妊婦自身も自らの身体を注意深く観察・監視することが要求されたといえる。また、それは「母性」を神聖なる女性の天職であるという当時の「母性言説」に協調する形で、「衛生」「児童心理学」「医学」など「近代の知」に基づき当為性、権威を与えられた。要するに、胎教言説は、優秀な子どもを得るために、その社会において、「妊娠した体」を観察・監視・統制しなければならない対象として位置づける役割を果たした。そして、当時の知識人が繰り広げた胎教言説は「妊娠した体」を統制しようとする近代の「生政治」を構築する一つの歯車でもあったと評価できる。

終　章　近代化する「出産の場」と女性

1　生き残った出産風習と植民地朝鮮の近代

「腹中一〇ヶ月、一生を左右する［人政策］」[1]、これは二〇二一年三月二日の韓国の進歩系時事週刊誌である『ハンギョレ二一』のウェブ版の記事タイトルである。この記事はキム・ヒョンチョルという香港科学技術大学工商管理学院とアメリカ・コーネル大学の教授が「人のための政策、腹の中からお墓まで」と題して現在でも連載しているコラムの一部である。このコラムの紹介によると、キムは延世大学医学科を卒業後アメリカのコロンビア大学で経済学博士号を取得し、医師でありながら経済学者として社会実験、自然実験、ビッグデータ研究まで論じる、幅広い知識を持つエリートである。また、このコラムは「多様な人的資本（保健・教育・労働）政策を研究及び評価する」ための企画であると紹介されている。この記事の本文は次のように始まる。

三〇代前半の会社員パク・ジヒョンさんは通勤が気になるようになってきました。パクさんは最近ようやく妊娠できました。公共交通機関を使うには不安があります。地下鉄の空気の悪さも心配で、戦争のような通勤やきつい仕事から来るストレスも心配です。しかし仕事をやめることはできません。妊娠中の環境が子どもに重要であるという話は、昔から聞いてきたのですが、どこまで気をつけて生活しなければならないのか、判断がつきません。ジヒョンさんのように心配しながら日々を送る人が、わが国には二五万人います。

このようにキムは、ジヒョンさんという仮想の妊婦を想定して、妊娠中の環境を心配する現代女性の心の中を描く形で論旨を展開している。続いて、スペイン風邪から、チェルノブイリの放射能汚染、韓国（朝鮮）戦争、イスラム教のラマダン、妊娠中に妊婦の両親が死亡して大きくストレスを受けた場合、公害に至るまで、さまざまな環境が胎児にいかなる影響を与えるのかに関する研究を取り上げている。要するに、妊娠中の環境が胎児へどのように影響を及ぼすのかを科学的に検証している。そして「妊娠環境は胎児の一生に至大な影響を」及ぼし、「胎児期は脳を含む重要な臓器が形成される時期」であり、「後生遺伝学的変化が大きな時期」であるため、この時期に「妊娠した女性と胎児を保護する政策」は社会的不平等の改善に必要であると結論づけている。その政策としては「育児休暇」を単に施行するのみならず、その期間を「出産から一年」ではなく、「妊娠から二年」に延長すべきで、「揺籃から墓まで」はもう理想的な社会保障制度のスローガンとして有効ではなく、「母の腹から墓まで」と書き直すべきだと主張している。

このコラムが正しいのかどうか、それは本書で論じようとするところではない。また、この記事を前章までの胎教言説と完全に一致するものとして取り上げたわけでもない。たとえば、ここで妊娠中の環境改善のための妊婦・胎児の保護は、母の個人的責任ではなく国家に「社会保障制度」を要請するという観点で論じられている。

しかし、この記事は、朝鮮王朝期の胎教論から受け継がれ、大韓帝国及び植民地朝鮮期に構築された胎教言説が現代にも伝存していて、「生政治」に影響を及ぼしているように見える。生命の保障、維持、強化、増大、組織化という役割を持つ「生政治」には今でも、胎児の健康を管理する「母」が必要であり、その「母」の役割は「後生遺伝学」などさまざまな学知によって意味づけられることである。

一方、この記事を見ると、どうして「父」は登場していないのか、不思議に思わざるをえない。近年は実際に「父」も育児できるように、会社でも男性への育児休暇取得を勧める動きがあることは、日本や韓国、またアメリカなどの新聞記事に散見される。そうであるならば、なぜこの記事には「父」が存在しないだろうか。それは、本書のほとんどすべての章で「男性」という言葉が不在である理由と同じである。ここで「父」としての「男性」は、家父長制国家の主権者として論説の外部に位置して、産婆制度、胎教言説などを取り巻く権力を主管する存在である。すなわち、制度を作り施行する者、また普遍的論者として存在するがゆえに、論説中の言葉には表れていなくとも、そこに実在することを誰もが疑わないのである。この記事でも自分の環境を不安だと感じている社会的な弱者の「母」は「パク・ジヒョンさん」と仮の名を与えられる必要があったが、その弱者を保護することを要求する男性論者とその保護を施行できる家父長制国家は論説の中で名前を呼ぶ必要はないのである。

本書は植民地朝鮮の社会が家父長制秩序下に置かれていたことを証明しようとする、もしくはそうではなかったことを証明するものではない。植民地朝鮮が家父長制社会であったことは、さまざまな研究において論じられてきた。(2) 本書は、すでに証明された家父長制社会である植民地朝鮮を想定したうえで、主にその検討の舞台を「出産の場」に限定し、家父長制社会の権力が構築した「生政治」と、出産風習の葛藤や協力関係の様子を解明しようとした。もちろん、家父長制社会の権力の作用には、産婆などの女性も参加していたことを忘れてはならない。この事実は、フーコーが述べたとおり、「生政治」の権力がいかに複雑な関係を通じて構築されていたのかを示す。さらに、このような権力の複雑な作用が、社会のあらゆる様相の中での女性の位置やそれに対する女性の認識についての考察を可能にする。その意味で本書は、植民地朝鮮の歴史を、その権力作用の複雑さに基づいて、資料から読み取れる実態、そして言説分析によって再構成した〈現実〉を通じて、実存した女性の話を中心に描き直す試みであった。

2　「出産の場」を眺めるということ——本書のまとめ

現在、韓国では「산구완（産救安）」に関連して、『標準国語大辞典』に「해산구완（解産救安）」という言葉が「解産（出産）」を助ける」という意味の動詞として載っているが、(3) 文章や生活において実際に使用される例はほとんど見当たらない。(4) 一方、胎教の場合、前章で述べたとおり、現在でもその効果について医学的な研究が続くほど、韓国社会に根ざしている出産風習である。本書では、このように現在の伝存の様子が異なる二つの出産風習が、植民地朝鮮における「生政治」とどのように関わり合っていたのかを分析した。その内容を以下に概観する。

第一部においては近代医学知識をもつ産婆を「出産の場」に介入させようとした総督府政策の実態と、その政策下で実際に何が起きていたのかを、産婆制度と朝鮮の出産風習の葛藤に着目して考察した。そのうち、第一章では、今村鞆の『朝鮮風俗集』や、『中枢院調査資料』「雑記及び雑資料（其二）」という当時の風習調査を通じて朝鮮の出産風習の有り様を確認した。また、山根正次などの総督府側の医学・衛生学専門家の文章を取り上げて総督府側の朝鮮の出産風習に対する認識、そして「産婆規則」の前提として行われた産婆養成制度に関する衛生担当者の認識と制度の実態を検討した。その結果、朝鮮においても伝統的に「産救安」などと呼ばれた家族・親戚の女性もしくは近隣の老婆を雇い、助産を任せた風習があったことを明らかにした。しかし、メディアでは朝鮮人の出産風習と迷信とを一体化し、朝鮮の風習を野蛮なものと位置づけていた。それに加えて当時の日本の専門家たちは朝鮮の出産風習を未開なものと強調し、日本人がこのように悲惨な朝鮮人を救わなければならないという構造を作った。そこには、当時の日本の専門家たちが抱いていた朝鮮への医療介入という意図が組み込まれていた。そして、このような認識の構造は、悲惨な朝鮮人を救うという名目で、日本人産婆の派遣もしくは朝鮮での産婆養成を唱える制度的「手続き」へと結びついていった。この基盤を構築したうえで、総督府は統監府時代から産婆養成制度を開始し、養成を急ぐために憲兵・巡査の家族を短期間で産婆として養成できる「速成助産婦科」をも設置して運営していた。

続いて第二章では、主に一九二〇年代の国漢混用文・朝鮮語のメディア資料を通じて、京城という朝鮮社会の都市部における産婆への社会的認識と産婆たちの職業婦人としての労働の〈現実〉、またはその労働〈現実〉からうかがえる産婆利用の実態を探った。そのうえで、産婆普及を衛生行政の問題ではなく、産婆の労働〈現実〉と朝鮮社会の「出産の場」の〈現実〉に基づいて再考した。それによって、一九二〇年代京城の朝鮮社会では、産婆は、収入が相対的に高く、個人で開業するのが容易であったため、ある程度教育を受けた女性ならば自立可能な仕事として認識されていたことがわかった。産婆自身は自らの職業を女性としては稼ぎがよい方であると考えていたが、収入は不安定であり、朝鮮社会の産婆への理解が不十分であることに強く不満を抱き、それを批判していた。一方、朝鮮社会に対する産婆たちの批判は、彼女たちが朝鮮人社会を取り巻く「生政治」、その中でも出産の医療化を図る戦略の一部であったことを指摘した。さらに京城で働いた産婆たちがこのような「言説」戦略を取っていたことは、産婆利用という衛生思想が朝鮮社会では都市部においてさえも普及していなかったことを明らかにした。

第三章では、一九二〇〜三〇年代のメディア資料を分析して、西洋医学のエージェントとしての産婆が「出産の場」で経験した〈現実〉としてのせめぎ合いを検討した。さらに、そのせめぎ合いの〈現実〉がどのように構成されていたのかについて、当時の京城の社会階層問題と、その社会階層が置かれていた出産の問題を分析して、「出産の場」の外部要因を提示しようとした。その結果、次のようなことを明らかにした。まず「何も知らない老婆」と表記された伝統的助産者と産婆との間に、「出産の場」のヘゲモニーを取り巻くせめぎ合いがあった点である。そして、メディア上で伝統的助産者は朝鮮の巫俗と関係が深く、衛生を知らずに迷信的なことを行うため、駆逐しなければならない存在として表象された。また記事を見るかぎり、産婆などの「近代の知」を身につけた助産関係者たちは、このような伝統的助産者が一九三〇年代においても朝鮮人家庭ではよく利用されていたことに対して危機感を覚えていた。すなわち、「何も知らない老婆」を駆逐しようとした助産関係者たちの戦略は大きな効果がなく、朝鮮社会では、出産時に「何も知らない老婆」の利用が続いていた。この理由は、一九二〇年代から京城には「土幕民」と「細窮民」という都市貧民が増加し、一九三〇年代を通じて増加していたためであった。都市貧民の中では「難産」の際には産婆や医師の助けを求める必要があると認識していた人もいたが、正常産の際には医療を利用できる経済状況ではなかった。それゆえ産婆自ら無料助産の宣伝をしたり、植民地当局もこのような状態を改善する施策を企画したが、実際に施行されたものは少なかったうえ、施行されても変化をもたらせるほどの規模ではなかった。「出産の場」において朝鮮人社会のさまざまな側面の問題が重なり、産婆利用は京城という都市にすら普及しなかったのである。

一方、以上の状態を植民地の「生政治」という観点から考えると、次のような結論が導かれる。総督府は『毎日申報』と産婆制度を通じて「正常産」と「難産」のいずれも医療化を図ったが、都市部においても「難産」する身体は医療化できたが、「正常産」はそう受け止められなかった。それは、朝鮮伝統の出産風習の伝存と、京城の貧困層の増加という社会問題が相まって、朝鮮社会では「正常産」を医療の対象として位置づけることができなかったためである。本書でも明らかにしたように、多くの朝鮮人家庭では一九三〇年代まで、「正常産」は「サムシン」の仕業と考えられていた。産婆たちが「難産」時のみに呼ばれたことも、そのような理由によると考えられる。しかし、「難産」時には産婆や医師を呼ばなければならないという考え方は、土幕民などの社会周縁部まで普及していたことがわかる。

このように、植民地朝鮮では出産時に「産救安」などの伝統的な助産者に依頼する出産風習が、産婆政策という総督府の「生政治」戦略とせめぎ合いを繰り広げていた。ところが、すべての出産風習が「出産の場」において「生政治」への抵抗として働いたわけではない。「出産の場」における「生政治」の構造を分析するためには、せめぎ合いの側面だけではなく、「協力」の側面をも明らかにする必要がある。したがって、本書の第二部では胎教を通じて、出産風習が、衛生学・優生学・医学などの「近代の知」、すなわち「生政治」の技術と協力関係を結び、「「生政治」の権力」として作用した場を考察した。

第二部の第四章では、胎教は朝鮮王朝期以来の出産風習であり、植民地朝鮮にも伝存していたことを明らかにした。特に優生学という、人口の増加及びその質の改良、言い換えれば近代国家の企画に適合する「順応する身体」を作り上げるための絶好の学知と、胎教言説の協力関係を確認できた。〈優生学運動家〉によってメディア上で繰り広げられた胎教言説は、「妊娠した体」を管理すべき「症例」のように論じ、また、その管理方法が科学の言葉で客観的な知識のように提示され、胎教を正当化した。そして、胎教を迷信として否定する側も、優生学やその価値観を否定したわけではなかった。むしろ、胎教の有効性を論じることによって、より科学的に「妊娠した体」を統制する意見を提示した。このように胎教否定論も、肯定論もともに「妊娠した体」の統制を図る「生政治」の一部であったのである。すなわち、植民地朝鮮の「生政治」における胎教言説は、胎教を、もしくは母の精神衛生のために胎教の一部分を認めなくてはならないという認識を社会に浸透させ、よりよい「種」の誕生のため、「妊娠した体」への統制を正当化することにつながった。

第五章では、胎教言説を通じた「妊娠した体」を統制する構造には、医学や衛生学などの専門家のみが参加していたのではなく、社会のさまざまな動きが関わっていたことを検証した。特に、植民地の朝鮮人社会の方向を提示しようとした社会運動・思想であった「女性教育論」「民族改造論」「〈朝鮮学〉振興運動」の中の胎教言説を分析した。その結果、開化期に女性教育の必要を唱えた女性教育論者たちにとっては、女性が賢母という役割を果たすことが女性教育の前提となっていることを確認した。また、一九二〇年代になると、女性の人権に対する理解はあるものの、依然女性を賢母として養成するために教育すべきと考えていたことがわかった。同時期に、民族改造を唱えたエリート知識人階級は、民族改造のためには胎教をはじめとして、子どもを教育する母の役割が重要であると主張し、その母の役割を正しく行えるための方針を詳しく述べることによって、「母性」を統制しようとした。そして、このような民族改造論と対立しているように見える非妥協的な民族主義者の文章にも「種族繁栄策における実に世界に卓越な」方法として胎教は肯定され、正しい母になる方法として位置づけられた。要するに、胎教言説の検討によって、植民地期を通じて、朝鮮人社会には「妊娠した体」への統制を図る権力の働きが、単に総督府側の法制定や政策からなる上からの装置のみならず、当時の朝鮮人たちが自らメディア空間で言説として繰り広げられていたことが暴露された。

第二部をまとめると、胎教言説を通じて、植民地期の朝鮮社会に「妊娠した体」への観察と監視を容認する認識が広まり、妊婦自身も自らの身体を観察・監視するよう要求されていたことがわかった。また、それは「母性」を神聖なる女性の天職であるという「母性言説」に基づいて、「女性教育論」「民族改造論」「〈朝鮮学〉振興運動」などと協調関係を結んで、より正しい社会を志向するという正当性を帯びていった。さらに〈優生学運動家〉が胎教の有効性を積極的に論じたことによって、優秀な子どもを生み出すためなら、その社会において「妊娠した体」を観察・監視・統制すべき対象とする必要があるという認識を強化したと考えられる。このように「近代の知」を身につけた各分野の知識人が繰り広げていた胎教論説は、人口の改良と調節のため、「妊娠した女性の身体」を管理・統制しようとする近代の「生政治」を走らせる一つの車輪となったのである。

植民地朝鮮には「産救安」などと呼ばれた家族や近隣の出産経験者による助産の風習と、妊婦の精神修養を通じて胎児によい影響を与えようとする「胎教」の風習が伝存していた。これらの風習は、村山智順が巫覡《ふげき》の「生活上への功」として認めた「医薬の発達普及を見なかつた朝鮮社会に於て、人々の生命保護てふ非常に重大な役割」[5]を演じていた。胎教の場合、朝鮮王朝期には儒教の理気論に基づいて論じられ、学問による根拠を獲得していたが、実際には、食べ物や目にする対象によって胎児の性別を変えられるという内容が含まれているなど、植民地期の総督府やエリート知識人層の朝鮮人が「迷信」とみなしたものと大きな違いはなかった。ところが、これまでの先行研究では、このように「朝鮮社会に於て、人々の生命保護てふ非常に重大な役割」を担っていた風習について、近代の新しい生命保護及び維持の政治である「生政治」との関係という視座を見過ごしていた。この視座は、植民地期に伝存していた風習の実態を明らかにし、また「生政治」とのせめぎ合いを繰り広げ、もしくは協力していた状況の究明を可能にするという点で、植民地朝鮮の「生政治」の複雑さ、多様さという特徴を歴史の中で位置づけることを可能にする。本書の意義は、この視座から「出産の場」に関わる衛生制度である産婆制度と、それに抵抗する風習とのせめぎ合いを明らかにし、またメディアに現れる胎教言説を検討し、植民地朝鮮の「出産の場」における「生政治」の構造の一端を解明した点にある。

最後に、研究者として記しておきたいことがある。それは、すべての文章は私的なのではないだろうかということだ。本書を、いやその前段階の博士論文を執筆中にこのような疑問が私の頭をもたげていた。論文というのは、個人の私的な文章になってはいけないもののように思われる。しかし、研究者が興味をもった主題に取り組み、それと関連する研究論文を読んで、史料を収集し、自分が読み取ったことを書き連ねていくというのは、さぞ私的な営為であろう。私は序章で本書の目的について、「出産の場」の主体であった女性に歴史叙述を取り戻すことで、女性を軸として植民地朝鮮の歴史を読み直す第一歩にすると述べた。その宣言は、ここに来て顧みればとても私的な目標であったように思われる。女性を軸として植民地朝鮮の歴史を読み直すことができたとしてどうするのか。歴史研究者はこのような質問をよくされる。この質問に対して私はこう答えておきたい。確かに論文も私的で個人的な文章である、しかし、その私的な文章が雑誌に掲載されることによって、多くの人々の目に触れ、公になる。そうすることで、研究対象の植民地の女性たちが歴史の隅ではなく、歴史のただ中に存在していたことが明らかになる。だからこそ、このような試みは今後も絶えず続けられると考えている。

本書を通じて、私は目的を達成できただろうか。本書は主に植民地朝鮮の「出産の場」における風習が、「生政治」の中で、総督府の政策と衝突し、せめぎ合いを引き起こし、もしくは「近代の知」と手を結んでその裾野を広げていく過程を読み解くものであった。本書で取り上げた記事は、書き手の性別が明確に表記されてないものが多かった。おそらくその多くは男性による記事であっただろう。植民地朝鮮の「出産の場」をめぐって構築された「生政治」の根幹には揺るぎない家父長制の秩序があったことは、言うに及ばないのである。しかし、本書の試みは、スピヴァクの論考のように、自己の問題や考えを自らの言葉として発信できない、発信しにくい存在である女性たちが、どのような状況に置かれていたのかを明らかにすること、また、できるだけ女性が直接語った文章をかき集め、歴史における女性の位置を手探りで再確認し、歴史叙述を女性へ取り戻そうとするものであった。

女性を軸として歴史を読み直すことは、必ずしも女性を「主語」にするということだけを意味しない。それは、女性が担い女性が経験してきた「場」において起こっていた出来事、またそこへ参加していた人々の文章などに現れる事例を重ねて、彼女たちについて叙述することでもあると考える。本書は、これまで主に男性として表象される主体が領有してきた歴史、言い換えれば、男性のみが活動していたかのように「見える」歴史を多少なりとも読み直し、植民地朝鮮の女性を歴史の中で実在したものとして提示し、彼女たちへ歴史叙述を取り戻すことができたのではないだろうか。ここで描き出した歴史が、植民地朝鮮という時代と空間を、女性を軸として読み直す試みの第一歩になれば幸いである。

しかし、植民地朝鮮の女性たちの実態については、依然としてさらに解明を要するところが多い。植民地朝鮮には日本人女性も多数居住し、生計を営んでいたはずである。同じ空間で生活していた朝鮮人と日本人女性がどのような関係を結んでいたのか、また互いにどう認識していたのかを明らかにすることは、植民地朝鮮のみならず近代東アジアの歴史を女性を軸として読み直すことを可能にする。今後は、これを目標として研究を進めていきたい。

註

＊雑誌名に続く番号は雑誌の巻号を示す。

序章

（1）「阿峴里嬰児屍는　日本内地人?·」『朝鮮日報』一九三五年三月九日付。

（2）「阿峴里の嬰児屍殺害犯手配」『朝鮮日報』一九三五年三月一三日付。

（3）藤目ゆき『性の歴史学——公娼制度・堕胎罪体制から売春防止法・優生保護法体制』不二出版、一九九七年。

（4）フーコーがこの概念を本格的に論じたのは、一九七六年にフランスで出版された『性の歴史1　知への意志』からである。その翌年に始まったコレージュ・ド・フランスでの講義において、その概念は論じられ続けた。フーコーの生命管理政治の概念はフーコー自身の語りの中で変化したり、アガンベン（Giorgio Agamben）などの研究者によってその内容が再定義されたりした。ここで一つ注意しておきたいのは、この「生政治」はフーコーの著述において「生権力（bio-pouvoir）」という語とほぼ同じ意味で用いられている点である。用語として「生権力」は一九七六年の前掲書に登場した。ところが、フーコーの著述においてこの「生権力」のみの使用は一九七六年に限られており、一九七七〜七八年の講義録『安全、領土、人口』では、「この生政治、生権力」のように並列して使用している。そのため、本書においては、「生政治」という語で統一して用いる。フーコー著／渡辺守章訳『性の歴史Ⅰ　知への意志』新潮社、一九八六年。フーコー著／高桑和巳訳『ミシェル・フーコー講義集成Ⅶ　安全・領土・人口——コレージュ・ド・フランス講義一九七七〜一九七八年度』筑摩書房、二〇〇七年。箱田徹「生政治から統治と啓蒙へ——ネグリとフーコーの生政治概念に関する覚書」『現代思想』三六－五、二〇〇八年、一七四頁。

（5）すでに、Mitchell Dean などが指摘したように、「生政治」と「統治性」の概念はフーコーの研究においてその差異や、互いの関係が明らかになっていない。しかし、Sujin Lee は、それはフーコーの弱点ではなく、むしろその曖昧さが「統治性の概念が権力の関係をいかに再調整するのかをうかがうように促す」と主張した（Lee 2023, p. 9）。ミシェル・フーコー著／高桑和巳訳前掲書。Sujin Lee. 2023, *Wombs of Empire, Population Discourses and Biopolitics in Modern Japan*, Stanford University Press, p. 10.

（6）同右。

（7）ミシェル・フーコー著／渡辺守章訳前掲書中「死に対する権利と生命に対する権力」一七三頁。

（8）同右、一七四頁。

（9）同右、一七六頁。

（10）同右、一七七頁。

（11）同右、一七九頁。

（12）同右、一二〇頁。

（13）김부용「권력의 행사방식 논의에 대한 푸코의 비판과 보완」『철학사상』三八、二〇一〇年、二四一頁。

（14）ミシェル・フーコー著／渡辺守章訳前掲書、一二一～一二二頁。

（15）ジル・ドゥルーズ著／宇野邦一訳『フーコー』河出文庫、二〇一〇年、一三七頁。

（16）ミシェル・フーコー著／高桑和巳訳前掲書、四頁。

（17）同右。

（18）しかし、フーコーの研究者たちは、『知の考古学』（一九六九年）に登場する「言表」という概念が言説の主な属性を含んでいることから、『知の考古学』から言説分析を始めたとみなしているという。허경「미셸

푸코의〃담론〃개념——〃에피스테메〃와〃진리놀이〃의 사이」『개념과 소통』九、二〇一二年、八頁。

(19) 허경前掲論文。渡辺章規「ミシェル・フーコーにおける言説の諸性質について——〈言説分析〉から〈言説〉の諸分析へ」『年報社会学論集』一八、二〇〇五年。

(20) ミシェル・フーコー著／中村雄二郎訳『言語表現の秩序』改訂新装版、河出書房新社、一九九五年。

(21) ミシェル・フーコー著／田村俶訳『監獄の誕生——監視と処罰』新潮社、二〇二〇年、三四頁。

(22) 허경前掲論文、二一頁。

(23) 홍은영「푸코와 우리 시대의 건강 담론——의료화 현상과 관련하여」『철학연구』五〇、二〇一四年、一九二頁。

(24) このようなプロセスを、フーコーの概念を用いて述べると「排除」になる。排除の外部的手続きは「禁止」「分割及び拒否」「真偽の対立」で、内部的手続きは「注釈」「著者」「分科学問」である。ミシェル・フーコー著／中村雄二郎訳前掲書（一九九五年）。

(25) ミシェル・フーコー著／神谷美恵子訳『臨床医学の誕生』新装版、みすず書房、二〇二〇年。

(26) 遠藤知巳「言語分析とその困難——全体性／全域性の現在的位相をめぐって」『理論と方法』一五‐一、二〇〇五年。

(27) 同右、五一頁。

(28)「われわれの自身の集蔵体を記述することもわれわれにはできない。なぜなら、われわれが語っているのはその諸規則の内部においてであるからであり、われわれがその出現の様態、その生存及び共存形態、その累合、歴史性、消滅のシステムを言いうることを可能にするのは、それである——それ自身、われわれの言説の対象である——からである」ミシェル・フーコー著／中村雄二郎訳『知の考古学［新装版］』河出書房新社、二〇一〇年、二〇〇～二〇一頁。

(29)「それ自身が従うこの実定性にまた、今日集蔵体一般について語ることを可能にするこの集蔵体のシステムにできるかぎり近づくべきではなかろうか?」「決して成就され、統合的に得られぬが、集蔵体の解明は、言説形成＝編制の技術、実定性の分析、言表領野の見定め、などが属する一般的地平を形づくる」同右、二〇一頁〜二〇二頁。赤川学「言説分析とその可能性」『理論と方法』一六-一、二〇〇一年、九〇頁。

(30)たとえば、植民地朝鮮の出生率の研究では、総督府の統計がその収集方法や申告遅延などの問題のため、本格的な調査時期を一九三七年一〇月「朝鮮人口動態規則」が発表された以降とみる見解（최봉호）があり、一九二二年の「国勢調査」以前の統計年報の統計は疑問視（박경숙）されている。최봉호「우리나라 인구통계 작성제도의 변천에 관한 고찰」『한국인구학』二〇-一、一九九七年。박경숙「식민지 시기（1910년-1945년）조선의 인구 동태와 구조」『한국인구학』三二-二、二〇〇九年。

(31)ジョルジョ・アガンベン著／高桑和巳訳『ホモ・サケル――主権権力と剝き出しの生』以文社、二〇〇七年。

(32)この点については、前掲したLeeもすでに指摘している。しかし、Leeはフーコーの理論に基づく分析の意義について、理論的な枠と歴史的経験に内在されている緊張を認め、歴史的複雑性と特殊性との「Conversation〔会話〕」に批判的に加わることによって、フーコー的な権力理論の普遍性に回収されず、「生政治」と「統治性」に関するより広い範囲の議論と建設的な「Conversation〔会話〕」を生み出せると述べた。Sujin Lee, 2023, p. 9.

(33)「家父長制と帝国主義、主体の構築と客体の形成のはざまにあって、女性の像は、原初の無のなかへとではなく、あるひとつの暴力的な往還のなかへと消え去っていく。その往還こそ近代化のはざまにあってとらえられた「第三世界の女性」の転位態にほかならないのである」「主体としての身分と客体としての身分のあいだで暴力的なアポリア［どちらであるとも決定しがたい状態］に追い込まれているというのがそれである」G・C・スピヴァク著／上村忠男訳『サバルタンは語ることが出来るか』みすず書房、二〇一九年、一〇九〜一一〇頁。

(34) 조형근「한국의 식민지 근대성 연구의 흐름」공제욱／정근식編『식민지의 일상, 지배와 균열』、문화과학사、二〇〇六。김동노「식민지시기 일상생활의 근대성과 식민지성」연세대학교국학연구원編『일제의 식민지배와 일상생활』혜안、二〇〇四年など。

(35) 植民地収奪論は、主に一九八〇年代以前の韓国における植民地土地制度についての経済史研究で主張された研究の流れであり、植民地支配の初期に実施された土地調査事業は農民を収奪するためであったと評価する研究動向をいう。김용섭「수탈을 위한 측량——토지조사」『한국현대사四』신구문화사、一九六九年。신용하『조선토지조사사업연구』지식산업사、一九八二年など。

(36) 植民地近代化論は、植民地収奪論に対する批判として、中村哲や안병직などで構成された韓国近代経済史研究会に参加した経済史研究者などによって提唱された。この植民地近代化論によると、総督府の土地調査事業には違法な所有権移転はほぼなかったうえ、広大な国有地を創出できた事業ではなく、むしろ近代的な土地制度の施行によって前近代的な土地所有関係を近代的な土地所有関係に導き、朝鮮の資本主義発達に寄与したという主張である。そのうえ、朝鮮の植民地経験により近代的なインフラを構築され、資本主義が本格的に発展できたとも評価した。이영훈「토지조사사업의 수탈성 재검토」『역사비평』二二、一九九三年。안병직「한국근현대사 연구의 새로운 패러다임」『창작과비평』九八、一九九五年など。

(37) 유재건「식민지・근대와 세계사적 시야의 모색」『창작과비평』九八、一九九七年。김동노「식민지시대의 근대적 수탈과 수탈을 통한 근대화」『창작과비평』九九、一九九八年。並木真人「植民地期朝鮮政治・社会史研究に関する試論」『朝鮮文化研究』六、一九九九年。강내희「한국의 식민지 근대성과 충격의 번역」『문화과학』三一、二〇〇二年など。

(38) Mignolo, Walter. 2000, "On Gnosis and the imaginary of the modern/colonial world system," *Local Histories/Global Designs: Coloniality, Subaltern Knowledges, and Border Thinking.* Princeton University Press. 조형근前掲論文の翻訳から再引用。

(39) 유선영「식민지 근대성과 일상 폭력」『대동문화연구』九六、二〇一六年、一三頁。

(40) 김진균／정근식「식민지체제와 근대적 규율」김진균／정근식編『근대주체와 식민지 규율권력』문화과학사、一九九七年。연세대학교국학연구원編前掲書。이성욱『한국 근대문학과 도시문화』문화과학사、二〇〇四年など。

(41) このような研究として、たとえば一九三〇年代の朝鮮の作家たちの都市性、特にモダニストの代表的存在であった建築家・文学者として著名な李箱《イ・サン》が、東京を旅行した際に残した経験談を分析し、植民地知識人の自己認識を浮き彫りにした이성욱の研究などがある。または、植民地近代を西洋の近代とは別の類型として把握し、その差異の特質を、日常生活を通じて内面化する「心得」として現れる規律権力の形成と、このような「心得」を内面化して作り出された「皇国臣民」という主体形成を分析した김진균、정근식の研究などがある。김진균／정근식前掲論文、及び이성욱前掲書。

(42) 申東源《シン・ドンウォン》著／任正爀《イム・ジョンヒョク》訳『コレラ、朝鮮を襲う——身体と医学の朝鮮史』法政大学出版局、二〇一五年。연세대학교국학연구원編前掲書中박윤재「한말 일제 초 방역법규의 반포와 방역체계의 형성」など。

(43) 정근식「식민지 위생경찰의 형성과 변화、그리고 유산—식민지 통치성의 시각에서」『사회와역사』九〇、二〇一一年。

(44) 백선례「1928년 경성의 장티푸스 유행과 상수도 수질 논쟁」『서울과 역사』一〇一、二〇一九年。

(45) たとえば「官報」の防疫に関する法規の分析を通じて、旧韓末から植民地期までの防疫体制が公共の利益を標榜して国民を一定の組織体制の下に再編成させたことを明らかにした박윤재の論文もその一例である。

박윤재前掲書、二〇〇四年。申東源『한국근대보건의료사』한울아카데미、一九九七年。여인석「대한의원과 식민지 근대성의 문제」『연세의사학』一一―一、二〇〇八年。

(46) ここでの暴力とはJ. Galtungのいう「暴力の三角編隊」を意識している。これは直接暴力・構造的暴力そして文化的暴力を示す概念である。유선영は衛生こそこの暴力の三角編隊を証明する衛生行政の事例として、衛生警察の殴打を直接暴力に、病院及び医療人不足などを構造的暴力、それから、朝鮮人は衛生観念が低く無知であるため伝染病流行しやすいという民俗性言説の形成を文化的暴力の例としてあげている。유선영前掲論文、二五〜二六頁。

(47) 수요역사연구회編『일제의 식민지 지배정책과 매일신보 1910년대』두리미디어、二〇〇五年。

(48) 연세대학교국학연구원編前掲書（二〇一四年）中박윤재論文、五三一〜五五三頁。

(49) 연세대학교국학연구원編前掲書、二〇〇四年。

(50) 문명기「식민지〝문명화〟의 격차와 그 함의——의료부문의 비교를 통해 보는 대만・조선의〝식민지근대〟」『한국학연구』四六、二〇一三年、三四頁。

(51) 特に女性を主人公とした文学や女性作家の文章を検討した研究が多い。文学分析によるジェンダー史的接近としては主に植民地期の小説の中の母性言説を研究したものがあり、それらの研究は文学に表れる母性の表象に着目して、出産と養育に介入する男性、特に国家言説と、これに基づいて創出される献身的母性表象の虚構性を批判し、この対立として原初的母性と女性作家の文章の意味を浮き彫りにしようとする。김연숙「식민지 근대소설（近代小説）에 나타난 모성담론（母性談論）연구——이태준（李泰俊）・나혜석（羅蕙錫）・강경애（姜敬愛）를 중심으로」『語文研究』三二、二〇〇四年。허윤「1930년대 여성장편소설의 모성담론 연구」이화여자대학교修士学位論文、二〇〇六年。シン・ヨンヒ「植民地朝鮮における徴兵制と軍国母性」『大東文化研究』五九、二〇〇七年。김주리「식민지 시대 소설 속 출산 서사의 의미」『현대소설

연구』四四、二〇一〇年など。
(52) 이명선「식민지 근대의 〝성과학〟 담론과 여성의 성（sexuality）」『여성건강』二‐二、二〇〇二年。
(53) 김수진「1930년 경성의 여학생과 〝직업부인〟을 통해 본 신여성의 가시성과 주변성」、공제욱／정근식編前掲書、四八九〜五二四頁。김수진『신여성、근대의 과잉』소명출판、二〇〇九年。
(54) 井上和枝『植民地朝鮮の新女性――「民族的賢母良妻」と「自己」のはざまで』明石書店、二〇一三年。
(55) 이꽃메『한국근대간호사』도서출판한울、二〇〇二年。
(56) 이꽃메「한신광（韓晨光）――한국 근대의 산파이자 간호부로서의 삶」『의사학』一五‐一、二〇〇六年。
이꽃메「일제강점기 산파 정종명의 삶과 대중운동」『의사학』二九‐三、二〇一一年。
(57) 수요역사연구회編前掲書中、정혜경／김혜숙「1910년대 식민지 조선에 구현된 위생 정책」五九〜一二二頁。
(58) 現在、韓国の助産師は看護師の免許を取得後、一年間の助産修行を経て、国家試験に受かったら免許取得が可能である。ところが、助産修行可能な機関も全国に四ヶ所のみで、助産師が運営する助産院は全国で一四ヶ所しかなく、そのうちの九ヶ所がソウルのある京畿地域に集中している状況である（大韓助産協会公式ウェブサイト参照 http://www.midwife.or.kr/［二〇二四年一〇月二四日最終閲覧］）。近年、韓国では出産率の低迷などを受けて、助産師になる人も減少しており、二〇二一年には一二人が試験に応募し、一〇人が免許取得、二〇二二年には一二人が応募し、一一人が免許取得、二〇二三年は一〇人が試験に申し込み八人が免許取得したという（「올해 조산사 배출 8명뿐… 국가시험 유지해야 할까」『뉴데일리 경제（ニューデイリ経済）』二〇二三年四月二四日付、https://biz.newdaily.co.kr/site/data/html/2023/04/24/2023042400094.html［二〇二四年一〇月二四日最終閲覧］）。年々減っていく傾向の中で、試験廃止論も出ているが、産婦人科専門医も減少する現在、むしろ助産師を育成する必要性を訴える声もある。松岡悦子「医療化された出

産への道程——韓国の「圧縮された近代」」、小浜正子・松岡悦子編『アジアの出産と家族計画』勉誠出版、二〇一四年。

(59) 愼蒼健「植民地衛生学に包摂されない朝鮮人——一九三〇年代朝鮮社会の「謎」から」、坂野徹・愼蒼健編『帝国の視角／死角〈昭和期〉日本の知とメディア』青弓社、二〇一〇年。

(60) 정혜경／김혜숙前掲論文、九九頁。

(61) 한지원『조선총독부 의료민속지를 통해 본 위생풍습 연구』민속원、二〇一三年。

(62) 新里喜宣「「迷信」と「文化」の分岐点——言説からみる部落祭と巫俗の歴史」『宗教と文化』三六、二〇一九年。

(63) 青野正明『植民地朝鮮の民族宗教——国家神道体制下の「類似宗教」論』法藏館、二〇一八年。

(64) 김성례「무속전통의 담론 분석——해체와 전망」『한국문화인류학』二二、一九九〇年。

(65) 磯前順一／尹海東編『植民地朝鮮と宗教——帝国史・国家神道・固有信仰』三元社、二〇一三年。

(66) 안승택／이시준「한말・일제초기 미신론 연구——〃미혹（迷惑）된 믿음〃이라는 문화적 낙인의 정치학」『한국민족문화』五一、二〇一四年、二九六頁。

(67) 이용범「무속에 대한 근대 한국사회의 부정적 시각에 대한 고찰」『한국무속학』九、二〇〇五年。이용범「근대의 한국무속」『한국무속학』一一、二〇〇六年。이방원「일제하 미신에 대한 통제와 일상생활의 변화」『동양고전연구』二四、二〇〇六年。안승택／이시준前掲論文、二九六頁。

(68) 統監府時期より日本はメディアを通じて自らを文明国に位置づけ、それゆえ朝鮮を指導する資格及び能力があり、植民地支配が朝鮮人の福祉を推進できると、西洋や朝鮮人に対して宣伝した。そのことは日本による朝鮮の保護を正当化するために重要であった。권태억『일제의 한국 식민지화와 문명화（1904～1919）』서울대학교출판문화원、二〇一四年。

(69) 新里喜宣前掲論文、九六頁。

(70) 朝鮮伝統の墓など、特に一九二〇年代からの「文化統治期」に統治を円滑にするために放置もしくは奨励された風習もあった。宮内彩希「韓国併合前後における「迷信」概念の形成と統治権力の対応」『日本植民地研究』二四、二〇一二年。

(71) 최길성のこのような指摘は、前掲の김성례の論考(注64)に対する批判であり、金成礼が秋葉隆の言説を「解体」するにあたって、秋葉の言説から「植民主義」のみを読みとっているという指摘につながるものである。そのため、彼の指摘を鵜呑みにはできないが、伝統の変化のみならず、変化しない伝統に対する実証的研究が必要であるという点には同意する。최길성「한국무속의 연구」『한국민속연구사』지식산업사、一九九四年、二四二頁。南根祐著/沈熙燦訳「日本人の「朝鮮民俗学」と植民主義」磯前順一/尹海東編前掲書、二八〇頁の翻訳文から再引用。

(72) 笠原英彦/小島和貴『明治期医療・衛生行政の研究――長与専斎から後藤新平へ』ミネルヴァ書房、二〇一一年。青柳精一「コレラの流行と国内の防疫体制の整備」『近代医療のあけぼの――幕末・明治の医事制度』思文閣、二〇一一年。호소연「메이지 시기 묘지 제도와 위생――장법과 묘지를 둘러 싼 담론을 통하여」『일본역사연구』四八、二〇一八年。

(73) 植民地期の総督府はこのような認識に基づいて朝鮮の風俗調査をしたことは、先行研究から明らかになっている。青野正明前掲書。

(74) 정혜경/김혜숙前掲論文、九九頁。

第一章

(1) 서울大学校奎章閣『奎章閣資料叢書法典篇大典通編上』서울大学校奎章閣、一九九八年、三七三頁。

（2）木村尚子『出産と生殖をめぐる攻防――産婆・助産婦団体と産科医の一〇〇年』大月書店、二〇一三年。吉田佳代「産婆の職業としての成り立ち――その歴史的展開」『熊本大学社会文化研究』一二、二〇一四年。宇佐美英機「明治期の産婆規則――滋賀県の事例」『社会科学』四五、一九九〇年。宮本恭子「島根県における近代産婆制度運用に関する研究」『社会文化論集島根大学法文学部紀要社会文化学科編』一一、二〇一五年。柳原眞知子「「産婆一三戒」に見る近代産婆の教育観」『山梨大学看護学会誌』二〇〇三年。八木聖弥「明治初期の看護・助産教育」『京都府立医科大学雑誌』一一九‐二、二〇一〇年。高橋みや子「東京府病院産婆教授所の本免状産婆教育に関する研究」『看護教育学研究』一一二、一九九三年など、さまざまな分野の研究があるが、本書では日本の産婆制度研究についての整理は割愛した。
（3）정혜경／김혜숙前掲論文、九九頁。
（4）藤目ゆき『性の歴史学――公娼制度・堕胎罪体制から売春防止法・優生保護法体制へ』不二出版、一九九七年。
（5）前述のように、彼らは藤目ゆきの論を引用しながら、一九一〇年代の朝鮮の産婆制度が、日本明治政府によって富国強兵イデオロギーの下で設けられた日本本国での産婆制度と同時期に普及したとしているが、実際に朝鮮で産婆規則が定められたのが一九一四年、すなわち大正年間であったことを踏まえれば、明治政府と一九一〇年の朝鮮総督府の行政方針を一括りにして分析することは、時期的にも、政策の担い手が異なっていた点を考えても問題がある。정혜경／김혜숙前掲論文。
（6）松岡悦子「医療化された出産への道程――韓国の「圧縮された近代」」小浜正子・松岡悦子編『アジアの出産と家族計画』勉誠出版、二〇一四年。
（7）松岡悦子前掲論文、二五一頁より再引用。
（8）同右、二五一～二五二頁。

（9）同右、二五二頁。
（10）同右、二五三頁。傍点は引用者による。
（11）同右、二三三頁。
（12）정혜경／김혜숙前掲論文、九九頁。
（13）湯本敦子「長野県における産婆制度の成立――明治期の産婆に関する規則」『信州大学医療技術短期大学部紀要』六、二〇〇一年。高橋みや子「山形県における近代産婆制度成立過程に関する研究――明治三二年までの産婆規則類の制定を中心に」『日本医史学雑誌』四七－四、二〇〇一年。緒方妙子「明治期の福岡県における産婆教育の実態――産婆に関する法制・産婆数の変遷から」『九州看護福祉大学紀要』六－一、二〇〇四年。小川景子「明治以降昭和戦前期の神奈川県における産婆養成――酒井助産婦学校の事例を中心に」『東海大学短期大学紀要』三八、二〇〇四年。小川景子「明治期栃木県における産婆の規則――産婆規則成立まで」『東海大学医療技術短期大学総合看護研究施設論文集』一五、二〇〇五年。宮本恭子前掲論文など。
（14）しかし、こうした藤目の分析に対して、石崎昇子は、江戸時代に中絶が儒教倫理の人倫に反する行為として禁止されたという点で、中絶禁止法もこうした儒教倫理の延長線上で理解されるべきであると主張した。藤目ゆき前掲書。石崎昇子「日本の堕胎罪の成立」『歴史評論』五七一、一九九七年。大林道子「明治元年の産婆取り締まりの意図（前編）」／「同（後編）」『助産雑誌』六三－三／四、二〇〇九年。
（15）木村尚子前掲書。
（16）이수진「전간기 일본의 산파와 출산정치」延世大学校修士学位論文、二〇一〇年。
（17）大出春江『産婆と産院の日本近代』青弓社、二〇一八年。小川景子「大正期の助産活動――産婆の記録「妊婦産婦診察控」より」『技術マネジメント研究』三－一、二〇〇四年。吉田佳代前掲論文、柳原眞知子前掲論文など。

(18)明治元（一八六八）年に産婆の投薬や中絶を禁止した太政官令があったが、産婆の資格については規定されていなかった。緒方妙子前掲論文、五八頁。

(19)第五〇条から第五二条までが産婆の資格を規定し、産婆が産科医あるいは内科医の指導なしには手を出せず、医師の権限を侵さないように規定している部分である。「医制ヲ定メ先ツ三府ニ於テ徐々着手セシム」『太政類典』第二編・明治四年～明治十年・第百三十四巻・保民三・衛生一、東京公文書館所蔵、一八七四年三月一二日。

(20)全国的な産婆規則発布前の官報の中、府県令が表記されている部分から、各地域に産婆規則が発布されたり追加されたりした状況がうかがえる。そして、一八九九年の産婆規則発布に際して、以下の文章においても当時の状況が確認できる。「産婆規則ノ制定産婆ハ従来各地方適宜ノ取締ニ一任シアリシモ一定ノ制度ヲ設クルノ必要ヲ認メ七月十八日勅令ヲ以テ該規則ヲ公布セラレ」『官報』一八八七年七月二八日付、二八二頁。『衛生局年報明治三十二年』五一頁。緒方妙子前掲論文。

(21)『官報』四八一四、一八九九年七月一九日付、三〇九～三一〇頁。

(22)同右。

(23)同右、第三条。

(24)同右、第四条。

(25)同右。

(26)同右。

(27)同右。

(28)『官報』四八五六、一八九九年九月六日付、八一～八二頁。

(29)同右、八一頁。

（30）同右。

（31）「一〇機密本省往信（二六）在京城日本人婦人会ニ助成金下賜相成度件」、『駐韓日本公使館記録』一二、一八九八年九月一四日。扈素妍「근대 일본인 산파의 한반도 월경（越境）실태――대한제국기를 중심으로」『일본역사연구』六一、二〇二三年、八九〜九四頁。

（32）「乙巳条約」第三条により、駐箚官である統監とその指揮下に理事官を韓国に設置することが明記された。理事官は在韓日本領事に属していたすべての職権を執行し、韓国地方の開港場及び必要と認められる地域に理事庁を設置することができた。한지헌「１９０６〜１９１０년 통감부 이사청 연구」淑明女子大学大学院博士学位論文、二〇一七年、一五頁。

（33）「平壌理事庁令第一号」、『広報』四五、一九〇八年三月一四日付。「元山理事庁令第一号」、『広報』四九、一九〇八年四月一一日付。「仁川理事庁令第四号」、『広報』五九、一九〇八年六月二〇日付。「馬山理事庁令第五号」、『広報』七七、一九〇八年一一月二一日付。「鎮南浦理事庁令第二号」、『広報』八三、一九〇八年一二月一七日付。「釜山理事庁令第一三号」、『広報』八四、一九〇九年一月一六日付。「群山理事庁令第四号」、『広報』一二四、一九〇九年九月一四日付。「新義州理事庁令第一号」、『広報』一三七、一九一〇年一月二九日付。

（34）在朝鮮日本人の自治機構といえるもので、一九〇六年から一九一四年まで存在した。一九〇五年二月、帝国審議を経て「居留民団法」が公布され、翌年締結された「乙巳条約」で大韓帝国の外交権が剥奪されると、七月に「居留民団法施行規則」が公布・施行可能になった。つまり、大韓帝国の保護国化は、その国の主権を侵害する性格が強い「居留民団法」を施行できる土台となったのである。釜山、仁川、京城、平壌、鎮南浦、群山、馬山、元山、木浦、大邱、龍山、新義州の一二地域に設置されていた。『韓国施政年報』明治三九・四〇年、統監官房、一九〇八年、三九一頁。정성현他三人『일본인 이주정책과 재조선 일본인 사회』

동북아역사재단、二〇二一年、一八一～一八三頁の〈表2〉参照。
(35) 扈素妍前掲論文、二〇二三年、一〇三頁の〈表1〉参照。
(36)『朝鮮総督府官報』五七七号、一九一四年七月四日付、五三～五四頁。
(37) 同右、五三頁。
(38) 정혜경と김혜숙前掲論文（九九頁）によると、もともと朝鮮には出産時に産婆を呼ぶ文化がなく、家族や親戚の女性の援助を受けたという。
(39) 朝鮮総督府編纂『最近朝鮮事情要覧』朝鮮総督官房総務局印刷所、一九一二年、四二〇頁。
(40) 中枢院は、大韓帝国期の一八九四年、第一次甲午改革の時に軍国機務処で推進した政治改変のため失職した政治家たちの不満を抑えるため、失職者を優遇する目的で設置された。ところが、第二次甲午改革の一八九五年には官制改定によりその性格が法律や勅令を審査し議定する機関と改定され、その権限が大きく強化された。中枢院は一九一〇年の併合後も勅令第三三五号朝鮮総督府中枢院官制によって存置されるが、その性格は併合に協力した朝鮮人功労者の中で総督府官僚になれなかった者たちに、総督への諮問という名目で地位と職業を与えるための機関であった。また、中枢院の諮問機関としての主な役割は一九一五年に総督府から移管された旧慣調査事務であったが、一九一九年の三・一独立運動の影響で社会慣習に対する諮問事項も付加された。김윤정「조선총독부 중추원 연구」淑明女子大博士論文、二〇〇九年。
(41) 한지원前掲書。
(42) 同右、一九頁。
(43) 第八師団軍医部編『朝鮮人ノ衣食住及其ノ他ノ衛生』龍渓書舎、二〇〇五年。
(44) 同右、一二五頁。
(45) 同右、一二七頁。

（46）今村鞆『朝鮮風俗集』斯道館、一九一四年。
（47）同右、「自叙」。
（48）同右、三〇五頁。
（49）『中枢院調査資料』「雑記及び雑資料（其二）」、国史編纂委員会韓国史データベース、https://db.history.go.kr/modern/level.do?levelId=ju_046&isLeaf=0、二〇二五年一月一三日最終閲覧。
（50）同右、一五頁。
（51）金文卿は一九三三年には京城帝国大学の法文学部の助手であったが、『京城帝国大学一覧』の中で名前が確認できるのはこの一年のみである。なお、助手の場合は専門も明記されず、彼は助手会にも所属していなかったため、その後のキャリアについては不明である。しかし、この年に『朝鮮の鬼神』を著した秋葉隆も社会学講座担任の教授として京城帝国大学の法文学部にいたことから、おそらく金文卿は秋葉隆の助手であったのではないかと推測できる。『京城帝国大学一覧昭和八年』京城帝国大学、一九三三年、一六八頁。李暁《イ・ヒョ》辰《ジン》「京城帝国大学文科助手会と会報『学海』」『関西大学東西学術研究所紀要』五〇、二〇一七年、二七一～二八五頁。
（52）金文卿「出産に関する民俗——京城を中心として」『朝鮮民族』二、朝鮮民俗学会、一九三四年五月、三五～一〇二頁。
（53）秋葉隆については註（51）参照。
（54）金文卿前掲論文、四二頁。
（55）『慶南日報』一九一〇年一二月一一日付。『慶南日報』は韓国人によって一九〇九年一〇月一五日創刊された韓国最初の地方新聞。発行人兼編集人は蔚山出身の地域有志の金弘祚《キム・ホンソ》で、発刊当初の主筆は「是日也放声大哭」で有名な言論人であった張志淵《チャン・ジヨン》であった。一九一五に廃刊、総発刊号数は八八七号。김남석「19

10년대 경남일보의 성격에 관한 고찰」『동북아연구』一三、二〇〇八年。

(56)『毎日申報』一九一〇年一二月一日付。『毎日申報』は、朝鮮語新聞で朝鮮人を対象とした朝鮮総督府の機関紙であった。特に併合後まもない一九一〇年代の同化政策に大きく寄与したと評価されている。水曜歴史研究会編前掲書。

(57)「三神」は「삼신《サムシン》」とも表記される朝鮮伝統の民俗宗教の神であり、主に妊娠に関わる。朝鮮史編修会嘱託などの活動で著名な親日派歴史家であった崔南善の『朝鮮常識風俗篇』によると、サムシンはサム神と表記され、サムというのは辰韓のことばで胞胎を指す語であり、それゆえ、サム神はまず胞胎神を意味するという。一方、妊娠のできない女性が頼る神でもあり、それを総合してみれば、サム神は命神であると言う。崔南善「朝鮮常識風俗篇」『六堂崔南善全集　一二　文化・風俗』역락、二〇〇五年、二一一頁。

(58)『毎日申報』「産婆養成의必要」一九一三年三月一三日付、「社説産婆養成의急務」一九一三年九月二四日付、「社説産婆養成의急務」一九一四年二月一五日、「産婆使用의必要」一九一四年九月八日付など。

(59)この記事にある「삼신《サムシン》」については註(57)を参照。『東亜日報』一九二六年三月六日付。『東亜日報』は、発行兼編集人の李相協《イ・サンヒョプ》と印刷人の李容文《イ・ヨンムン》の名義で発行許可申請書を提出し、一九二〇年一月六日付で許可を受けた朝鮮語新聞である。その発起人代表は金性洙《キム・ソンス》であり、創刊当時の社長は朴泳孝《パク・ヨンヒョ》であった。主な幹部陣は金性洙を中心とした早稲田大学出身の留学派であった。鄭晋錫「〈동아〉와〈조선〉의 언론으로서의 성격과 방향――20년대 전반기 민족지도론의 방향」『한국독립운동사연구』五、一九九一年、六〜八頁。

(60)「二六　朝鮮ニ於ケル医師、歯科医師、薬剤師、産婆、看護婦ノ分布補充及養成ノ状況」『第七三回帝国議会説明資料』韓国国家記録院所蔵、CJA0002471。

(61)殿崎正明・唐沢信安・岩崎一「20　私立日本医学校設立者・山根正次の医学教育の失敗」『日本医史学雑誌』五一－二、二〇〇五年、二一八〜二一九頁。

(62)『皇城新聞』一九一〇年七月一〇日付。

(63)一八五七年一二月二三日山口県出生。東京帝国大学医学部出身。一八八二年医学部卒業後、長崎医学校の教授に着任。一八八七年にはドイツに留学し、法医学と衛生学を学び、四年後帰国して警察医長になった。一八九三年には警察医長と中央衛生会臨時委員を兼任。一九〇二年には衆議院総選挙当選。「警察医長山根正次外四名任官ノ件」『任免裁可書・明治三五年・任命巻二五』国立公文書館本館所蔵、任B00148100、一八九七年九月二七日。『皇城新聞』一九一〇年七月一〇日付。정근식前掲論文、二〇一一年、一三二頁。

(64)山根正次「韓国衛生と産科婦の関係」『産科婦雑誌』七一、一九〇五年一一月。

(65)同右、一頁。

(66)同右、二頁。

(67)同右。

(68)同右、二～三頁。

(69)同右、四頁。

(70)同右。

(71)이꽃메(二〇〇二年、八二頁)と松岡悦子(二〇一四年、一三三頁)も植民地朝鮮の産婆制度の施行理由を日本人の定着のためであったとしているが、その根拠を提示していない。

(72)山根正次「朝鮮の衛生状態」『経済時報』九四、経済時報社、一九一〇年一〇月。

(73)同仁会は、一九〇四年から一九二二年までの大隈重信が会長であった時期に、中国及び朝鮮の各地居留民団と連携し、「医師、助産婦、看護婦等を紹介派遣」していた。同仁会編『同仁会三十年史』同仁会、一九三二年、五九頁。

(74)「衆議院送付清韓医事衛生ニ関スル建議ノ件」『公文雑纂』明治三十八年・第百五巻・帝国議会二十一―

二・建議一、国立公文書館所蔵、纂00964100、一九〇五年七月一八日。

(75) 同右。

(76) 当時衛生顧問であった瀬脇寿雄が一八九五年に設立した病院であり、박윤재（『한국 근대의학의 기원』혜안、二〇〇五年、九〇～九八頁）によると、瀬脇寿雄が解雇されると日本海軍が朝鮮人を懐柔するため買収して運営したという。一方、佐藤剛蔵の『朝鮮医育史』（佐藤先生喜寿祝賀会、一九五六年、一三頁）によると、この漢城病院は日本海軍により創設された京城の日本人街明治町にあった病院で、後に日本人居留民団立になったという。一九〇一年一〇月一〇日付『皇城新聞』の「漢城病院の景況」という記事には、この時期にすでに「医女」を雇用して「婦人科産科嬰児科」を設けていたと記されている。

(77) 工藤武城は、一八七八年に熊本県の士族の工藤唯次郎の長男として生まれた。済々黌《せいせいこう》に通い、一九歳の時に長崎医学専門学校で四年間修学、一九〇一年に浜田玄達の助手をした。一九〇三年にはドイツに渡り、ユリウス・マクシミリアン大学ヴュルツブルクの婦人科教室に入学し、一九〇四年七月医学博士号を取った。一九〇五年四月にはベルリン大学の婦人科に移った。同年一二月漢城病院の産科婦人科の部長として就任し、一九四四年九月一三日には日本赤十字社に対する協調と功労が認定され朝鮮総督府から有功章をもらった。최재목と김정곤は工藤の朝鮮における医学活動について、家父長制下で社会的地位の低かった朝鮮の婦人に関心を示したが、それはあくまでも「日帝の利益」のためであって、日本の「富国強兵」の方法として優良児を保護し、「皇国臣民」の多産にその目標があったと評価している。최재목／김정곤「구도 다케키（工藤武城）의 〝의학〟과 〝황도유교에〟 관한 고찰」『의사학』二四 - 三、二〇一五年。

(78) 工藤武城「韓国婦人分娩の危険」『産科婦雑誌』九二、日本産科婦協会、一九〇七年八月。

(79) 同右、三頁。

(80) 同右。ここにある「ホッテントット土民」とは「Hottentot」、つまりアフリカの民族コイコイ人のことを言う。

(81) 同右、四頁。

(82) 同右。

(83) ここで示される「韓国内務大臣」とは李址鎔《イ・ジョン》のことで、一九〇五年五月二〇日から一九〇七年一一月まで内部大臣であった。ただし、途中一九〇五年九月九日から同年同月一七日までは学部大臣に任命されていた。『韓国史料叢書第一七大韓帝国官員履歴書』大韓民国文教部国史編纂委員会、一九七二年、七六五頁。

(84) 工藤武城前掲記事、四～五頁。

(85) 同右、六～七頁。

(86) 정혜경／김혜숙前掲論文、九九頁。

(87) 이꽃메前掲書、三七～三八頁。

(88) 同右、三九頁。

(89) 日本における産婆養成や教育は、明治初期には国家的な規定がなく、地域ごとに行われていた。全国における産婆制度としては一八九九年の「産婆規則」によって免許制度が始まったが、第一条の試験合格者のみが産婆名簿へ登録されることになっていた。ところが、一九一〇年の改正によって「内務大臣ノ指定シタル学校又ハ講習所ヲ卒業シタル者」が追加され、一九一二年、はじめて内務省の告示によって東京・京都帝国大学の医科大学に産婆養成科が指定された。木村尚子前掲書、一九～二五頁。『官報』四八一四、一八九九年七月一九日付、三〇九頁。『官報』八〇五八、一九一〇年五月五日付、七二頁。『官報』七、一九一二年八月七日付、一一三頁。

(90) 一九〇七年三月一三日に発布された勅令第九号「大韓医院官制」をみると、「第一条大韓医院は議政府に直隷し此を漢城に設置して衛生医育治療の事を掌《つかさど》る」とあり、大韓医院は単に医院でなく「衛生」「医育」「治療」を担当する一種の行政機関に近かったと考えられる。『旧韓国官報』三七一二、一九〇七年三月一三日付、三〇頁。

(91) 同右。

(92) 申東源の大韓医院に関する研究（『한국근대보건의료사』한울아카데미、一九九七年、三四六頁～三五六頁）によると、大韓医院の新築工事は一九〇六年八月から始まって、もともとは一九〇七年八月三一日に竣工予定であったが同年七・八月の義兵の蜂起によって進捗が遅れ、一一月に病院本館建物が完成した。その後も工事は続いて、一九〇八年一〇月に一部の医育部校舎以外の建物が完成し、一〇月二四日に開院式を開催したが、医育部（一九〇九年大韓医院附属医学校に改正）の校舎の建築工事はこの後も続き、その間大韓医院の一部を校舎として使っていた。結局校舎の落成式は一九〇九年一一月一六日であった。この大韓医院の設置により、伊藤博文統監の構想どおりに韓国の国家医療・医学教育・衛生行政事務を統合し、韓国の保健医療及び衛生関連を大韓医院という一つの機構を通じて統制できるようになったという。

(93) 工藤武城前掲記事、四～五頁。

(94)『旧韓国官報』号外、一九〇七年一二月二九日付、五一頁。

(95)「産婆新校」『毎日申報』一九〇八年七月一七日付。

(96)『旧韓国官報』四三一一、一九〇九年二月二六日付、九五頁。

(97)『旧韓国官報』四五九六、一九一〇年二月七日付、二七～三〇頁。

(98) 同右。二七頁。

(99) 同右。

(100)『官報』号外、一九一〇年九月三〇日付、一〇頁。

(101)「産婆養成所」「産婆所任員」『大韓毎日申報』一九一〇年一月一一日付。「助産婦養成所」『皇城新聞』一九

一〇年一月一一日付。『慶南日報』の一九一〇年一月一五日付にもほぼ同様の記事あり。
(102)『大韓毎日申報』一九一〇年六月一四日付。
(103)「才子才媛」『毎日申報』一九一三年三月二五日、同二六日付。助産婦養成所の優等卒業生の李慈元と許環《ホ・ギョン》子《ジャ》を紹介する記事。
(104)「助産所幻灯」『毎日申報』一九一〇年六月二五日付。
(105)「助産婦養成所拡張」『毎日申報』（以下の記事全て同紙）一九一〇年一〇月二二日付。「産婆演奏의好況」一九一二年四月二一日付。「光武台助産婦演奏会」一九一四年五月九日付。「商業利益을寄付」一九一五年一月一五日付。「茶洞妓生演奏会」一九一七年一〇月一一日付。
(106)「高氏篤志の結実」『毎日申報』一九一八年四月二日付。
(107)『慶南日報』一九一〇年一二月三日・五日付。
(108)『慶南日報』一九一〇年一二月五日付。
(109)『官報』八三〇一、一九一一年二月二五日付、六三三～六三五頁。
(110)同右、六三四頁。
(111)『朝鮮総督府官報』三五五、一九一三年一〇月四日付、三五～三六頁。
(112)そもそも在朝鮮日本人と朝鮮人に施された教育体系も異なり、一九一一年から一九二二年まで在朝鮮日本人は「朝鮮公立小学校規則」が適用され、その入学年齢は六歳以上で、修業年限は六年であったが、朝鮮人は第一次「朝鮮教育令」と「普通学校規則」が適用され、その入学年齢は八歳以上で、就業年限は四年もしくは三年であった。佐藤由美「「朝鮮教育令」の制定と植民地教育体系の確立――寺内正毅・関屋貞三郎・隈本繁吉」『植民地教育政策の研究［朝鮮・一九〇五―一九一一］』龍渓書舎、二〇〇〇年、二七五～三二二頁。金富子『植民地期朝鮮の教育とジェンダー――就学・不就学をめぐる権力関係』世織書房、二〇〇五年。

(113) 朝鮮総督府編纂『最近朝鮮事情要覧』大和商会印刷所、一九一二年、一六二～一六三頁。
(114) 同右、一五一～一五二頁。
(115) 同右、三五頁。
(116) 金富子前掲書によると、このように植民地期の女性教育を性格づけていた要因には、〈民族〉〈階級〉〈ジェンダー〉があり、植民地期の女子の就学率が男子に比べて非常に低かった理由として、総督府がこのような状態を放置していたこと、教育令により授業料が朝鮮人は日本人より高く賦課されていたこと、「男女不同席」という儒教的価値観の下で、女性は嫁入りさえできたらいい存在と認識されていたにもかかわらず、授業科目も男女ほぼ同様で同じクラスで男女を区別せずに行われる初等教育への反感があったことが挙げられている。
(117)『朝鮮総督府官報』三五五、一九一三年一〇月四日付、三七頁。
(118) 同右。
(119)『朝鮮総督府官報』三五五、三五～三六頁。
(120)『朝鮮総督府官報』三八九、一九一三年一一月一五日付、一四二頁。
(121) 同右。
(122) この「調査書」は寺内正毅が自ら書いたものではないが、一九一五（大正四）年に朝鮮総督府が実施した政策とその成果について「旧韓国皇室」「警察事務」「衛生」など多岐にわたる論点から書かれ、当時の社会全般の様子をうかがわせるものであり、寺内に届いていたことは確実と考えられる。山本四郎編『京都女子大学研究叢書九　寺内正毅関係文書――首相以前』京都女子大学、一九八四年。
(123) 同右、一二七頁。
(124)「速成助産婦経試」『毎日申報』一九一四年一二月六日付。

(125) 松田利彦（「日本統治下の朝鮮における憲兵警察機構（一九一〇～一九一九年）」『史林』七八－六、一九九五年）によると、一九一〇年代の憲兵警察は民心を掌握するため、民衆生活に深く関与しようとする傾向があった。また、정근식（二〇一一年）は植民地朝鮮の衛生政策が中央行政機構ではなく、警察の業務に属していたという特徴を明らかにした。
(126) 이꽃메前掲書、七一頁。
(127)『朝鮮総督府官報』二九一三、一九二二年五月二日付、一九頁。
(128)『毎日申報』「産婆速成講習会」一九二三年一月二一日付。
(129)「朝鮮教育令」によると、女子高等普通学校に入学するためには修業期限が四年以上の普通学校を卒業しなければならなかった。
(130)『朝鮮総督府官報』一三三九、一九三一年六月一二日付、一三三～一三四頁。

第二章

(1) 이꽃메前掲論文、二〇一二年、五八八頁。이꽃메前掲書。
(2) また、イ・コッメ（이꽃메）は、産婆たちは新聞記事において経済的に困難だと主張したが、実際には「女性としてかなり稼げる職業であった」と評価した。その根拠として『毎日申報』（一九三〇年三月一二日付）の産婆・李英淑のインタビュー記事の内容をそのまま事実として扱っている。이꽃메前掲論文、二〇〇六年、五八八頁。이꽃메前掲書、二〇〇二年、一七二頁。
(3) 愼蒼健前掲論文。
(4) 이꽃메前掲書、一六九頁。
(5) この「職業婦人」については、近年多様な視点で研究が進められている。김수진は一九二〇年代からメデ

ィアに新しく登場する「新女性」という女性のエリート階層を基盤とした「職業婦人」の労働と生活を、メディア資料と総督府統計などを用いて分析した。김수진前掲論文、김수진前掲書。

（6）一九一〇年代の朝鮮の就学率は五パーセントにも達せず、特に女性の就学率は著しく低く、一九一二年段階では男性三・七パーセントに比べて〇・四パーセントにすぎなかった。一九一九年から二二年まで総督府が三面ごとに一校設置する「三面一校」（面は行政区画）政策を施行するに伴い、朝鮮の初等教育率は急激に増加した。ところが、一九二四年でも就学率は男性の二四・五パーセントに対して女性は四・五パーセントであった。一方で、女性教育の特徴としては卒業率と中等教育率が高かったことが指摘されている。それは、そもそも女性を教育させる家庭の階層が中等以上であったためである。김수진前掲書、金富子前掲書。

（7）一九三〇年代のゴム製造業と製紙業を比較した서형실の論文や、同時期の綿紡績工場で働いた女性労働者を検討し、植民地朝鮮の収奪と女性差別の実態を明らかにした강이수の論文などがこれに該当する。강이수「1930년대 면방대기업 여성 노동자의 상태에 대한 연구――노동과정과 노동통제를 중심으로」梨花女子大学校博士学位論文、一九九三年。서형실「식민지시대 여성노동운동에 관한 연구――1930년대 전반기 고무 제품 제조업과 제사업을 중심으로」梨花女子大学校修士学位論文、一九九〇年。이효재「일제하 한국 여성노동문제 연구」、윤병석・신용하・안병직編『한국근대사론Ⅲ』지식산업사、一九七七年。윤정란「식민지시대 제사공장 여공들의 근대적인 자아의식 성장과 노동 쟁의의 변화 과정――1920년대～1930년대 전반기를 중심으로」『담론』二〇〇六年。

（8）이꽃메前掲論文、二〇〇六年。同、二〇一二年。신동원「일제강점기 여의사 허영숙의 삶과 의학」『의사학』二一－一、二〇一二年。

（9）강이수、二〇〇五年、九一頁。

（10）이송순のように、言説分析ではなく、朝鮮国勢調査の結果を総合して、一九二〇～三〇年代の朝鮮人女性

の職業として、農村では農業手伝い、都市では家事使用人と接客業従事者が最も多かったことを明らかにした研究もある。また、植民地朝鮮という範疇を広げ、日本に渡り女工となった朝鮮人女性の背景について、トランスナショナルな家族史およびジェンダー史の視点から分析した홍양희の研究もある。一方、最近では、이다온と황지영の研究のように、文学を通して当時の女性の労働がどのように再現されたのかを確認し、その再現の中で女性主体が近代的な労働者としてどのように構成されていったかを見る研究も行われている。강이수「근대 여성의 일과 직업관――일제하 신문 기사를 중심으로」『사회와 역사』六五、二〇〇四年。강이수「일제하 근대 여성 서비스직의 유형과 실태」『페미니즘 연구』五、二〇〇五年。윤지현「1920～30년대 서비스직 여성의 노동실태와 사회적 위상」『여성과 역사』一〇、二〇〇九年。곽은희「전시체제기 노동・소비 담론에 나타난 젠더 정치――잡지『여성』을 중심으로」『인문연구』五九、二〇一〇年。소영현「1920～1930년대 〝하녀〟의 〝노동〟과 〝감정〟――감정의 위계와 여성 하위주체의 감정규율」『민족문학사연구』五〇、二〇一二年。서지영『소비、노동、젠더로 본 식민지 근대』여이연、二〇一五年。이송순「일제하 1920～30년대 여성 직업의 지역별 분포와 존재양태」『한국사학보』六五、二〇一六年。홍양희「제국 일본의 〝여공〟이 된 식민지 조선의 여성들 그 배경을 중심으로」『여성과 역사』二九、二〇一八年。황지영「근대 여공들의 스트라이크와 기숙사의 지정학（地政學）――1920～30년대 공장소설을 중심으로」『이화어문논집』五二、二〇二〇年。이다온「산업화 시대 소설의 여성 노동자 재현 양상 연구」崇実大学校博士学位論文、二〇二二年。

（11）『東亜日報』は一九二〇年四月一日創刊の新聞。翌年に払込資本一七万五〇〇〇円で株式会社として設立された東亜日報社の発行となり、創刊時から民族主義を標榜していた。新聞の全体的論調は民族改良主義的であり、社主は京城紡織の経営者であった金性洙。発行部数は一九二〇年代半ばまでは一～二万部にすぎなかったが、一九三一年には四万一二九三部、また一九三九年には五万五九七七部にまで至る。박용규『식민지

시기 언론과 언론인』소명출판、二〇一六年、五九～一一一頁。

(12)『別乾坤』は、『開闢』『新女性』などの雑誌を刊行した開闢社が、一九二六年八月に七二号をもって強制的廃刊になった『開闢』の後、同年一一月に大衆の趣味実益を標榜して創刊した雑誌。大衆の趣味実益を目的とした植民地朝鮮最初の大衆総合雑誌であったが、検閲により多様な論調の記事を掲載できなかったため、編集側では「美談」などの記事を掲載する時に「事実」ではなく「仮定」的状況を設定した記事を多量に載せることになった。大衆性は獲得できたが、「大衆読者らを民族や当代の政治的状況から遠ざける結果になった」と評価された。김경미「『별건곤』과『キング』의 대중성에 대한 매체 전략 비교 연구」『어문학』一四一、二〇一八年。이승윤「근대 대중지의〝역사〟수용 방식과 글쓰기 전략――『별건곤』을 중심으로」『한국문학논총』二〇一〇年。

(13)박용규は、このような民間紙の発行許可は、世論形成を徹底的に封鎖する一方、民族を内部から分裂させ、民族改良主義思想を流布するためのものだと指摘した。一九一九年の総督府統制改革により設置された警務局高等警察課は、新聞雑誌出版物に対する検閲業務を通じて厳格な出版統制を行っていた。これを考慮すると、総督府による民間誌創刊の許可は自由な報道活動を保障していたわけではなかったという。박용규前掲書、一五～三五頁。

(14)一九二〇年代に女子教育論をめぐって、女性が自己を確立する教育と女権平等教育を訴える女性解放論が登場する一方、衛生思想の普及による家庭の改造などを女性教育の重点とする総督府の方針に妥協的なエリート知識人の動向が共存していた。이송희『근대사 속의 한국여성』、국학자료원、二〇一四、一一三～一一六頁。

(15)박용규前掲書、一〇三～一一一頁。

(16)註(67)の記事が最後と思われる。

(17) そのため、近年植民地朝鮮の女性に関する研究では主に女性雑誌、新聞などのメディア史料を積極的に利用して、メディアにおける女性の身体、性、職業などの位置付けを究明する傾向がある。이명성前掲論文。우정미「한일 신여성의 사회참여관 연구」『일본문화학보』三九、二〇〇八年。서지영「소비하는 여성들――1920～30년대 경성과 욕망의 경제학」『한국여성학』二六－一、二〇一〇年。서지영『소비、노동、젠더로 본 식민지 근대』여이연、二〇一一年。

(18) 植民地朝鮮の女性雑誌を対象とし、朝鮮における新女性が構築・再生産される過程を描いた井上和枝の研究を挙げることができる。井上は、この新女性たちが家庭や個人の経済的困窮のために「職業婦人」になることが多く、彼女たちが低賃金と性的対象化という職業の現実に苦しんでいたことを指摘している。井上和枝『植民地朝鮮の新女性――「民族的賢母良妻」と「自己」のはざまで』明石書店、二〇一三年。

(19) 近年の新女性研究は、言説によって構成される新女性階層の虚構性を指摘した研究が多い。たとえば代表的なものに김수진の研究がある。それによると、当時の朝鮮社会で話題となった新女性は数的には実際それほど多くなかったが、新女性が可視化されたのは、京城に住んでいた日本人女性を朝鮮人女性と誤解したことによるものだとを明らかにした。조은・윤택림「일제하 '신여성' 과 가부장제」『광복50주년기념논문집』一九九五年。권희영「1920～30년대 '신여성' 과 모더니티의 문제」『사회와 역사』二四、一九九八年。김수진「1930년 경성의 여학생과 〃직업부인〃을 통해 본 신여성의 가시성과 주변성」、공제욱・정근식編『식민지의 일상、지배와 균열』문화과학사、二〇〇六年。김수진『신여성、근대의 과잉』소명출판、二〇〇九年。

(20) 김은실「조선의 식민지 지식인 나혜석의 근대성을 질문한다」『한국여성학』二四－二、二〇〇八年、一五〇頁。

(21)『開闢』は一九二〇年六月二五日創刊、一九二六年八月一日に廃刊した月刊総合雑誌。一九三四年に再び四

回の発刊があったものの、一九三五年に再廃刊。開闢社は天道教団が民族文化実現運動の一環として創立した。『開闢』は当時朝鮮のさまざまな時事討論が行われた媒体で、自治的解放と認識の改革を通じて植民地朝鮮の改造を目指したと評価される。김수진前掲書（二〇〇九年）。이지영「1920년대 계몽적 글쓰기 공간으로서의『開闢』――『開闢』에 나타난〝생활〟과〝언론〟의 기표를 중심으로」『국어문학』六八、二〇一八年。

(22) 一九二六年になると、朝鮮語新聞の発行部数は『毎日』『東亜』『朝鮮』『朝鮮中央』を合わせて七万部に至るが、同時期に日本本国で発行された新聞の在朝鮮日本人の購読部数が『大阪毎日新聞』『大阪朝日新聞』『東京朝日新聞』合わせて八万部であったことと比較してみると、朝鮮新聞の発行部数の少なさがわかる。また、雑誌の場合、三号以上を発行できずに廃刊してしまうことが多く、そのような雑誌は「三号雑誌」と呼ばれた。김수진前掲書、二〇〇九年、一〇七～一一一頁。

(23) 一九二三～二六年までが朝鮮出版文化の最盛期であったが、一方で検閲機構は整備・強化され、政治思想の統制はより徹底的に行われた。これについて김수진は、朝鮮の言説の場は、公的なコミュニケーション空間が拡張するなかで市民と大衆が登場した西洋や日本の近代的公論の場とは異なり、朝鮮で雑誌出版を担う主体にとって啓蒙対象である「大衆」とはエリート大衆にすぎなかったと指摘した。さらに朝鮮の雑誌界は、総督府の政策は言うまでもなく、日本本国の出版、雑誌産業や社会文化的言説の絶対的影響下にあったという。방효순「일제시대 민간 서적발행활동의 구조적 특성에 관한 연구」梨花女子大学博士学位論文、二〇〇一年、二二一～二二二頁。정근식「식민지적 검열의 역사적 기원――1904～1910年」『사회와 역사』六四、二〇〇三年。정근식「일제하 검열기구와 검열관의 변동」『대동문화연구』五一、二〇〇五年。김수진前掲書、一〇二～一〇六頁。

(24) 김혜숙／정혜경前掲論文、九九頁。

(25)『我々の家庭（우리의 가정）』は、一九一〇年代に朝鮮で発行された唯一の女性雑誌であり、一九一三年一二月から一九一四年一一月まで発行された。編集兼発行人は竹内録之助。이혜진は、記事の論調や発行者の性格を分析し、雑誌発行の目的を、朝鮮の家庭を改善し、さまざまな知識の普及と啓蒙的な記事を通じて朝鮮人女性の生活を日鮮融和に適合するように規定することとしている。이혜진「한국 근대 초기 여성잡지연구」延世大学校博士学位論文、二〇二〇年。同「일본인 발행 여성잡지와 〝가정 개량〟의 방향――『우리의 가뎡』을 중심으로」『한국학연구』五五、二〇一九年。

(26) 開城호스토女学校教師 金하나女史「녀자계의시험할일」『우리의 가뎡』四、一九一四年三月、五～七頁。「부인의직업」『우리의 가뎡』六、一九一四年三月、二～六頁。

(27)『毎日申報』は、一九一〇年八月三〇日、韓国併合の次の日に総督府がそれまでの民族紙であった『大韓毎日申報』を買収して発刊しはじめた総督府の「御用新聞」。一九四〇年以降も発行し続け、植民当局の宣伝機構として機能した。特に内鮮融和や風習教化を推進する論調の社説が多く掲載された。『大韓毎日申報』は一九〇四年七月に英国人の裵説《ベソル》（Ernes Thomas Bethell）と梁基鐸《ヤン・ギタク》などの民族陣営の人々が創刊した新聞。張錫興「일제의 식민지 언론정책과 총독부 기관지《毎日申報》의 성격」『한국독립운동사연구』六、一九九二年。조성운「총론 1910년대 일제의 동화정책과《매일신보》」『일제의 식민지 지배정책과 매일신보 1910년대』水曜歴史研究会、二〇〇五年。

(28) それ以前にも「職業婦人」という言葉自体は、『毎日申報』の一九二二年一〇月二七日の「職業婦人調査」という記事などでも確認できるが、これは、東京市が職業婦人に関する調査を行ったという短い記事で、「職業婦人」という概念が紹介されたのはこの記事が初めてだという。井上和枝前掲書、一四四頁。

(29)「八十万の職業婦人」『毎日申報』一九二三年一月八日付。

(30)「여자의 상당한 직업」『우리의 가뎡』一二、一九一四年一一月、三七～四二頁。

(31)『朝鮮日報』『東亜日報』に女性記者たちが入社しはじめ、それぞれ최은희が企画・管理していた『朝鮮日報』の家庭婦人欄や、허영숙、허정숙、이현경などが活躍した『東亜日報』の婦人欄などを通じて、女性関連の言説が活発に展開された。김예림「一九二〇년대 성역할 담론의 전개와 수용——동아일보 부인란 속 여성들의 상호작용과 대응을 중심으로」延世大学校修士学位論文、二〇二二年、五頁。

(32) 전미경「1920~30년대 "모성담론"에 관한 연구——"신여성"에 나타난 어머니 교육을 중심으로」『한국가정과교육학회지』一七-一、二〇〇五年、一一〇頁。

(33)『新女性』三-四、一九二五年四月、二七~三七頁。

(34) 第一章で述べたとおり、速成助産婦科などが設置されていたため、場合によっては容易に資格を取得できた。しかし、この速成助産婦科が憲兵・巡査などの主に日本人であった地方警察公務員の家族を対象にしていたことを考えれば、朝鮮人女性にとって容易とは言えない状態であった。

(35) 実際、一九一六年五月四日に発布された「朝鮮総督府医院及道慈恵医院助産婦看護婦養成規程」を見ると、第一二条に「生徒ニハ学資ヲ給与スルコトアルヘシ」と規定されたため、場合によっては学費を払わずに勉強できた。しかし、学資を給与された学生は、養成所卒業後、医院長または道長官が指定した職務または業務に従事することが義務づけられていた。『官報』一九一九年五月四日付。

(36) 一九二一・二二・二三年の『朝鮮総督府医院年報』(朝鮮総督府医院、一九二三年五月/同年一〇月/一九二四年一二月)によると、「看護婦助産婦養成所」の教官主事であった。一九二五年にも同じ職であったと推測される。

(37) 女店員の職業を訓練になぞらえて、「いつでもお客様に接するような心持ちで、目上の人々に仕えれば、円満な家庭を築くことができるだろう」と評価した。윤지현前掲論文、一一七~一一八頁。

(38)「職業婦人의 生活裏面(二) 新生하는霊을救護 한번助産에 二〇円内外 産婆의生活」『毎日申報』一九二七

年二月一九日付。

(39)「女子職業案内――돈업서서 外国留学 못가고 就職할 곳은 몃치나되는가」『別乾坤』五、開闢社、一九二七年三月、一〇〇～一〇五頁。

(40) 同右、一〇三頁。

(41) 一九一四年七月四日に発布された朝鮮総督府令一〇八号「産婆規則」によると産婆になることができる資格は、第一章で述べたとおりである。この産婆規則は一九二五・二六・二八・三一・三三・四四年、合わせて六回改正されたが、産婆免許を受ける資格には大きな改正はなく、医院の名前変更などに関するものである。たとえば、一九二五年の改正は同日発布された「道立医院規程」により、慈恵医院が道立医院に改められたことによって、条文のなかの「慈恵医院」をすべて「元慈恵医院又ハ道立医院」と改正したものであった。一方、セブランス医学専門学校附属病院産婆看護婦養成所が総督府によって産婆看護婦養成所として指定されたのは、一九二四年九月二日の朝鮮総督府告示第一八三号による。『朝鮮総督府官報』一九一四年七月四日付、一九二四年九月二日付、一九二五年四月一日付、一九二六年八月二一日付、一九二八年六月一日付、一九三一年六月一二日付、一九三三年七月一日付、一九四四年一月一七日付。

(42) 第一章で述べたとおり、朝鮮総督府令第九四号によると、速成助産婦科は「道長官ノ許可ヲ受ケ院長之ヲ定ム」とあるように、資格の有無と関係なく入学でき、「五箇月以上」の訓練で産婆になることも可能であったが、速成助産婦科は一九二二年五月二日の朝鮮総督府布令第七七号「助産婦養成規程」の改正によって廃止される。しかし、実際にはその後も施行されていたことが新聞記事から確認できる。前掲『朝鮮総督府官報』三五五、一九一三年一〇月四日付。『朝鮮総督府官報』一九一三、一九二二年五月二日付、一九頁。

(43) 一九一一年二月の布令一九号「朝鮮総督府医院附属医学講習所規則」によると、その入学資格は「年令十七才以上二十五才以下ノ者」であった。さらに、一九一三年一〇月四日付発布の朝鮮総督府令第九四号「朝鮮総督府道慈恵医院助産婦及看護婦養成規程」でも入学資格は「年令満十七才以上三十才以下ノ身体健全品行方正ナル女子」と定められていた。『朝鮮総督府官報』一九一四年七月四日付。『官報』一九一一年二月二五日付。『朝鮮総督府官報』一九一三年一〇月四日付。

(44) 前掲『別乾坤』五、一〇〇、一〇三〜一〇四頁。

(45)「家庭顧問」『東亜日報』一九二六年六月一八日、同年七月二二日付、一九二七年一月一六日付。

(46)『新女性』は一九二二年六月創刊の『婦人』を改題し、一九二三年九月から発刊された女性総合雑誌。『別乾坤』と同様に開闢社で発行。定価は二〇銭〜三〇銭、発行部数は最低二〇〇〇部〜四万五〇〇〇部。主な読者層は女学校を卒業した女性と普通学校以上卒業の家庭婦人であった。김미선「1930년대 〃신식〃 화장담론이 구성한 소비주체로서 신여성——여성잡지『신여성』、『신가정』、『여성』을 중심으로」『여성학논집』二二-二、二〇〇五年。

(47) 朝鮮看護婦協会は韓晨光が鄭鍾鳴らと共に設立したもので、産婆も参加していた。이꽃메前掲論文、二〇〇六年。대한조산협회前掲書、五八頁。

(48) 一九二五年三月一八日付『東亜日報』にも韓のインタビュー記事がある。これによれば、韓は一九二三年の夏に産婆試験に合格して免許を取得し、当時京城の태화（テファ）診察所で看護婦として勤務していた。そして、一九二四年には看護婦の同志たちと看護婦協会を創立、家庭への衛生思想の普及と、孤児や職業婦人の児童保育、また、看護婦の職業紹介等のさまざまな社会事業を目指しているとこれからの抱負を明かしている。「졸업도 한달밧게【七】구직하는 이를 위하야」『東亜日報』一九二五年三月一八日付、이꽃메前掲論文、二〇〇六年。

(49)『新女性』三-四、一九二五年四月、五六〜五九頁。

(50) 同右、五七〜五八頁。

（51）『東亜日報』一九二六年一月一五日付。

（52）一九二〇年三月五日に朝鮮貴族及び大地主などを中心とする大正親睦会によって払込資本金五万円で創刊。しかし、財政難で一九二一年には宋秉畯《ソン・ビョンジュン》が、そして、一九二四年には申錫雨《シン・ソクウ》が出版権を購入。その後も財政難は続き、安在鴻《アン・ジェホン》が社長になったが、結局方應謨《バン・ウンモ》が一九三三年に経営権を引き継ぎ副社長になってからようやく財政的に安定した。民族主義左派の論調と評価されるが、実際に民族主義左派が結集したのは一九二七年以降であり、『東亜日報』と比較して論調は一貫していなかった。박용규前掲書、五九～一一一頁、二八五～二八七頁。

（53）「조선녀성이 가진 여러직업（七）산파」『朝鮮日報』一九二六年五月一七日付。

（54）記事では産婆になって五年目と述べているが、一九二三年六月一五日の『朝鮮総督府官報』（一五〇頁）に免許取得の記録があることから、四年目であることがわかる。

（55）医療化とは、以前は医療の問題として受け入れられなかった現象が疾病や障害として認識され、医学的に定義され、医療現場で取り扱われることを意味する。たとえば、近代における同性愛の精神医療化などがそれであり、それまでは人々の生き方や、日常であったものが医療的な治療の対象となる現象及び過程が医療化と言える。심지원／박삼헌「의료화된 몸과 자기 돌봄을 통한 주체적인 몸」『아시아문화연구』二〇二〇年。정채연「의료화의 역사에 대한 법사회학적 반성――새로운 의료법 패러다임의 구상」『법학논집』一七、二〇一三年。

（56）「職業婦人의 生活裏面（二）」『毎日申報』一九二七年二月一九日付。

（57）『東亜日報』一九二八年三月二〇、二一日付。

（58）当時の植民地朝鮮に産前・産後管理の認識がなかったことについてはすでに이꽃메も指摘している。이꽃메前掲書、一七〇頁。

（59）「産婆規則」の第七条「産婆ハ妊婦、産婦、褥婦又ハ生児ニ異状アリト認ムルトキハ医師ノ診断ヲ請ハシムヘシ自ラ其ノ処置ヲ為スコトヲ得ス但シ臨時救急手当ハ此ノ限ニ在ラス」による。実際の難産の時に産婆は自分の判断で手術することはできず、医師を呼ばなければならなかった。『朝鮮総督府官報』一九一四年六月一二日付。

（60）「医師와 産婆를 둘너싸고 폭행코자」『東亜日報』一九二三年六月二五日付。

（61）朝鮮人が西洋医学の言葉を通じてのコミュニケーションが困難であったことは、愼蒼健などの先行研究で指摘されている。また、植民地期の一般人は、病気にかかったり怪我をした際に、なるべく周囲で手に入りやすい材料で治療しようとし、深刻な時だけ漢医学や西洋医学を利用したが、その中でも漢方薬を多く利用したという。愼蒼健前掲書。이꽃메「식민지시기 일반인의 한의학 인식과 의약 이용」『의사학』一五－一、二〇〇六年。

（62）今村鞆前掲書、三〇五頁。金文卿前掲論文、三五～一〇二頁。

（63）註（59）参照。これに対して、緊急時には違法であっても外科的な処置を行う場合もあったという口述証言がある。この証言をした백은기《ベク・ウンギ》が産婆として活動していた時期は解放後であり、本人もそれを「違法行為」と話していた。そのうえ、植民地期には原則的に法律で禁止されており、産婆が緊急事態になる前に手術などの処置を行ったとしても公には言えなかったため、朝鮮人も産婆にそのような処置ができるとは考えていないはずであった。『朝鮮総督府官報』一九一四年六月一二日付。구자형・백은기・이정자 외 9人口述、박윤재・이현숙・신규환 面談、『산파에서 조산사로－한국 출산 문화의 변화』（구술사료선집24）、국사편찬위원회、二〇一七年、八六～九三頁。연구책임자 박윤재「원로 산파 구술 구술 백은기（OH.08.025. 백은기 .11)」『２００８년도 구술자료수집사업』국사편찬위원회、二〇〇八年、一六～一七頁。

（64）「生産과産婆」『毎日申報』一九一〇年一二月一日付。「産婆養成의 急務」同紙一九一三年九月二四日付。

「産婆養成의 急務」同紙一九一四年二月一五日付。

(65) 開港以来、すでに西洋医学を取り入れていた日本は、朝鮮より文明的に優れており、したがって我々は朝鮮に侵略するのではなく、朝鮮の文明的発展を支援するのだと主張した。統監府期と植民地期にも、このような文明化論理は植民地支配を正当化し、朝鮮人の身体規律を効率化するための言説として機能した。박윤재『한국 근대의학의 기원』혜안、二〇〇五年。

(66)『毎日申報』一九二八年九月一八日付。『中外日報』一九二八年一〇月一日付。『毎日申報』一九三〇年二月二七日付。

(67)「女性職業礼賛 해산하다 돌아가신 어머니를 생각고 산고로 신음하는 이를 위하여 (15) 산파되기로 결심 産婆李英淑女史」『毎日申報』一九三〇年三月一二日付。

(68) この後も産婆に関する記事はたびたび新聞紙上で確認できるが、職業女性の現実を語るというよりは、男性中心の社会を批判する女性運動家として登場する(『東亜日報』一九三二年一月二日付)か、もしくは妊婦の衛生を論ずる際に産婆との相談を勧告する内容(『東亜日報』一九三五年一〇月二日付、同年三月六日付、一九三七年六月二四日付)であった。

(69) 朝鮮総督府の統計年報には、朝鮮人看護婦は四四人、朝鮮人産婆は二六人と集計されている。朝鮮総督府編『朝鮮総督府統計年報　大正八年度』一九二〇年、三七三頁。

(70) 植民地朝鮮における迷信という意味の構築、言説の形成、総督府の文明化論理については序章を参照。

(71) 当時の朝鮮人エリートの民族改造論、民族啓蒙言説については、ここで簡単にまとめることができないほど多くの研究が蓄積されているため、関連研究をすべて列挙することはできない。第五章で詳しく論じる。

(72) 当時、看護婦協会の規定による助産料は、一回に二〇円であったという。「돈ㅅ벌이하는 女子職業探訪記(二一、二二) 순산을도으며 난산을구하는 중요한사명마튼산파(上・下)」『東亜日報』一九二八年三月二

〇日付、同年同月二一日付。

(73) 朴慈恵は私立助産婦養成所を卒業後、朝鮮総督府医院産婦人科の看護婦として就職した。一九一九年には三・一独立運動に参加するために看友会を組織したが、日警の監視下にあったため逮捕された。当時、総督府医院長が拘置所に収監された看護婦の身柄を引き取ったおかげで釈放され、同年、北京に行き、延慶大学医学科に入学した。申采浩とは一九二〇年に出会い、翌年第一子を出産したが、二二年に第二子を妊娠すると、経済的に厳しい状況の中、朴は二人の息子を連れて朝鮮に戻り、産婆として開業した。朴の生活苦については、彼女とその家族が警察の監視下にあり、生活に不便があったことを考慮する必要がある。しかし当時の京城の産婆のうち収入の少ない産婆は静かに産婆業を畳んだであろう状況で、朴であるからこそメディアに露出することができたと考えられる。윤정란「일제강점기 박자혜의 독립운동과 독립운동가 아내로서의 삶」『이화사학연구』三八、二〇〇九年。

(74) インタビュー記事ではないが、一九二八年一二月一二日付『東亜日報』には、独立運動家の申采浩の妻、朴慈恵について、「夫が台湾で逮捕されたため、二人の息子を抱えて生計を立てるために産婆を開業したが一〇ヶ月間も客がない」という彼女の悲惨な生活を伝える記事がある。「申采浩夫人訪問記 冷突에 飢腸쥐고 母膝에 両児啼泣」『東亜日報』一九二八年一二月一二日付。

(75) 朝鮮総督府編『朝鮮総督府統計年報昭和七年度』一九三四年、三六七頁。

(76) 同右、五七頁。

(77) 「生産과産婆」『毎日申報』一九一〇年一二月一日付。社説「産婆養成의急務」『毎日申報』一九一三年九月二四日付など。

第三章

(1) 정혜경／김혜숙前掲論文。

(2) 文化財管理局文化財研究所『韓国民俗総合調査報告書――産俗編』文化財管理局文化財研究所、一九九三年。

(3) 정혜경／김혜숙前掲書、九九頁。

(4) 同右。

(5) 同右。

(6) 同右。

(7) 前掲『韓国民俗総合調査報告書――産俗編』二八九、三八七頁。

(8) 愼蒼健前掲論文。

(9) 第二章の註（54）を参照。

(10) 이꽃메（二〇〇二年）前掲論文。

(11) ミシュル・フーコー著／高桑和巳訳前掲書、二三～二四頁。ミシュル・フーコー著／渡辺守章訳前掲書、一七六頁。

(12) ミシュル・フーコー著／渡辺守章訳前掲書、一八四頁。

(13) 同右。

(14) 一九三〇年代になっても日本語とハングルを両方読める朝鮮人数は、朝鮮全体人口の六・七八パーセント（女性一・九パーセント）にすぎなかった。また、一九一〇年代の日本本国の新女子運動に影響を受けて朝鮮の女性知識人による雑誌の創刊が活発となり、一九二〇～三〇年代には合わせて約三〇の女性雑誌が創刊されたが、大体は創刊と同時に廃刊になるか、「三号雑誌」に留まった。なお、雑誌の執筆陣も男性が多く、

開闢社で創刊して新女性談論の中心になった『新女性』の場合も寄稿者の男女比率は男性が四九・九パーセントで女性が二五・一パーセントであったという。오성철『식민지 초등 교육의 형성』교육과학사、二〇〇〇年、一三三頁。이수진前掲論文（二〇〇九年）一二七〜一三六頁、一八八〜一九三頁。

(15)『毎日申報』一九一〇年一二月一日付。

(16) 이꽃메前掲書。

(17)『毎日申報』一九一三年九月二四日付。

(18)『毎日申報』一九一四年二月一五日付。

(19) 一九一三年四月五日に竹内録之助が京城の長谷川町で創刊した雑誌で、一九一七年三月までに四八号を刊行した。発刊者が日本人であったのに、ハングルと漢字を混用した「国漢文」で発刊したという特徴がある。読者層を学生に設定して、解剖学・数学・商業・音楽など近代学問を積極的に紹介した。以上の特徴から、「道具的知識」の深化と拡張を通じて植民地的新体制の制度的主役を拡大及び再生産」しようとした雑誌として評価される。신상필「近代 言論媒体와 漢字・漢文教育의 한 様相」『漢字漢文教育』一-一八、二〇〇七年。한기형「근대잡지와 근대문학 형성의 제도적 연관——1910년대 최남선과 竹内録之助의 활동을 중심으로」『대동문화연구』四八、二〇〇六年、二九九頁。

(20)『新文界』一-三、一九一三年一月、七一〜七四頁。

(21)「才子才孃」『毎日新報』一九一三年三月二五日付。

(22) 近代の医学専門家が女性の身体を医学に基づいて描き、「妊娠した体」を疾病としてとらえて説明しようとしたことについての分析はすでになされている。しかし、その分析時期は一九二〇年代からで、また、それを行った主体は医学専門家に限定しており、一九二〇年代以前からすでに総督府側からこのような社説などを通じて「妊娠した体」の医療化を図っていたことは注目されなかった。전미경前掲論文。김혜경「〃어린

이기〃의 형성과 〃모성의〃 재구성」『경계의 여성들 한국 근대 여성사』한울아카데미、二〇一三年。

(23)「何不請産婆着護」『毎日申報』一九一三年一〇月八日付。

(24)「産婆使用의必要」『毎日申報』一九一四年九月八日付。

(25)民間紙発行許可の実際の意図については第二章註(13)を参照。박용규前掲書、一五～三五頁。

(26)第二章註(14)を参照。이송희『근대사 속의 한국여성』국학자료원、二〇一四年、一一三～一一六頁。

(27)전미경前掲論文、김혜경前掲書。

(28)『新女性』三-四、一九二五年四月、五六～五九頁。

(29)同右、五七～五八頁。

(30)『東亜日報』一九二六年一月一五日付。

(31)金文卿前掲論文、一九三四年、三五～一〇二頁。

(32)「조선녀성이가진여러직업【七】산파」『朝鮮日報』一九二六年五月一七日付。

(33)第二章註(54)参照。

(34)許英肅については、第五章でより詳しく述べるが、東京女子医学専門学校を卒業した朝鮮初の女性開業医であり、一九一八年一二月総督府医師免許試験に合格し、一九二〇年英恵医院を開院した医療専門家である。『한국민족문화대백과사전』、http://encykorea.aks.ac.kr/Contents/Item/E0079755、二〇二〇年六月八日最終閲覧。『東亜日報』一九二〇年五月一日付、一九二一年八月一一日付。

(35)この連載記事は一九二六年三月一日から同年五月四日まで一一回『東亜日報』に掲載された。その内容は主に生理や出産、家屋と子供の健康に関して、当時の朝鮮の状態を批判し、家庭衛生を進歩させようとする啓蒙的な内容であった。『東亜日報』一九二六年三月一日付～六日付、同年四月二二、二七、二九日付、同年五月一、四日付。

(36)「家庭衛生（六）」『東亜日報』一九二六年三月六日付。

(37)『東亜日報』一九二六年九月一五日付。

(38)今村鞆前掲書。

(39)たとえば、「悲惨な社会問題」として、一九三〇年の女性死亡総数に対する一〇〇〇人あたりの妊産婦死亡数は、日本本国女性の一〇人に対して朝鮮女性一九・二人と、ほぼ二倍に達しており、その原因を産婆と医師の不足とする記事などを確認できる。「日本보다倍率인妊産婦死亡」『東亜日報』一九三二年八月二〇日付。

(40)金文卿前掲論文、三五～一〇二頁。

(41)『東亜日報』一九三六年二月二〇日付。

(42)この講習所は京城府市内竹添町にあり、一九三三年に講習生の募集を開始している。一九三七年まではほぼ毎年講習生募集の記事を確認できる。『東亜日報』一九三三年四月五日付。

(43)「해산과삼할머니관계（一）～（六）」『東亜日報』一九三九年九月二九日～同年一〇月五日付。

(44)「해산과삼할머니관계（一）생활과생식문제」『東亜日報』一九三九年九月二九日付。

(45)「해산과삼할머니관계（二）원시시대、중세기때에산부취급한악습」『東亜日報』一九三九年一〇月一日付。

(46)「해산과삼할머니관계（三）미신적행사」『東亜日報』一九三九年一〇月二日付。

(47)「해산과삼할머니관계（四）멱국과찹쌀은산모에게필요」『東亜日報』一九三九年一〇月三日付。

(48)「해산과삼할머니관계（五）산파와산과의의구별」『東亜日報』一九三九年一〇月四日付。

(49)「해산과삼할머니관계（六）산파와산과의의구별」『東亜日報』一九三九年一〇月五日付。

(50)註（48）に同じ。

(51)松岡悦子前掲論文。

(52)「산파청할수업는 산모의복음」『朝鮮日報』一九二六年六月四日付。

(53)『京城府都市計画要覧』京城府、一九三九年。
(54)同右、三四頁。
(55)김경일「일제하 도시 빈민층의 형성――京城府의 이른바 土幕民을 중심으로」『사회와 역사』三、一九八六年。
(56)남영우「日帝下京城府의 土幕村 形成」『문화역사지리』一、一九八九年。이재열「서울시 토지구획정리사업 도시경관 형성에서 도시빈민의 역할――서대문구 대현동 56~40번지（舊 호원당 공원부지）를 통해서」『한국문화연구』三四、二〇一八年。
(57)김경일前掲論文。
(58)京城帝国大学衛生調査部編『土幕民の生活・衛生』岩波書店、一九四二年。
(59)同右、四五頁。
(60)同右、六二頁。
(61)同右、六三～六四頁。
(62)同右、三一五頁
(63)同右、一八一頁。
(64)「可憐한家族」『朝鮮日報』一九二九年二月四日付。「不幸한夫婦에各方面同情」同紙一九二九年二月八日付。
(65)「刀圭漫談（五）乞人의 解産　夜半往診記」『朝鮮日報』一九三三年五月一七日付。
(66)前掲『土幕民の生活・衛生』四六頁。
(67)「都市京城의癌腫인 土幕民의移住計画」『朝鮮日報』一九三四年四月八日付。
(68)『朝鮮日報』一九三二年一二月二六日付。
(69)朝鮮総督府編『朝鮮総督府統計年報　昭和七年度』一九三四年、二四頁。

(70) 同右、五九頁。

(71) 「京城집웅밑의憂鬱相」『朝鮮日報』一九三七年一二月一日付。

(72) 朝鮮総督府編『朝鮮総督府統計年報　昭和一二年度』一九三九年、一一頁。

(73) 『朝鮮日報』一九二五年九月一日付。

(74) 『中外日報』一九二八年四月一五日付。

(75) 「医専附属病院無料로解産시켜」『東亜日報』一九二九年一一月四日付。

(76) 「李助産婦開業、빈궁자에게무료시술」『毎日申報』一九二四年五月五日付。「◇往診을無料로」『朝鮮日報』一九二七年二月二三日付。「金助産婦特志　무산자무료조산」『中外日報』一九二八年四月一五日付。「무산부인을 무료조산」『朝鮮日報』一九三〇年三月八日付、「돈업는부인을 무료조산　리영숙（경운동）씨가」『東亜日報』一九三〇年三月一〇日付。「保隣会의 助産設備」『朝鮮日報』一九三〇年四月九日付。「無料助産開始」『朝鮮日報』一九三二年五月一二日付。「無産家庭위하야 助産을無料」『朝鮮日報』一九三三年八月三日付。「女子医講附属病院　来一日부터開院」『朝鮮日報』一九三三年八月三〇日付。「貧婦에無料助産」『朝鮮日報』一九三八年七月二三日付など。

(77) 一九一四年「府制」の実施によって京城府居住の日本人たちのそれまでの自治組織であった居留民団が解体されると、自治の権利を一部だけでも認められることを求めた日本人たちの要求によって設置された機関（김영미「일제시기~한국전쟁기 주민 동원・통제 연구」ソウル大学校博士学位論文、二〇〇五年、三〇頁。기유정、九頁より再引用）。一九二〇年七月二九日の制令第一二号による「府制」の改正によって「府尹ノ諮問ニ応セシムル為府ニ協議会ヲ置ク」と定められた諮問機構。定員は一二名以上、三〇人以下の範囲内で朝鮮総督が定めるが、第一三条には「協議会員ハ之ヲ選挙ス」と選挙制であることが明記されていた（『官報』二四〇四、一九二〇年八月六日付）。また、議員は名誉職であって、任期は三年であった。選挙・被選

挙の資格は、同日に発布された総督府令第一〇二号の「府制施行規則中改正」によって、「帝国臣民ニシテ独立の生計ヲ営ム年齢二十五年以上ノ男子一年以来府住民ト為リ其ノ府ニ於テ朝鮮総督ノ指定シタル府税年額五円以上ヲ納ムル」者に限定されていた（『官報』同上）。ところが、この協議会は一九三〇年一二月一日付で発布し、翌年四月一日から実施された「朝鮮地方制度改正令」によって、京城・開城・釜山・平壌など一四府に設置された府会へと変化する（김동명、六頁）。府会の初選挙は一九三一年五月だったので、この時期は府会になる直前であり、そのため、巡回産婆設置の要請が受け入れられたのかは確認できない。기유정「1920년대 京城의 〝有志政治〟와 京城府協議会」『서울학연구』二八、二〇〇七年。김동명「1931년 경성부회 선거연구」『한국정치외교사논총』二六－二、二〇〇五年。

（78）当時の京城府尹は安藤袈裟一。安藤袈裟一は佐賀県士族安藤卯三郎の次男として一八八一年六月に出生。一九一二年京都帝国大学法科大学法律科を卒業し、埼玉県警部に任命。一九一五年に文官口頭試験に合格し、埼玉県秩父郡長に就任。一九一九年、朝鮮総督府道事務官に、その後、一九二七年に朝鮮総督府事務官に任命。一九三〇年一一月二四日に京城府尹として赴任。翌年九月二九日に死亡。名古屋大学大学院法学研究科『人事興信録』データベース（https://jahis.law.nagoya-u.ac.jp/who/docs/who8-71、二〇二一年九月二一日最終閲覧）。「朝鮮総督府道事務官安藤袈裟一外二名任官ノ件」『任免裁可書・昭和二年・任免巻十五』一九二七年四月二日、東京国立公文書館所蔵、任B01353100。「朝鮮総督府道事務官安藤袈裟一外一名任免ノ件」『任免裁可書・昭和五年・任免巻六十一』一九三〇年一一月一二日、東京国立公文書館所蔵、任B01595100。「人事消息」『朝鮮日報』一九三〇年一一月一八日付。「故朝鮮総督府咸鏡北道知事安藤袈裟一位階追陞ノ件」『叙位裁可書』昭和六年・叙位巻二十八、一九三一年九月二九日、東京国立公文書館所蔵、叙01079100。

（79）「巡回産婆두고 無料로助産」『朝鮮日報』一九三一年二月六日付。

（80）註（39）の記事と同じ。

(81)「西部에도隣保館」『朝鮮日報』一九三六年一一月二六日付。「隣保館事業을拡充 巡回産婆를任用」『朝鮮日報』一九三七年一一月二〇日付。これらの記事によると元々北部隣保館にも巡回産婆が一人置かれたというが、北部隣保館は民営であった。

(82)「軍人家族救護会平壌에서組織」『朝鮮日報』一九三七年九月二一日付。「軍事後援聯盟加入団体業務分担表」『東亜日報』一九三七年八月四日付。「軍事援護相談所 京畿道内五個所에新設」『朝鮮日報』一九三八年七月二〇日付。「軍事相談所 京城은八月에開始」『東亜日報』一九三八年七月二一日付。「応召軍人家族에게援護始業好成績」『朝鮮日報』一九三八年一二月二五日付。「軍事援護相談所　開城府庁内에設置」『朝鮮日報』一九三八年七月二九日付など。

(83)「邑、面에公産婆두어 妊産婦의便宜図謀」『朝鮮日報』一九三七年五月九日付。

(84)「各道道立医院経費国庫補助를内示」『朝鮮日報』一九三八年一月二六日付。

(85)「看護・助産婦養成」『東亜日報』一九三九年三月三一日付。

(86)実際に、地方における無料助産に関する記事は一九三〇年代を通じて散見される。一九三一年の記事には、忠清北道忠州には未だ朝鮮人産婆がおらず、朝鮮人妊婦は困っており、日本人産婆は二、三人いたが、彼女たちは「人情風俗が違うため」、また「相当の手数料」を払わなければならないため、「我々の経済状態」では頼ることが難しいと述べられており、当時の地方の状況をうかがわせる。この記事の後半部分では、李《イ》春子《チュンジャ》という二八歳の産婆が忠州にも産婆院を開院したこと、無産者には診察は無料、助産費は実費であることを伝えている。「無産者의産婆院」『朝鮮日報』一九三一年九月七日付。

第四章

(1)本章における「風習」とは、民間信仰や巫俗、民俗などを含んだ広義の風習を意味する。

（2）Hsiao, Florence. 2019, "Controlling Pregnancy: Fred Lyman Adair and the Influence of Eugenics on the Development of Prenatal Care," Yale Medicine Thesis Digital Library, 3504.

（3）Shannon, Thomas Wasington. 1913, "*Heredity Explained*," J. A. Mullkin Company.

（4）오보라「조선 후기 지성사의 관점에서 본『胎教新記章句大全』의 의미」『고전과 해석』二七、二〇一九年。

（5）김도일「태교가 어떻게 태아의 도덕적 자질을 바꿀 수 있는가?――『胎教新記』를 중심으로」『中国学報』八九、二〇一九年。김경미「부모교육의 유학적 적용――『胎教新記』를 중심으로」『인문연구』八二、二〇一八年。김병희「전통태교의 현대 교육적 함의――『태교신기』를 중심으로」『교육철학』四一、二〇一〇年。張瀞互「유학교육론의 관점에서 본『胎教新記』의 태교론」『大東文化研究』五〇、二〇〇五年。張在天「한국 전통태교의 특징과 역사적 의의」『韓国思想과 文化』四九、二〇〇九年。정해은「조선시대 태교 담론에서 바라본 이사주당의 태교론」『여성과 역사』一〇、二〇〇九年など。

（6）선우미정「조선시대 유교의 자녀교육론――태교와 아동교육을중심으로」『陽明学』四七、二〇一七年。

（7）本章の「優生学」「優生思想」「優生学運動」「優生学運啓蒙」「優生学論者」という用語の意味は、横山尊『日本が優生社会になるまで――科学啓蒙、メディア、生殖の政治』勁草書房、二〇一五年）による。

（8）이정선「이갑수（李甲秀）、「세계적 우생운동」――조선우생협회、『우생』제1（1934）」『개념과 소통』一八、二〇一六年。신영전／정일영「미수（麋寿）이갑수（李甲秀）의 생애와 사상――우생 관련 사상과 활동을 중심으로」『의사학』二八－一、二〇一九年。

（9）신영전「식민지 조선에서 우생운동의 전개와 성격――1930년대 우생（優生）을 중심으로」『의사학』一五－二、二〇〇六年。

（10）박성진『韓末～日帝下 사회진화론과 식민지사회사상』도서출판 선인、二〇〇三年。

（11）ミシュル・フーコー著／渡辺守章訳前掲書、一二三頁。

(12) フーコーによると、この装置は、言説、制度、建築学的区画、規則決定、法、行政的尺度、科学的発話、哲学的・道徳的・博愛的命題など、簡単に言って発話されなかったもの及び発話されたものを含む一つの明白に異質的な集合だと定義されたという。허경前掲論文、二〇一二年、一三頁。

(13) しかし、박용규によると実際に民族主義左派が結集したのは一九二七年からであり、『東亜日報』と比較して論調は一貫していなかったという。박용규前掲書、五九〜一一一頁、二八五〜二八七頁。

(14) 鈴木千春「唐以前胎発育説の研究」茨城大学大学院人文科学研究科修士論文、二〇〇六年、三頁。

(15) 月経が終わって三日以内に房事をすれば妊娠できるが、一日目に受精したら男、二日目に受精したら女を産むと記されている。김성수「조선 전기 태교론（胎教論）의 수용과 전개」『인문논총』七一－一、二〇一四年、五四頁。

(16) 同右、五頁。

(17) 同右。鈴木千春前掲論文、六頁。

(18) 巣元方が六一〇年に著した『諸病源候論』や、唐代の孫思邈の『千金方』「養胎」と『医心方』所引『産経』の三書は、この『胎産書』から発展したものとされている。김성수前掲論文、五七頁。鈴木千春前掲論文、三頁。

(19)『列女伝』は漢代の劉向が編纂した女性の伝記集。ここの漢文は張瀞互前掲論文の四七八頁より再引用。

(20) 長谷部英一「中国における胎教の思想」『技術マネジメント研究』四－一、二〇〇五年。

(21) 同右。

(22) 김성수前掲論文、二〇一四、五七〜五八頁。

(23) 이경하「본성—양육 논쟁으로 본『태교신기』——전통 태교론 및 현대유전학과의 비교」『인문논총』七一－一、二〇一四年、九〇頁。

（24）김성수「조선시대 유의（儒医）의 형성과 변화」『의사학』二八－二、二〇一五年、一〇七～一〇八頁。

（25）김성수前掲論文、二〇一四年、六九～七〇頁。

（26）この部分は「李氏曰」で始まっているが、김성수はここの李氏が具体的に誰を指すのか確かではないと述べた。しかし、『小学集註』の「巻首」において本の各章の内容を説明する時に「李氏曰首一章立胎孕之教次二章立保伝之教（後略）」となっていることから、この本における李氏は李珥自身を指すと考えられる。김성수前掲論文、二〇一四年、七〇頁。

（27）『小学集註』「立教」「妊娠之初、感化之際、一寝一坐一立一食一視一聴、実清濁美悪之機栝、智愚賢不肖之根柢也〔読点筆者〕」

（28）余正姫『「胎教新記」の胎教思想研究』성균관大学校儒学大学院碩士学位論文、二〇〇五年、三頁。

（29）『世宗実録』第二三巻「世宗六年三月二三日」の王女墓誌銘に関する記事、『中宗実録』第二一巻「中宗一〇年三月二三日」の大行王妃誌文の記事等。

（30）김성수前掲論文、二〇一五年、一一四頁。

（31）이경하前掲論文。

（32）김성수前掲論文、二〇一四年。

（33）師朱堂は李氏の号で、他に「希賢堂」という号も持っていた。李氏は一七三九年生まれで、二二歳上の柳《ユン》漢奎《ハンギュ》（一七一八～一七八三年）の二番目の妻になったが、その時期は定かではなく、一男三女を出産し、一八二一年九月、六三歳で死亡。朝鮮王朝期の陽明学者の申綽《シンジャク》（一七六〇～一八二八年）が書いた『胎教新記章句大善』の序によると、若い頃から『朱子家礼』『小学』『女四書』を学び、後に『胎教新記』のもとになる『教子輯要』を記し、『毛詩』『尚書』『論語』『孟子』『中庸』などの理智に明るく、夫とも理智について深く討論し、お互いを知己のように考えたという。정해은前掲論文。정양완「『태교신기（胎教新記）』에

대하여――배 안의 아기를 가르치는 태교에 대한 새로운 글」『새국어생활』一〇-三、二〇〇〇年、七八〜八〇頁。
(34)『胎教新記』は女性が著した珍しい著作であり、朝鮮王朝期の知識人女性の文体や、児童教育という観点から主に研究されてきた。歴史学においては、当時の知性、すなわち儒学の秩序の中での『胎教新記』の位置づけを検討する研究などがある。註(5)を参照。
(35)『胎教新記』第一章。漢文翻訳は張瀞互前掲論文による。
(36)『胎教新記』は、『論語』『中庸』『大学』『列女伝』などの多様な儒学書を論拠にしているが、『医学入門』『医学正伝』『得効法』などの医学書も論拠にしていた。정해은前掲論文、八頁。
(37)김성수前掲論文、二〇一五年、一一八頁。
(38)第一章の註(40)参照。김윤정前掲論文、二〇〇九年。
(39)『中枢院調査資料』「雑記及び雑資料(其二)」(国史編纂委員会韓国史データベース、https://db.history.go.kr/modern/level.do?levelId=ju_046&isLeaf=0、二〇二五年一月一三日最終閲覧)。
(40)『列女伝』は漢代の劉向が編纂した女性の伝記集。ここの漢文は張瀞互前掲論文の四七八頁より再引用。
(41)羅蕙錫は、一八九六年に京畿道水原《スウォン》の裕福な官僚の家に出生、一九一〇年から一九一三年まで京城進明女学校に修学、一九一三年から東京の私立女子美術学校の西洋画部に学び、一九一八年に卒業し、帰国。一九二〇年に結婚するが、一九三〇年に離婚。一九四六年に死亡。植民地時代の新聞・雑誌などに随筆、論説などさまざまな記事を寄せた。김은실前掲論文。
(42)『朝鮮日報』一九二六年一月三日付。
(43)横山はポピュラーサイエンスを「実験室や学術雑誌で第一次的に生産、受容されるのでなく、新聞や雑誌などのメディアを通して一般向けに発信される科学のこと」と定義した。本章においてもこの定義に従い、優生学をポピュラーサイエンスとして扱うことにする。横山尊前掲書、一六頁。
(44) 신영전前掲論文、一三三頁。朴成鎮前掲書、一〇〇~一〇二頁。
(45) 신영전前掲論文。
(46) これ以前にも福澤諭吉には、人間の能力は遺伝によるものであるという論説があり、遺伝学や進化論の影響がうかがえるものはあったが、「人種改良」などの言葉を用いた本格的な優生学の論説ではなかった。鈴木善次『日本の優生学――その思想と運動の軌跡』三共出版、一九八三年、一三~一四頁。
(47) 鈴木善次前掲書。横山尊前掲書。
(48) 이헬렌「우생학 담론에서 〝배제〟의 논리――생명관리권력(Biopower) 이론을 통해 본 이케다 시게노리(池田重德)의 우생운동」『일본역사연구』三六、二〇一二年。
(49) 横山尊前掲書、一二三頁。
(50) 水島は主に『民族衛生』において研究を発表した。水島は、ある地域において一〇〇年間人口の移動がなく死亡率と出生率に変動がないと仮定した場合、人口増加率として、外部環境の影響を除外してその地域人口が持つ固有の増殖傾向を意味する「真の人口自然増加率」という概念を導入した。このような水島の人口学について、박지영はこの概念を民族の生物学的な繁盛能力だとみなし、水島にとって人口とは量的な意味の民族を意味していたと指摘した。박지영「민족의 생명력――미즈시마 하루오의 인구통계학 연구와 우생학」『한국과학사학회지』四二―一、二〇二〇年。
(51) 横山尊前掲書、一六~一八頁。
(52) 박성진は、李光洙が「民族改造論」の中で、「社会改善には社会を組織する個人の改善を並行しなければならない」と述べていることから、李にとって民族と人種の差異はさほど大きいと考えられていないため(五九頁)、「民族改造論」こそ、人種改善学の論理が最も鮮明に表れていると評価した。박성진「1920년대

전반기 사회진화론의 변형과 민족개조론」『한국민족운동사연구』一七、一九九七年。

(53) 김예림「전시기 오락정책과「문화」로서의 우생학」『역사비평』二〇〇五年、三二九頁。

(54) 신영전／정일영によると、李甲秀が京城医専を卒業して総督府医院で働いた時に新聞に投稿した記事は狂犬病・伝染病・禁煙についてのものしかなく、李がドイツで留学生活を始めた一九二一年以降ドイツで優生学が本格的に盛んになったことから、彼の優生学はドイツから大きな影響を受けていたという。이정선前掲論文。신영전／정일영前掲論文、五七〜五八頁。

(55) 一九三六年五月一三日付の『朝鮮中央日報』の記事によると、一九二六年に「独逸伯林大学」、すなわちベルリン大学の医学部を卒業して「ドクトル」の学位を取得した。その後、一九三三年に「再び京都帝大医学部薬物学教室で研鑽を繰り返し、主論文『生体内においての膠様銀の運命』と副論文五編が去る十一日同医学部教授会で通って『医学博士』の学位を得た」と伝えている。ところが、三年間ずっと日本に留学していたかは確認できない。この点について、신영전は李が主に朝鮮国内で活動しながら、日朝を往来していたと推測した。「李甲秀氏에게『医専』学位授与 京都帝大医学部에서」『朝鮮中央日報』一九三六年五月一三日付。신영전前掲論文、一四一頁。

(56) 一九三三年に創設された「朝鮮優生協会」は当時の記事によると、李甲秀が「主導となり医学界・教育界その他一般有志など多数を網羅し」組織した。また、この協会の事業は「非優生学事例に関する調査、優生学的理論と実際応用に関する研究、一般民衆に優生運動の精神と優生学的知識を普及するための講習会講演会などの開催、雑誌発刊、児童保護と結婚医学」などに関するもので、「有意義の民族社会の大事業」だと説明されていた。以上から、植民地朝鮮における優生学運動の方向は、主に結婚と児童に向いていたことがうかがえる。「優生学協会発起」『朝鮮日報』一九三三年九月一三日付。신영전／정일영前掲論文。신영전前掲論文。

(57) もちろん、アメリカなどの断種法や不妊術を紹介し、それを肯定する論調の記事は散見できるが、結論としては「遺伝の重大さをよく知り、できる限り配偶者の血統・家系を調査しなければならない」と断種などの行政的な方法よりは個人でできる範囲の行為を奨励する記事が多い。「결혼의학의지식（九）」『東亜日報』一九二八年一一月八日付。「人類의過去와将来（八）」『東亜日報』一九二九年八月一日付。独逸医学博士李甲秀「医学上結婚観（八）」『朝鮮日報』一九三〇年一二月四日付など。

(58) 「天才는반드시 母親의피를밧어（一・二）」『朝鮮日報』一九二八年四月二五・二六日付。「조혼결혼의 여러가지됴건（一）」『東亜日報』同年一〇月二三日付。「生活改新 健康과増進（六）」『朝鮮日報』一九二九年五月一〇日付。「婚姻問題와民衆保健」『朝鮮日報』同年五月一〇日付。「우생학상으로본 장래의결혼제도」『朝鮮日報』一九三〇年五月二七日付。「의학상으로본 인류결혼문제（二）」『朝鮮日報』同年五月二一日付。「「優心学的」種族改良論」『東光』三二、一九三二年四月。「優生学業界発起」『朝鮮日報』一九三三年九月一三日付など。

(59) 「産児制限의絶叫!!」『三千里』五、一九三〇年四月。「医学上으로본 産児制限論考（三）」『朝鮮日報』一九三〇年五月三〇日付。「深夜에 病院門을 두다리는「産児制限」의新女性群」『三千里』九-四、一九三七年五月など。

(60) 「妊娠中지켜야할 摂生에 対한問答（一）」『東亜日報』一九二八年五月八日付。

(61) 신영전／정일영前掲論文。李甲秀「断種法」『毎日申報』一九三八年二月二六日付。

(62) 横山尊は「優生学運動」を「「優生学」や「優生思想」が描いた人類の遺伝的素質改善のための政策導入や法整備を目的とした啓蒙活動や政治運動」と定義したが、植民地朝鮮ではそもそも朝鮮人の政治運動によって政策導入や法整備にまで影響を及ぼすことはできない。そうであるとしても彼らの活動が政治運動ではないとは言えないため、ここでは敢えて〈優生学運動〉と定義した。横山尊前掲書、三頁。

(63)『朝鮮日報』一九三〇年一二月一三日付。
(64) 以前は、『産科講座』などの題目で連載された記事はあっても、それらの執筆者が誰なのか判然としていなかった。
(65) 一九三三年九月二六日、李明赫は朝鮮優生協会の「優生大講演」で「生物学上으로본優生学」と題した講演を担当した。「優生大講演」『東亜日報』一九三三年九月二六日付。
(66) 李明赫は、一八九七年に平安南道江西郡で出生、一九一七年平壌光成高等普通学校卒業、その後、中国に留学し一九二一年中国九江南偉烈中学を卒業。その直後にアメリカに留学し、一九二五年アメリカ・コロラド州のデンバー大学生物学科を卒業。また、一九二六年六月にはニューヨーク・コロンビア大学生物科を卒業。一九二七年に朝鮮へ帰国。一九三一年には延禧専門学校（現・延世大学校）の講師となった。「理学士李明赫氏 錦衣로還郷」『東亜日報』一九二七年一月八日付。「左傾教授・右傾教授、延禧専門教授層評（続）」『三千里』一九三二年二月。
(67)『東亜日報』一九三一年一一月一一日付。
(68)『東亜日報』一九三一年一一月一三日付。
(69) 이혜령は、当時の小説を分析し、植民地朝鮮の知識人男性が自らを主体化する過程で、「新女性」を物質的で虚栄心と性的欲望の強い存在として描き、一方に本能的で「自然的性的欲望」を帯びた下層階級の女性を対峙させることによって朝鮮女性を他者化したと指摘している。이혜령『한국 근대소설과 섹슈얼리티의 서사학』소명출판、二〇〇七年、一六～二二頁、김수진前掲書、二〇〇九年。井上和枝前掲書、二〇一三年。
(70) 同右。
(71)「自然科学　胎教의科学的吟味」『新東亜』一九三二年一一月。
(72) 一九二七年から一九二八年まで朝鮮総督府医院の医員、一九二九年から三〇年まで、及び一九三二年から三三年まで京城帝国大学医学部の助手、一九三一年は同学部の技手、一九三四年から三六年まで京畿道府郡島の京城府立府民病院の医長を歴任し、韓国独立後の一九五二年にはソウル大学医科大学の教授に就いた。『朝鮮総督府及所属官署職員録』『大韓民国政府職員録』(https://db.history.go.kr/modern/search/searchResultList.do での「李先根」検索結果、二〇二四年一〇月一二日最終閲覧)。

(73)「ミニテビス」とは「Minnie S. Davis」のことで、『理想の母』とは『Ideal Motherhood』という彼女の著書を日本の内外出版協会で一九〇七年に翻訳し、出版したものである。翻訳書には胎教の言葉は登場しないが、原著には「prenatal conditions」という言葉が数回登場し、出生前の環境が子どもの人生を通して影響すると述べられている(Davies 1898: p. 20)。また、「〔前略〕母の精神は悉く小児によりて遺伝せらるべし」(二一頁)など、優生学論者が論じる胎教のもとになったと考えられる内容が含まれている。一方、「母と子」という冊子は確認できなかった。しかし、一九一三年の刊行後、一九二三年には「増訂第四十五版」が発行されるほど版を重ねる人気書物であった下田次郎の『胎教』の「六　胎教に関する意見」の部分には、『理想の母』に触れている部分がある。また、同書の「胎教に関する事実」には「母と子」という冊子も紹介している。そして、一九一八年に刊行された服部北溟の『胎内教育』にも前述のような話が繰り返されている。以上を考慮すれば、『理想の母』の内容の一部を日本の優生学論者が胎教という概念の中で理解し、胎教を通じて母の精神状態が子に影響するという文章を繰り広げたと考えられる。このような文章が植民地朝鮮の優生学論者にも影響したのは間違いないだろう。Minnie S. Davies. 1898, *Ideal Motherhood*, Thomas Y. Crowell &Company. ミンニー・エス・デーヴィス『理想の母』内外出版協会、一九〇七年。下田次郎『胎教』実業之日本社、一九二三年、二〇頁、二五頁、奥付頁。

(74) 右を参照。

(75) 下田次郎前掲書、一一〜一二頁。

(76) 同右、一三頁。

(77) 服部北溟『胎内教育』南北社出版部、一九一八年。

(78) 谷津直秀『生物学講義』裳華房、一九一九年、九三頁。

(79) 静岡県警察部『家庭の衛生　婦人衛生講習会読本』静岡県警察部、一九二三年。

(80) 池田林儀『応用優生学と妊娠調節』春陽堂、一九二六年、二二九～二三〇頁。

(81) これは、同著の以下の文章からも明らかである。「胎教が科学的説明が出来ず、また科学的に見る場合にわ、反つて理屈に合わないからといつて、これを排斥したり非難したりする必要わない。これを重んじて害がなく、反つて利あるとゆうにおいてわ、これを尊重し、これを守ることに決して異論を挟むべきでない」。同右。

(82) 「巻頭辞」『優生』一、一九三四年九月、一頁。

(83) 「優生協会趣旨書」同右、三五頁。

(84) 「胎教の科学的考察」『優生』二、一九三五年九月、一四～一七頁。

(85) 動物発生学者であるカール・エルンスト・フォン・ベーア（Karl Ernst von Baer、一七九二～一八七六年）のこと。

(86) 「朝鮮優生協会主催　優生問題大講演」『東亜日報』一九三五年一月一七日付。

(87) 胎教の事例の内容が類似していることや、胎教は尊重すべきではあるが、それを信じすぎてはならず、妊婦はもちろんのこと夫や家族も妊婦の精神健康のために注意すべきだとするナラティブ構成が『優生』の記事と近似している。「가정의학『태교』란무엇인가（上・下）」『東亜日報』一九三五年二月一六、一九日付。

(88) 「胎教란어떤것인가?·」『新東亜』一九三六年六月。

(89) 「京城帝大出身青年博士는어데갓는가」『三千里』七－七、三千里社、一九三五年八月。「家庭医学」『朝鮮

日報』一九三六年一一月二七日、一二月五、九、一二日付。

(90) 鄭槿陽は一九三四年に趙憲泳の漢医学有用論に反論し、以降一九三九年まで『朝鮮日報』「医学漫筆」「断層不老調整法批判」「땀은엇재흐를까」「診療室余談」など医学に関係する記事を多数寄稿していた。「新時代의展望（其二）、医学発達의構想図와 新時代의医学（上・中・下）」『東亜日報』一九三五年五月二九日〜三一日付。「綜合民立病院［나의白日夢］」『東亜日報』一九三六年七月二四日付。「恋愛と生理」『四海公論』一九三八年八月。

(91) 鄭槿陽「胎教」『朝光』一九三七年一二月。

(92) 許英肅については第五章第3節を参照。『東亜日報』一九二〇年五月一日付、一九二一年八月一一日付。

(93) 『朝鮮日報』一九三八年七月一〇日付。

(94) 『朝鮮日報』一九三八年一月五日付。

(95) 『朝鮮総督府官報』五一一、一九一二年五月一三日付、一〇九頁。

(96) 李甲洙は朝鮮で医学専門学校を卒業し、中国に留学したのちドイツに渡り、南部のバイエルンのピュルツブリヒ大学［Julius-Maximilians-Universität Würzburg か］で哲学、なかでも数理学を専攻した。「優秀な成績」で卒業し、卒業の数日前に帰国したと述べられている。いつドイツへ渡ったのか、また学位を取れたのかについては確認できない。「李甲洙帰国 독일류학마치고」『朝鮮日報』一九二五年五月六日付。

(97) 「李甲洙氏의 博士論文通過」『朝鮮日報』一九三〇年七月九日付。「朝鮮医師協会」『東亜日報』一九三〇年一二月二三日付。「城大講師에 李甲洙博士」『東亜日報』一九三一年九月一一日付。「朝鮮医師協会任員改選、課題決定」『朝鮮日報』一九三五年一〇月四日付。

(98) 「各界人士로組織된 科学知識普及会」『東亜日報』一九三四年七月三日付。

(99) 「태교（胎教）와 태아의위생①」『朝鮮日報』一九三九年一月一五日付。

(100)「태교（胎教）와 태아의위생②」同年一月一七日付。
(101)「태교（胎教）와 태아의위생③」同年一月一九日付。
(102)「胎教小考」『朝鮮日報』同年三月一三日付。
(103)「市内各学校合格者　世富蘭偲医専」『朝鮮日報』一九三五年三月二六日付。「世専本年度卒業生」『朝鮮日報』一九三九年二月二七日付。この他の履歴に関する資料は確認できない。
(104) 방효순前掲論文、二〇〇一年。정근식前掲論文。

第五章

（1）沢山美果子「近代日本における『母性』の強調とその意味」人間文化研究会編『女性と文化――社会・母性・歴史』白馬出版、一九七九年。沢山美果子「育児を担う母・消える父」『近代家族と子育て』吉川弘文館、二〇一三年、一〇〇～一〇一頁。
（2）松田秀子「「母性」をめぐる言説」『『青鞜』を読む』学芸書林、一九九八年。小山静子『良妻賢母という規範』勁草書房、一九九〇年など。
（3）전미경前掲論文、九七頁。
（4）小山静子『子どもたちの近代――学校教育と家庭教育』吉川弘文館、二〇〇二年。
（5）전미경前掲論文。
（6）전미경前掲論文、一一〇頁。
（7）日刊紙の『東亜日報』と『朝鮮日報』と比べて、『新女性』は月刊雑誌であったため、発行部数を単純に比較することはできない。また、発行部数が実売を示すとは限らないことも念頭に置くべきであろう。一方、『新女性』の場合、具体的な発行部数は今でも明らかになっていない。その理由を김수진は、『新聞紙要覧』

や『朝鮮出版警察概要』などの総督府側からの統計には日本本国から朝鮮に入ってきた雑誌は詳しく記録されているが、一九二〇年代の開闢社刊行の『新女性』などの雑誌は一般の書店より天道教の組織を利用して販売網を構築したために記録に残されなかったことを挙げている。しかし、『新女性』が一九二三年から一九二六年まで、また一九三一年から一九三四年までの短い期間に刊行されたことを考えてみれば、文字を読める女性は『東亜日報』と『朝鮮日報』を読んだ可能性がより高いと考えられる。박용규前掲書中「日帝強占期新聞の企業化」。김수진前掲書中「잡지『新女性』、신여성 담론 생산의 중심」。

(8) 김혜경 前掲書中「「子供期」の形成と「母性」の再構成」。

(9) 同右、九二頁。

(10) 이송희前掲書、五一～五二頁。

(11) 同右、一九頁。

(12) 박찬승「한말・일제시기 사회진화론의 성격과 영향」『역사비평』三二、一九九六年。박성진前掲論文。류승주「사회진화론의 수용과『朝鮮佛教維新論』——한용운의 불교적 사회진화론」『원불교사상과 종교문화』四一、二〇〇九年。우남숙「미국 사회진화론과 한국 근대——윤치호의 영향을 중심으로」『한국동양정치사상사연구』一一–一、二〇一二年。유봉희「동아시아 사회진화론・입신출세주의・교양주의、그 관계의 의미망과 1910년대 한국 단편소설의 지형도——이광수・진학문・양건식・현상윤을 중심으로」『한국문학과 예술』三〇、二〇一九年など。

(13) 박성진（二〇〇三年）はこのような変化は、優生学と、梁啓超などの中国の社会進化論、日本の人種改善学の影響によるとしている。

(14) 김혜경前掲書、九三～九四頁。

(15) 一八九〇年代には『独立新聞』『毎日新聞』などに女性教育に対する意識の覚醒を促す論説が数多く載った。

문혜윤「근대계몽기 여성 교과서의 열녀전（列女伝／烈女伝）、그리고 애국부인들――장지연의『여자독본』을 중심으로」『반교어문연구』三五、二〇一三年、九九頁、김혜경前掲書、九三頁。

(16) 一八九八年に儒教の知識人たちによって創刊された新聞で、一九一〇年植民地化によって廃刊。他の言論媒体より儒教的価値観が色濃く、大韓帝国末期の国権回復運動を主導し、当時の「大韓帝国の近代化言説を導いた啓蒙のメディア」として評価される。金賢優「《황성신문》논설의 정량적 분석과 근대인식 추론――국가개혁과 국민교육을 중심으로」『儒教思想文化研究』六八、二〇一七年。김명구「한말〝황성신문계열〟의〝자강론〟과 민족주의 사상――박은식을 중심으로」『한국민족운동사연구』三〇、二〇〇二年。

(17)『万歳報』は、天道教の文明開化運動の一環で、「我韓人民の知識啓発による文明進歩」を目的にして一九〇六年に創刊、一九〇七年に終刊した新聞である。腐敗した支配層に対する批判と人民主権的な立憲国家意識を唱える論説が特徴。정혜정「개화기 서구 입헌국가학（立憲国家学）의 수용과 국민교육――천도교 기관지『만세보（万世報）』를 중심으로」『교육철학연구』四九、二〇一〇年。손동호「『만세보』를 통해 본 한말 위생 담론 연구」『한국민족문화』四九、二〇一三年。

(18) 조경원「대한제국 말 여학생용 교과서에 나타난 여성교육론의 특성과 한계」『교육과학연구』三〇、一九九九年、一六四頁。문혜윤前掲論文一〇〇頁から再引用。

(19) 전언후「일제시기 여학생 의식의 변화」이화여자대학교대학원修士学位論文、二〇〇〇年、一〇～一一頁。

(20) 梨花学堂は、メソジスト監督教会（the Methodist Episcopal Church）の宣教師であるメリー・F・スクラントン（Mary Fletcher Scranton）が一八八六年に漢城の皇華坊（現在の中区貞洞）に設立した韓国最初の私立女性教育機関。設立当初は学生がほとんど集まらず、一八八六年五月三一日に初めての学生が一人入学したが、病気のため三カ月で亡くなってしまう。しかし、一八八七年に高宗から「梨花学堂」という校名を授けられると、その年の末には学生が一一人に増えた。学生は毎年増加し、一八九〇年には二八人、九五

年には四三人、一九〇一年には七六人になった。一九〇四年に設けられた学則によると、「中学校令」に従って女子を対象に中学科を教育し、その授業年限は四年であった。이민우「한국 개화기 미국 북감리회 〃미션스쿨〃의 활동과 영향――배재학당、이화학당을 중심으로」평택대학교피어선신학전문대학원博士学位論文、二〇一八年。

(21) 進明女学校は、一九〇六年に純献《スンホン》皇貴妃厳《オム》氏の弟である厳俊源《オム・ジュンウォン》が昌善宮の土地の一部を授けられ同年四月一一日に設立した、韓国人による初の女学校。高宗の継妃である純献皇貴妃の支援によって作られた。設立当時は二年制の普通科を設け、八～一五歳の女子七〇人を受け入れた。学校の教科には、修身・国語・漢文・算術・裁縫・手芸・唱歌などがあった。신동원「일제강점기 여의사 허영숙의 삶과 의학」『의사학』二一－一、二〇一二年、二八頁。전언후前掲論文。

(22) 一九〇八年六月、前年に女子教育会で設立した女子普学院の運営が難しくなると、義援金をめぐって帰属問題が起こった。養原女学校は、女子普学院を辞退した二七人の学生を対象として一九〇八年八月二五日に開校した。『皇城新聞』一九〇八年六月三〇日、同年七月一六日付。

(23) 盧炳喜『녀자소학슈신셔（女子小学修身書）』博文書館、一九〇九年。同書の奥付に「閲覧梨花学堂長富羅伊／進明女学校学監余袂礼黄／養原女学校長尹高羅」と記されていることから、문혜윤はこれらの教育施設で使用されていたのではないかと推測している。문혜윤前掲論文一〇一頁。

(24) 김언순は、儒教の女訓書と開化期の女性用の教科書を比較分析し、朝鮮王朝期と近代の女子教育観をめぐる認識の構造の同一性や、開化期の女子教育論者たちが朝鮮王朝期には女子教育が皆無の野蛮な時代であったと批判しながらも、実際の女子教育のテキストには儒教の理念を積極的に収容していたことを鋭く指摘した。その理由は家父長制秩序の維持の必要性に求めている。김언순「개화기 여성교육에 内在된 유교적 여성관」『페미니즘연구』一〇－二、二〇一〇年。

(25) 전언후前掲論文、一一〜一二頁。

(26) 「朝鮮教育令ヲ定ム」『公文類聚・第三十五編・明治四十四年・第十七巻・軍事・陸軍』国立公文書館本館所蔵、類01126100、一九一一年八月二三日。

(27) 崔誠姫『近代朝鮮の中等教育――1920〜30年代の高等普通学校・女子高等普通学校を中心に』晃洋書房、二〇一九年、二〇頁。

(28) 『官報』二八五二、一九二二年二月六日付。「朝鮮教育令ヲ定ム」『公文類聚・第四十六編・大正十一年・第二十二巻・軍事・陸軍・海軍、学事・学制・学資・雑載』国立公文書館本館所蔵、類01445100、一九二二年二月四日。

(29) 이송희前掲書、一四三〜一四四頁。

(30) 이송희によると、女性解放の方法としては、第一に、これまでの男性の奴隷としての生活から解放され、自由と権利を持つ一つの人格体になるという観点、第二に、女性が男性と同等な権利と地位を獲得し自己を確立することが解放であるという観点、第三に、資本主義的な社会経済的構造の変化によって女性解放ができるという観点が存在した。しかし、정혜정が指摘したように、このような観点は完全に別々に論じられていたわけではない。이송희前掲書、一四四〜一四五頁。정혜정「일제하 식민지 여성해방운동과 동아시아――천도교 박호진의 사회연합운동과 생활담론을 중심으로」『평화와 종교』二〇一九年。

(31) 이송희前掲論文。

(32) 정혜정前掲論文、二七頁。

(33) 「諸名士의 朝鮮 女子解放観(原稿来到序次)――理勢에 順応하라」『開闢』四、一九二〇年九月。

(34) 「『国之語音』訓民正音八回甲」『東亜日報』一九二六年一一月五日付。

(35) 「임신중부터 태아를교육하라」『朝鮮日報』一九二七年一一月五日。

(36)「女子教育의普及과向上（一）」『東亜日報』一九二九年の三月二七日付。
(37) 列女伝を学んだという女性が列女伝の胎教について紹介し、その内容は全部信じられるわけではないが、学校教育の基礎になる家庭教育は母がしっかりなすべきことで、胎教も母からその行動を端正にすべきというものだと述べる内容。「태교에취하야대화」『우리의가뎡』六、新文社、一九一四年六月。『東亜日報』一九三五年二月一九日付。
(38) 김혜경前掲論文、九六頁。
(39) 박성진前掲書、一二五頁。
(40) 同右。
(41) 同右、一二九頁より再引用。李光洙「新生活論／신 생활론」『李光洙全集』一〇、又新社、一九七九年、三二六頁。
(42) 同右、一二六〜一二九頁。
(43) このような傾向は李光洙のみならず、当時の民族主義系列の知識人の間に共有されている認識であったという。同右、一五四頁。
(44) 同右、一五五〜一五七頁。
(45) 李光洙がその代表的な運動家で、朝鮮人自ら朝鮮の非科学性を反省し、科学技術の習得を通じて、西洋の科学的合理性を受け入れ、「新生活」を築いていくことが朝鮮民族発展の唯一の道だと主張した。김우필／최혜실「식민지 조선의 과학・기술 담론에 나타난 근대성――인문주의 대 과학주의 합리성 논의를 중심으로」『한국민족문화연구』三四、二〇一〇年、二五七頁、박성진前掲書。
(46) 李光洙「民族改造論」『開闢』一九二二年五月号、三八頁。
(47) 同右、四〇〜四一頁。

(48) 박성진前掲書、一五七頁。
(49) 박성진前掲書、一〇九頁。
(50) 박성진前掲書、一七二～一七三頁。
(51) 신동원前掲論文。
(52) 同右、六一頁。
(53) 註(21)参照。
(54) 京城女子高等普通学校は、一九〇八年に発布した高等女学校令によって設立された最初の官立女学校であり、設立当初は五年制であったが、韓国併合後、三年制に縮小された。同右。
(55) 東京女子医学専門学校は、文部省告示第二七号「東京府東京市ニ私立東京女子医学専門学校ヲ専門学校令ニ依リ設置シ明治四五年四月ヨリ開校ノ件認可セリ」により、一九一二年四月に開校した。『官報』八六一八、一九一二年三月一四日付、三〇六頁。
(56) 東京女子医学専門学校が、文部省告示第一一六号「医師法第一条第一項第一号ニ依リ指定ス但シ此ノ指定ハ大正九年以後ノ卒業者ニ限リ効力有スルモノトス」(『官報』二二八〇、一九二〇年三月一二日付)をもって、卒業後の医師資格が認定されたのは一九二〇年であった。一九〇六年に発布した医師法の第一条は「医師タラムトスル者ハ左ノ資格ヲ有シ内務大臣ノ免許ヲ受クルコトヲ要ス」とあるように、第一項第一号は「帝国大学医科大学医学科又ハ官立、公立若ハ文部大臣ノ指定シタル私立医学専門学校医学科ヲ卒業シタル者」となっている。そして、一九一九年四月一一日に「帝国大学医科大学医学科」の部分を「大学令ニ依ル大学ニ於テ医学ヲ修メ学士ト称スルコトヲ得ル者」に改正される。以上を踏まえると、専門学校として設立されたものの、卒業後に医師資格を得るのは一九二〇年の指定以降に可能になったということである。『官報』(一九〇六年五月二日)、『官報』二〇〇四、一九一九年四月一一日。

(57) しかし朝鮮内には、一九一六年京城医学専門学校に昇格された朝鮮総督府医院養成所を卒業して、医師資格を持っていた女性がすでに三人存在していた。申東源前掲論文、三一〜三三頁。
(58) 同右。
(59)「花柳病者의 婚姻을 禁할일」『東亜日報』一九二〇年五月一〇日付。
(60) 신동원前掲論文、四二頁。
(61) この記事は、男性医師で社会主義者であった兪鎮熙《ユ・ジンヒ》によって徹底的に批判された。兪は許の主張は結婚制度自体を肯定していること、また、社会底辺の男性を批判の的にしていたことを問題視した。兪は結婚制度こそ社会の梅毒であり、結婚制度を撤廃しない限り、性病梅毒の根絶はできないと主張した。同右、四三頁。
(62) 同右。
(63) 同右、四三〜四四頁。
(64)「민족발뎐에필요한 어린아희기르는법 (一) 웨이것을쓰나」『東亜日報』一九二五年八月二八日付。
(65)「민족발뎐에필요한 어린아희기르는법 (五) 유전과태교〈一〉」『東亜日報』一九二五年九月二日付。
(66) 同右。
(67)「민족발뎐에필요한 어린아희기르는법 (六) 유전과태교〈二〉」『東亜日報』一九二五年九月三日付。
(68) 신주백「〝조선학운동〟에 관한 연구동향과 새로운 시론적 탐색」『한국민족운동사연구』六七、二〇一一年、一六八〜一六九頁。
(69) 방기중『역비한국학연구총서6 한국근현대사상사연구』역사비평사、一九九二年。
(70) 同右。
(71) 전윤선は、朝鮮を研究対象としていた四つの動き、すなわち「朝鮮学」を無視したマルクス主義者たち、純粋な学問として朝鮮文化を研究しようとした「震檀学会」、「朝鮮学運動」を行った非妥協的民族主義者た

ち、「批判的」朝鮮学を主張した一部のマルクス主義者たち、これらすべてを包括して「〈朝鮮学〉振興運動」と捉えた。임형택「국학의 성립과정과 실학에 대한 인식」『실사구시의 한국학』창작과 비평사、二〇〇〇年。전윤선「1930年代 朝鮮学 振興運動 研究――方法論의 모색과 民族問題 認識을 중심으로」연세대학교대학원사학과修士学位論文、一九九九年。

(72) 김민재「위당 정인보 사상의 양명학적 특징과 도덕교육적 함의」『충남대학교 유학교육』三七、二〇一三年。

(73)「其講之至明、察之至密、古之言胎教、至是克底成典、為数千年来所未有衡、諸遠西兼包有優生家言而、其洞本原操心御血、優生家所莫逮。苟行是広而群以則焉雖後又比屋可也。」〔読点筆者〕。李師朱堂著／柳儆訳註『胎教新記章句大全　諺解』著作兼発行者・柳近永、一九三八年、九頁。

(74) 崔益翰「朝鮮女流著作史上師朱堂［胎教新記］의 地位」（上・四・五）『朝鮮日報』一九四〇年七月一六、二六、二八日付。

(75) なぜ記事の番号がこのように振られてしまったのかはわからないが、一七日から二五日までの同紙に目を通しても、この三つ以外の記事は確認できなかった。

(76) 儒学者の郭鍾錫《クアクジョンソク》に修学し、一九一七年頃からは京城のＹＭＣＡで近代学問を学んだ。独立軍の資金募集活動で逮捕され、一九二一年から三年間懲役に服す。それ以後は日本の早稲田大学に留学し、社会主義者になり再逮捕され、一九二七年から八年間の懲役となった。解放後、自ら進んで北朝鮮へ渡ったため、韓国では崔に関する研究がいまだ活発になっていない。김진균「崔益翰의 전통주의 비판과 전통 이해의 방식」『洌上古典研究』二七、二〇一三年。

(77) Partha Chatterjee. 2021, "The Nationalist Resolution of the Women's Question (1989)," *Empire and Nation*, Columbia University Press.

(78) 김은실「민족 담론과 여성：문화〃권력〃주체에 관한 비판적 읽기를 위하여」『한국여성학』一〇、一九九九

四年、二九頁。

終章

（1）「배속 10개월 평생을 좌우한다〔사람정책〕」『한겨레21』二〇二一年三月二日付（http://h21.hani.co.kr/arti/society/society_general/50022.html、二〇二四年九月三〇日最終閲覧）。

（2）김수진前掲書。전미경前掲論文。신용휘前掲論文。김혜경前掲論文。金富子前掲書。김영선「결혼・가족 담론을 통해 본 한국 식민지근대성의 구성 요소와 특징」『여성과 역사』一三、二〇一〇年。ホン・ヤンヒ「〃상실〃과 〃훼손〃의 문화 정치학――식민지 조선의 〃강간〃죄 구성과 〃수치심〃」『아시아여성연구』五八－三、二〇一九年など。

（3）https://ko.dict.naver.com/#/search?query=%ED%95%B4%EC%82%B0%EA%B5%AC%EC%99%84、二〇二四年九月三〇日最終閲覧。

（4）Naver news library で検索すると、一九四五年から一九九九年の間、「산구완（産救安）」の用例は、『東亜日報』『朝鮮日報』『한겨레』『京郷新聞』を合わせて五件で、「해산구완（解産救安）」は一五件のみである（https://newslibrary.naver.com/search/searchByDate.naver、二〇二四年九月三〇日最終閲覧）。

（5）村山智順『調査資料第三十六号民間信仰第三部朝鮮の巫覡』朝鮮総督府、一九三二年、四九四頁。

引用・参考文献

＊雑誌名に続く番号は雑誌の巻号を示す。

1　英語文献

Chatterjee, Partha. 2021, "The Nationalist Resolution of the Women's Question (1989)," *Empire and Nation*, Columbia University Press.

Davies, Minnie S. 1898, *Ideal Motherhood*, Thomas Y. Crowell&Company.

Hsiao, Florence. 2019, "Controlling Pregnancy: Fred Lyman Adair and The Influence of Eugenics on the Development of Prenatal Care," Yale Medicine Thesis Digital Library, 3504.

Kim, Jin-kyun. 2013, "ChoiIk-han's Criticism of Traditionalism and Understanding of Traditions," *Yeol-sang Journal of Classical Studies* 27.

Lee, Sujin. 2023, *Wombs of Empire, Population Discourses and Biopolitics in Modern Japan*, Stanford University Press.

Shannon, Thomas Washington. 1913, *Heredity Explained*, J. A. Mullkin Company.

Smith, Susan Lynn. 2005, *Japanese American Midwives: Culture, Community, And Health Politics, 1880-1950*, The Asian American Experience, University of Illinois Press.

Walter, Mignolo. 2000, "On Gnosis and the Imaginary of the Modern/colonial World System," *Local Histories/Global Designs: Coloniality, Subaltern Knowledges, and Border Thinking*, Princeton University Press.

2　日本語文献

青野正明『植民地朝鮮の民族宗教――国家神道体制下の「類似宗教」論』法藏館、二〇一八年。

赤川学「言説分析とその可能性」『理論と方法』一六－一、二〇〇一年。

アガンベン、ジョルジョ著／高桑和巳訳『ホモ・サケル――主権権力と剝き出しの生』以文社、二〇〇七年。

李暁辰「京城帝国大学文科助手会と会報『学海』」『関西大学東西学術研究所紀要』五〇、二〇一七年。

池田林儀『応用優生学と妊娠調節』春陽堂、一九二六年。

石崎昇子「日本の堕胎罪の成立」『歴史評論』五七一、一九九七年。

磯前順一／尹海東編『植民地朝鮮と宗教――帝国史・国家神道・固有信仰』三元社、二〇一三年。

伊藤るり／坂元ひろ子／タニ・バーロウ編『モダンガールと植民地的近代――東アジアにおける帝国・資本・ジェンダー』岩波書店、二〇一〇年。

井上和枝『植民地朝鮮の新女性――「民族的賢母良妻」と「自己」のはざまで』明石書店、二〇一三年。

林采成『健康朝鮮――植民地のなかの感染症・衛生・身体』名古屋大学出版会、二〇二四年。

宇佐美英機「明治期の産婆規則――滋賀県の事例」『社会科学』四五、一九九〇年。

遠藤知巳「言語分析とその困難――全体性／全域性の現在的位相をめぐって」『理論と方法』一五（一）、二〇〇五年。

大出春江『産婆と産院の日本近代』青弓社、二〇一八年。

大林道子「明治元年の産婆取り締まりの意図（前編）」「同（後編）」『助産雑誌』六三－三／四、二〇〇九年。

緒方妙子「明治期の福岡県における産婆教育の実態――産婆に関する法制、産婆数の変遷から」『九州看護福祉大学紀要』六－一、二〇〇四年。

小川景子「大正期の助産活動――産婆の記録「妊婦産婦診察控」より」『技術マネジメント研究』三－一、二〇〇四年。

小川景子「明治以降昭和戦前期の神奈川県における産婆養成――酒井助産婦学校の事例を中心に」『東海大学短期大学紀

要』三八、二〇〇四年。

小川景子「明治期栃木県における産婆の規則――産婆規則成立まで」『東海大学医療技術短期大学総合看護研究施設論文集』一五、二〇〇五年。

オースタハメル、ユルゲン著/石井良訳『植民地主義とは何か』論創社、二〇〇五年。

小浜正子・松岡悦子編『アジアの出産と家族計画』勉誠出版、二〇一四年。

金富子『植民地期朝鮮の教育とジェンダー――就学・不就学をめぐる権力関係』世織書房、二〇〇五年。

木村尚子『出産と生殖をめぐる攻防――産婆・助産婦団体と産科医の一〇〇年』大月書店、二〇一三年。

小山静子『子どもたちの近代――学校教育と家庭教育』吉川弘文館、二〇〇一年。

小山静子『良妻賢母という規範』勁草書房、一九九〇年。

坂野徹・愼蒼健編『帝国の視角/死角――〈昭和期〉日本の知とメディア』青弓社、二〇一〇年。

佐藤由美「「朝鮮教育令」の制定と植民地教育体系の確立――寺内正毅・関屋貞三郎・隈本繁吉」『植民地教育政策の研究[朝鮮・一九〇五―一九一一]』龍渓書舎、二〇〇〇年
沢山美果子『近代家族と子育て』吉川弘文館、二〇一一年。

沢山美果子「近代日本における『母性』の強調とその意味」人間文化研究会編『女性と文化――社会・母性・歴史』白馬出版、一九七九年。

下田次郎『胎教』実業之日本社、一九一三年。

新里喜宣「「迷信」と「文化」の分岐点――言説からみる部落祭と巫俗の歴史」『宗教と文化』三六、二〇一九年。

申東源著/任正爀訳『コレラ、朝鮮を襲う――身体と医学の朝鮮史』法政大学出版局、二〇一五年。

鈴木千春「唐以前胎発育説の研究」茨城大学大学院人文科学研究科修士論文、二〇〇六年。

鈴木善次『日本の優生学――その思想と運動の軌跡』三共出版、一九八三年。

スピヴァク、G・C著／上村忠男訳『サバルタンは語ることが出来るか』みすず書房、二〇一九年。

高橋みや子「東京府病院産婆教授所の本免状産婆教育に関する研究」『看護教育学研究』一-二、一九九三年。

高橋みや子「山形県における近代産婆制度成立過程に関する研究——明治三二年までの産婆規則類の制定を中心に」『日本医史学雑誌』四七-四、二〇〇一年。

崔誠姫『近代朝鮮の中等教育——1920～30年代の高等普通学校・女子高等普通学校を中心に』晃洋書房、二〇一九年。

デーヴィス、ミンニー・エス原著『理想の母』内外出版協会、一九〇七年。

同仁会編『同仁会三十年史』同仁会、一九三二年。

ドゥルーズ、ジル著／宇野邦一訳『フーコー』河出文庫、二〇一〇年。

殿崎正明・唐沢信安・岩崎一「20　私立日本医学校設立者・山根正次の医学教育の失敗」『日本医史学雑誌』五一-一、二〇〇五年。

並木真人「植民地期朝鮮政治・社会史研究に関する試論」『朝鮮文化研究』六、一九九九年。

新村拓『出産と生殖観の歴史』法政大学出版局、一九九六年。

箱田徹「生政治から統治と啓蒙へ——ネグリとフーコーの生政治概念に関する覚書」『現代思想』三六-五、二〇〇八年、一七四頁。

長谷部英一「中国における胎教の思想」『技術マネジメント研究』四-一、二〇〇五年。

フーコー、ミシェル著／高桑和巳訳『ミシェル・フーコー講義集成Ⅶ　安全・領土・人口——コレージュ・ド・フランス講義一九七七～一九七八年度』筑摩書房、二〇〇七年。

フーコー、ミシェル著／田村俶訳『監獄の誕生——監視と処罰』新潮社、二〇二一年。

フーコー、ミシェル著／中村雄二郎訳『知の考古学［新装新版］』河出書房新社、二〇一〇年。

フーコー、ミシェル著／中村雄二郎訳『言語表現の秩序』改訂版新装、河出書房新社、一九九五年。

フーコー、ミシェル著／渡辺守章訳『性の歴史Ⅰ　知への意志』新潮社、一九八六年。

藤目ゆき『性の歴史学――公娼制度・堕胎罪体制から売春防止法・優生保護法体制へ』不二出版、一九九七年。

扈素妍「植民地朝鮮における出産風習と産婆養成政策」『史林』一〇三－五、二〇二〇年。

扈素妍「植民地朝鮮の出産風習としての胎教と生政治――「優生学」言説を中心に」『朝鮮学報』二六〇、二〇二二年。

松岡悦子「医療化された出産への道程――韓国の「圧縮された近代」」小浜正子・松岡悦子編『アジアの出産と家族計画』勉誠出版、二〇一四年。

松田利彦『植民地帝国日本における知と権力』思文閣出版、二〇一九年。

松田利彦「日本統治下の朝鮮における憲兵警察機構（一九一〇～一九一九年）」『史林』七八－六、一九九五年。

松田秀子「「母性」をめぐる言説」『『青鞜』を読む』学芸書林、一九九八年。

宮内彩希「韓国併合前後における「迷信」概念の形成と等値権力の対応」『日本植民地研究』二四、二〇一二年。

宮本恭子「島根県における近代産婆制度運用に関する研究」『社会文化論集――島根大学法文学部紀要社会文化学科編』一一、二〇一五年。

水野直樹編『生活の中の植民地主義』人文書院、二〇〇四年。

村山智順『調査資料第三十六号民間信仰第三部朝鮮の巫覡』朝鮮総督府、一九三二年。

八木聖弥「明治初期の看護・助産教育」『京都府立医科大学雑誌』一一九－一一、二〇一〇年。

谷津直秀『生物学講義』裳華房、一九一九年。

柳原眞知子「「産婆一三戒」に見る近代産婆の教育観」『山梨大学看護学会誌』二〇〇三年。

山本四郎編『京都女子大学研究叢書九　寺内正毅関係文書――首相以前』京都女子大学、一九八四年。

湯本敦子「長野県における産婆制度の成立――明治期の産婆に関する規則」『紀要』六、二〇〇一年。

横山尊『日本が優生社会になるまで』勁草書房、二〇一五年。

吉田佳代「助産師の職業としての成り立ち——その歴史的展開」『熊本大学社会文化研究』一二、二〇一四年。

渡辺章規「フーコー、ミシェルにおける言説の諸性質について——〈言説分析〉から〈言説〉の諸分析へ」『年報社会学論集』一八、二〇〇五年。

3　韓国語文献（読者の便宜を図り、韓国語の論文・著書の題名は、本文ではハングル原文で、ここでは日本語訳で表記した）

강내희「韓国の植民地近代性と衝撃の翻訳」『문화과학』三一、二〇〇二年。

강이수「近代女性の職業と職業観——日帝下新聞記事を中心に」『社会と歴史』六五、二〇〇四年。

강이수「一九三〇年代綿紡大企業女性労働者の状態に関する研究——労働過程と労働統制を中心に」梨花女子大学社会学科博士学位論文、一九九三年。

강이수「日帝下近代女性サービス職の類型と実体」『フェミニズム研究』五、二〇〇五年。

강이수「韓国の植民地近代性と衝撃の翻訳」『文化科学』三一、二〇〇二年。

공제욱／정근식編『植民地の日常、支配と亀裂』文化科学社、二〇〇六年。

곽은희「戦時体制期労働・消費言説に現れるジェンダー政治——雑誌『女性』を中心に」『人文研究』五九、二〇一〇年。

권태억『日帝の韓国植民地化と文明化（１９０４～１９１９）』ソウル大学校出版文化院、二〇一四年。

権泰檍『日帝の韓国植民地化と文明化（一九〇四～一九一〇）』ソウル大学校出版文化院、二〇一四年。

권희영「１９２０～３０年代〝新女性〟とモダニティーの問題」『社会と歴史』二四、一九九八年。

기유정「一九二〇年代京城の「有志政治」と京城府協議会」『ソウル学研究』二八、二〇〇七年。

김경미「『別乾坤』と『キング』の大衆性に関する媒体戦略比較研究」『語文学』一四一、二〇一八年。

김경미「父母教育の儒学的適用——『胎教新記』を重心に」『人文研究』八二、二〇一八年。

김경일「日帝下都市貧民層の形成――京城府のいわゆる土幕民を中心に」『社会と歴史』三、一九八六年。

김남석「一九一〇年代慶南日報の性格に関する考察」『東北亜研究』一三、二〇〇八年。

김도일「胎教が如何に胎児の道徳的資質を変えられるのか?――『胎教新記』を重心に」『国際中国学研究』八九、二〇一九年。

김동노「植民地時代近代的収奪と収奪と通じての近代化」『創作と批評』九九、一九九八年。

김동명「一九三一年京城府会選挙研究」『韓国政治外交史論叢』二六-二、二〇〇五年。

김명구「韓末〝皇城新聞系列〟の〝自強論〟と民族主義思想」『韓国民族運動史研究』三〇、二〇〇二年。

김미선「一九三〇年代〝新式〟化粧言説が構成した消費主体として新女性――女性雑誌『新女性』『新家庭』『女性』を重心に」『女性学論集』二二-二、二〇〇五年。

김민재「為堂鄭寅普思想の陽明学的特徴と道徳教育的含意」『儒学研究』三七、二〇一三年。

김병희「伝統胎教の現代教育的含意――『胎教新記』を重心に」『教育哲学』四一、二〇一〇年。

김부용「権力の行使方式論議に対するフーコーの批判と補完」『哲学思想』三八、二〇一〇年。

김성례「巫俗伝統の言説分析――解体と展望」『韓国文化人類学』二二、一九九〇年。

김성수「朝鮮時代儒医の形成と変化」『医史学』二八-二、二〇一五年。

김성수「朝鮮前期胎教論の収容と展開」『人文論叢』七一-一、二〇一四年。

김수진『新女性、近代の過剰』ソミョン出版、二〇〇九年。

김언순「開化期女性教育に内在された儒教的女性観」『フェミニズム研究』一〇-二、二〇一〇年。

김연숙「植民地近代小説に現れる母性言説研究」『語文研究』三二、二〇〇四年。

김영미「日帝時期――韓国戦争期住民動員・統制研究」ソウル大学校博士学位論文、二〇〇五年。

김영선「結婚・家族言説を通じて見た韓国植民地近代性の構成要素と特徴」『女性と歴史』一三、二〇一〇年。

김예림「戦時期娯楽政策と「文化」としての優生学」『歴史批評』七三、二〇〇五年。

김용섭「収奪のための測量」『韓国現代史四』新旧文化社、一九六九年。

김우필／최혜실「植民地朝鮮の科学・技術言説に現れる近代性――人文主義対科学主義合理性論議を中心に」『韓民族文化研究』三四、二〇一〇年。

김윤정「朝鮮総督府中枢院研究」淑明女子大博士論文、二〇〇九年。

김은실「民族言説と女性――文化、権力、主体に関する批判的読みのために」『韓国女性学』一〇、一九九四年。

김은실「朝鮮の植民地知識人羅蕙錫の近代性を問う」『韓国女性学』二四‐二、二〇〇八年。

김주리「植民地時代小説の中の出産叙事の意味」『現代小説研究』四四、二〇一〇年。

김진균／정근식編『近代主体と植民地規律権力』文化科学社、一九九七年。

김진균「崔益翰の伝統主義批判と伝統理解の方法」『洌上古典研究』二七、二〇一三年年。

金賢優「『皇城新聞』論説の定量的分析と近代認識推論――国家改革と国民教育を中心に」『儒教思想文化研究』六八、二〇一七年。

김혜경『境界の女性たち』ハンウルアカデミー、二〇一三年。

남영우「日帝下京城府の土幕村形成」『文化歴史地理』一、一九八九年。

大韓助産協会『助産歴史一〇〇年』大韓助産協会、二〇〇六年。

柳善栄「植民地近代性と日常暴力」『大東文化研究』九六、二〇一六年。

류승주「社会進化論の収容と『朝鮮仏教維新論』――韓龍雲の仏教的社会進化論」『円仏教思想と宗教文化』四一、二〇〇九年。

문명기「植民地文明化の格差とその含意――医療部門の比較を通じて見る台湾朝鮮の植民地近代」『韓国学研究』四六、二〇一三年。

문혜윤「近代啓蒙期の女性教科書の列女伝／烈女伝、そして愛国婦人たち――張志淵の『女子読本』を中心に」『泮橋語文研究』三五、二〇一三年。

박경숙「植民地時期（一九一〇年～一九四五年）朝鮮の人口動態と構造」『韓国人口学』三二‐二、二〇〇九年。

박성진「一九二〇年代前半期社会進化論の変形と民族改造論」『韓国民族運動史研究』一七、一九九七年。

박성진『韓末～日帝下社会進化論と植民地社会思想』ソンイン、二〇〇三年。

박용규『植民地時期言論と言論人』ソミョン出版、二〇一五年。

박윤재『韓国近代医学の起源』ヘアン、二〇〇五年。

박윤재・이현숙・신규환面談『産婆から助産師へ――韓国出産文化の変化』（口述資料選集24）、国史編纂委員会、二〇一七年年。

박지영「民族の生命力――水島治夫の人口統計学と優生学」『韓国科学史学会誌』四二‐一、二〇二〇年。

박찬승「韓末・日帝時期社会進化論の影響」『歴史批評』三二、一九九六年。

방기중『歴批韓国学研究叢書6　韓国近現代思想史研究』歴史批評社、一九九二年。

방효순「日帝時代民間書籍発行活動の構造的特性に関する研究」梨花女子大学博士学位論文、二〇〇一年。

백선례「一九二八年京城の腸チフス流行と上水道水質論争」『ソウルと歴史』一〇一、二〇一九年。

서울大学校奎章閣『奎章閣資料叢書法典篇　大典通編　上』ソウル大学校奎章閣、一九九八年。

서지영「消費する女性たち――一九二〇～三〇年代京城と欲望の経済学」『韓国女性学』二六‐一、二〇一〇年。

서지영『消費、労働、ジェンダーから見た植民地近代』ヨイヨン、二〇一五年年。

서형실「植民地時代女性労働運動に関する研究――１９３０年代前半ゴム製品製造業と製糸業を中心に」梨花女子大学校修士学位論文、一九九〇年。

선우미정「朝鮮時代儒教の子女教育論――胎教と児童教育を中心に」『陽明学』四七、二〇一七年。

소영현「1920〜1930年代〝下女〟の〝労働〟と〝感情〟——感情の上下関係と女性下位主体の感情規律」『民族文化史研究』五〇、二〇一二年。

손동호「『万歳報』を通じてみた韓末衛生言説研究」『韓国民族文化』四九、二〇一三年。

水曜歴史研究会編『日帝の植民地支配政策と毎日申報——一九一〇年代』ドゥリメディア、二〇〇五年。

신동원「日帝強占期女医師許英肅の人生と医学」『医史学』二一（一）、二〇一二年。

신동원『韓国近代保健医療史』ハンウルアカデミー、一九九七年。

신상필「近代言論媒体と漢字漢文教育の一様相」『漢字漢文教育』一-一八、二〇〇七年。

신영전／정일영「麋寿李甲秀の生と思想——優生関連思想と活動を中心に」『医史学』二八-一、二〇一九年。

신영전「植民地朝鮮における優生運動の展開と性格——一九三〇年代『優生』を中心として」『医史学』一五-二、二〇〇六年。

신영희「植民地朝鮮における徴兵制と軍国母性」『大東文化研究』五九、二〇〇七年。

신용하『朝鮮土地調査事業研究』知識産業社、一九八二年。

신주백「「朝鮮学運動」に関する研究動向と新しい史論的探索」『韓国民族運動史研究』六七、二〇一一年。

심지원／박삼헌「医療化した体と自律助力を通じた主体的体」『アジア文化研究』二〇二〇年。

안병직「韓国近現代史研究の新しいパラダイム」『創作と批評』九八、一九九五年。

安秉直・金洛年「韓国経済成長の長期趨勢（一九一〇〜現在）——経済成長の歴史的背景を中心に」韓国振興学術財団編『光復五〇周年記念論文集』一九九五年。

안승택／이시준「韓末・日帝初期迷信論研究——〝魅惑された信心〟という文化的烙印の政治学」『韓国民族文化』五一、二〇一四年。

염복규『ソウルの起源　京城の誕生——１９１０〜１９４５都市計画から見た京城の歴史』イデア、二〇一六年。

여인석「大韓医院と植民地近代性の問題」『延世医史学』一一-二、二〇〇八年。

余正姫「『胎教新記』の胎教思想研究」成均館大学校儒学大学院碩士学位論文、二〇〇五年。

延世大学校国学研究院編『日帝の植民支配と日常生活』ヘウォン、二〇〇四年。

오보라「朝鮮王朝後期知性史の観点からみた『胎教新記章句大全』の意味」『古典と解釈』二七、二〇一九年。

오성철『植民地初等教育の形成』教育科学社、二〇〇〇年。

우남숙「米国社会進化論と韓国近代――尹致昊の影響を中心に」『韓国東洋政治思想史研究』一一-一、二〇一二年。

우정미「韓日新女性の社会参加観研究」『日本文化学報』三九、二〇〇八年。

유봉희「東アジア社会進化論・立身出世主義・教養主義、その関係の意味網と一九一〇年代韓国短編小説の地形図――李光洙・秦學文・梁建植・玄相允を中心に」『韓国文学と芸術』三〇、二〇一九年。

유재건「植民地・近代と世界史的視野の模索」『創作と批評』九八、一九九七年。

윤정란「植民地期製糸工場女工の近代的自我意識成長と労働争議の変化過程――1920年代~1930年代前半期を中心に」『談論』二〇〇六年。

윤정란「日帝強占期朴慈惠の独立運動と独立運動家の妻としての生」『梨花史学研究』三八、二〇〇九年。

윤지현「1920~30年代サービス職女性の労働実態と社会的位置」『女性と歴史』一〇、二〇〇九年。

이경하「本性―養育論争からみた『胎教新記』――伝統胎教論及び現代遺伝学との比較」『人文論叢』七一-一、二〇一四年。

이꽃메「日帝強占期産婆鄭鍾鳴の人生と運動」『医史学』二九-三、二〇一二年。

이꽃메「韓晨光――韓国近代の産婆であり、看護婦としての人生」『医史学』一五-一、二〇〇六年。

이꽃메『韓国近代看護史』図書出版ハンウル、二〇〇二年。

이다온「産業化期小説の女性労働者再現様子研究」崇実大学校博士学位論文、二〇二三年。

이명선「植民地近代の〝性科学言説〟と女性の性（sexuality）」『女性健康：多学際的接近』二（二）、二〇〇二年。

이민우「韓国開化期アメリカ北監理会「ミッションスクール」の活動と影響――培材学堂、梨花学堂を中心に」平澤大学校皮漁善神学専門大学院博士学位論文、二〇一八年。

이방원「日帝下迷信に対する統制と日常生活の変化」『東洋古典研究』二四、二〇〇六年。

이성욱『韓国近代文学と都市文化』文化科学社、二〇〇四年。

이송순「日帝下1920～30年代女性職業の地域的分布と存在様子」『韓国史学報』六五、二〇一六年。

이송희『近代史の中の韓国女性』国学資料院、二〇一四年。

이수진「戦間期日本の産婆と出政治」延世大学校修士学位論文、二〇一〇年。

이승윤「近代大衆紙の「歴史」受容方式と作文戦略」『韓国文学論叢』二〇一〇年。

이영훈「土地調査事業の収奪性再検討」『歴史批評』二二、一九九三年。

이용범「近代の韓国巫俗」『韓国巫俗学』一一、二〇〇六年。

이용범「巫俗に対する近代韓国社会の否定的視角に関する考察」『韓国巫俗学』九、二〇〇五年。

이재열「ソウル市と血区画整理事業都市景観形成から都市貧民の役割――西大門区大峴洞五六－四〇番地（旧ホウォンダン（호원당）公園敷地）を通じて」『韓国文化研究』三四、二〇一八年。

이정선「李甲秀、「世界的優生運動」――朝鮮優生協会、『優生』第一号（一九三四）」『概念と疎通』一八、二〇一六年。

이지영「一九二〇年代啓蒙的書き物空間として『開闢』――『開闢』に表れた〝生活〟と〝言論〟の記標を中心に」『国語文学』六八、二〇一八年。

이헬렌「優生学談論における〝排除〟の論理――生命管理権力（Biopower）理論を通じて見た池田重徳の優生運動」『日本歴史研究』三六、二〇一二年。

이혜령『韓国近代小説とセクシュアリティの物語論』ソミョン出版、二〇〇七年。

이혜진「日本人発行女性雑誌と〝家庭改良〟の方向」『韓国学研究』五五、二〇一九年。

이혜진「韓国近代初期女性雑誌研究」延世大学校大学院国語国文学科博士論文、二〇二〇年。

이효재「日帝下韓国女性労働問題研究」、윤병석・신용하・안병직編『韓国近代史論Ⅲ』知識産業社、一九七七年。

임형택『実事求是の韓国学』創作と批評社、二〇〇〇年。

張錫興「日帝の植民地言論政策と総督府機関紙《毎日申報》の性格」『韓国独立運動史研究』六、一九九二年。

張在天「韓国伝統胎教の特徴と歴史的意義」『韓国思想と文化』四九、二〇〇九年。

張瀞互「儒学教育論の視座からみた『胎教新記』の胎教論」『大東文化研究』五〇、二〇〇五年。

전미경「一九二〇~三〇年代「母性談論」に関する研究」『韓国家庭と教育学会誌』一七―二、二〇〇五年。

전언후「日帝時期女学生意識の変化 (A) Study on consciousness of girl students during Japanese Imperialists Rule」梨花女子大学校大学院修士学位論文、二〇〇〇年。

전윤선「一九三〇年代〝朝鮮学〟振興運動研究――方法論の模索と民族問題認識を中心に」延世大学校大学院史学科修士学位論文、一九九九年。

정근식「植民地衛生警察の形成と変化、そして遺産――植民地統治性の視座から」『社会と歴史』九〇、二〇一一年。

정근식「植民地的検閲の歴史的起源――一九〇四~一九一〇年」『社会と歴史』六四、二〇〇三年。

정근식「日帝下検閲機構と検閲官の変動」『大東文化研究』五一、二〇〇五年。

정성현他三人『日本人移住政策と在朝鮮日本人社会』東北亜歴史財団、二〇二一年。

정양완「『胎教新記』について――お腹の子供を教える胎教に対する新しい文」『新国語生活』一〇‐三、二〇〇〇年。

鄭晋錫「〈東亜〉と〈朝鮮〉の言論としての性格と方向――二〇年代前半期民族指導論の方向」『韓国独立運動史研究』五、一九九一年。

정채연「医療化の歴史に対する法社会学的反省――新しい医療法パラダイムの構成」『法学論集』一七、二〇一三年。

정해은「朝鮮時代胎教談論から見た李師朱堂の胎教論」『女性と歴史』一〇、二〇〇九年。

정혜정「開化期西欧立憲国家学の受容と国民教育：天道教機関紙『万歳報』を重心に」『教育哲学研究』四九、二〇一〇年。

정혜정「日帝下植民地女性解放運動と東アジア――天道教朴昊辰の社会連合運動と生活言説を中心に」『平和と宗教』八、二〇一九年。

조경원「大韓帝国末、女学生用の教科書にあらわれる女性教育論の特徴と限界」『教育科学研究』三〇、一九九九年。

조성운「総論――一九一〇年代日帝の同化政策と《毎日申報》」『日帝の植民地支配政策と毎日申報一九一〇年代』水曜歴史研究会、二〇〇五年。

조은・윤택림「日帝下〝新女性〟と家父長制」『光復50周年記念論文集』一九九五年。

조형근「韓国の植民地近代性研究の流れ」공제욱／정근식編『식민지의 일상, 지배와 균열』문화과학사、二〇〇六年。

崔吉成「韓国巫俗の研究」『韓国民俗研究史』知識産業社、一九九四年。

崔南善「朝鮮常識　風俗篇」イ・デヒョン編『六堂崔南善全集一二文化・風俗』ヨクラク、二〇〇五年。

최봉호「我が国人口統計作成制度の変遷に関する考察」『韓国人口学』二〇-一、一九九七年。

최재목／김정곤「工藤武樹の医学と〝皇道儒学〟に関する考察」『医師学』二四-三、二〇一五年。

フーコー（푸코）、ミシェル著／イ・ジョンウ解説『言説の秩序』セギル、一九九三年。

フーコー（푸코）、ミシェル著／ホン・ソンミン訳『臨床医学の誕生』インガンサラン、一九九三年。

한기형「近代雑誌と近代文学形成の制度的連関――一九一〇年代崔南善と竹内録之助の滑動を中心に」『大東文化研究』四八、二〇〇六年、二九九頁。

한지원『朝鮮総督府医療民俗誌を通じて見た衛生風習研究』民俗苑、二〇一三年。

한지헌「１９０６～１９１０年統監府理事庁研究」淑明女子大学大学院博士学位論文、二〇一七年。

허경「フーコー、ミシェルの「言説」概念──「エピステーメー」と「真理遊戯」の狭間」『概念と疎通』九、二〇一二年。

허윤「一九三〇年代女性長編小説の母性言説研究」梨花女子大学校修士学位論文、二〇〇六年。

호소연「明治期墓地制度と衛生──葬法と墓地を取り巻く言説を通じて」『日本歴史研究』四八、二〇一八年。

호소연「근대 일본인 산파의 한반도 월경（越境）실태──대한제국기를 중심으로」『일본역사연구』六一、二〇二三年。

호소연「신문 기사를 통해 본 식민지기 조선인 산파의 노동 환경과 사회적 위치──1920년대 도시 경성의 산파를 중심으로」『일본역사연구』五九、二〇二二年。

홍양희「「喪失」と「棄損」の文化政治学──植民地朝鮮の「強姦」罪の構成と「羞恥心」」『アジア女性研究』五八（三）、二〇一九年。

홍양희「帝国日本の〃女工〃になった植民地朝鮮の女性たち──その背景を中心に」『女性と歴史』二九、二〇一八年。

홍은영「フーコーと我らの時代の健康言説──医療化現象と伴って」『哲学研究』五〇、二〇一四年。

황지영「近代女工たちのストライキと寄宿舎の地政学──1920～30年代工場小説を中心に」『梨花語文論集』五二、二〇二〇年。

初出一覧

本書は、二〇二三年に京都大学大学院文学研究科に提出した博士学位論文「植民地朝鮮の「出産の場」における風習と「生政治」――産婆制度と胎教言説を通じて」を加筆修正したものである。その中で第一章、第二章、第四章は以下の掲載論文に基づいて執筆した。

第一章　扈素妍「植民地朝鮮における出産風習と産婆養成政策」『史林』一〇三-五、二〇二〇年。

（第1節は호소연「근대 일본인 산파의 한반도 월경（越境）실태――대한제국기를 중심으로」『일본역사연구』六一、二〇二三年の一部を修正して執筆した。）

第二章　호소연「신문 기사를 통해 본 식민지기 조선인 산파의 노동 환경과 사회적 위치――1920년대 도시 경성의 산파를 중심으로」『일본역사연구』五九、二〇二二年。

第四章　扈素妍「植民地朝鮮の出産風習としての胎教と生政治――「優生学」言説を中心に」『朝鮮学報』二六〇、二〇二二年。

あとがき

本書は私が二〇二三年京都大学文学研究科へ提出した博士論文「植民地朝鮮の「出産の場」における風習と「生政治」——産婆制度と胎教言説を通じて」を加筆修正したものである。去年四月に日本学術振興会から科学研究費助成金（研究成果公開促進費、課題番号24HP5078）の交付を受けた。

出版が内定されてから何度もこの原稿は完成したといえるのか、出版は時期尚早ではないかという疑問を自分に投げかけてきた。文章はいつ完成になるのか。誤字が一切ない文章なら完成した文章になるのか、それとも自分が完成したと宣言する瞬間完成になるのか、出版したら完成になるのか。私は日本語が母語ではないため、他の人より深い不安を抱いているかもしれないが、このような懐疑はだれでも抱えているだろう。最後に「あとがき」を書いて載せるのも自分をこのような不安や懐疑から「完成」へ導き、これで終わりだと自分に言い聞かせるためであるのか。

私が産婆に惹かれたのは、修士課程二回生の時に水野直樹先生の授業で『望楼の決死隊』という一九四三年の映画を観覧し、産婆という女性職業に気づいてからである。『望楼の決死隊』という映画の内容をかいつまんで説明すると、朝鮮と満洲の境界に勤務する国境警備隊が主人公で、彼らが厳寒期に「共匪」、つまり共産主義匪賊と決闘し、朝鮮人住民が住んでいる地域を最後まで守りきるというものである。

映画では主人公「高津」主任の奥さんである「由子」がその村の産婆の役割を担っているが、後に朝鮮人居住者の女性が女医になって戻ってくると、その二人の上下関係が変化していく様子が描かれている。私はこの映画をみて植民地朝鮮に産婆は日本人しかいなかったのかという疑問が生じ、個人発表の主題として植民地朝鮮の産婆制度に着目した。しかし、当時は、明治期の日本に衛生思想が導入されたとき、果たしてそれまで人々が信じていたものとの関係はどうなったのかということに重点を置いて研究していたため、まだ産婆を研究するつもりはなかった。

ところが博士課程に入り、何かに取り憑かれたように産婆に関連する資料を掘り探りはじめ、一年目を終える頃には、産婆と出産衛生についての研究に踏み出していた。そして研究が進むにつれて、近代のほとんどの衛生政策がそうであったように、産婆も朝鮮の人々に容易に受け入れられなかったことを知った。そこには、新しいものに対する拒否感や不信感、また、被植民者として植民地支配者の意図に対する不信が大きく働いただろう。つまり、「信じる」というものが問題で、特に近代は、慣習、風習など「伝統的に信じられてきたもの」と実験、証拠に基づく科学が綱引きをしていた時期であった。

現在、この綱引きは科学の判定勝ちのようだ。最近では、目に白癬ができたら、白癬になった目を手でこすり、その手を石にこすり返し、他人の家の玄関先に置いておく人はいないだろう。しかし、本当にそうなのだろうか。今でも人々は近所の地蔵菩薩に合掌し、初詣に出かける。こうしたことは、宗教と言えるほどの深い信仰ではないが、生活に染み込んでいる、ごく浅く見えるが、簡単に追い出すことのできない「信心」である。このような「信心」は、宗教の教理のようなある種の論理に基づくものではないため、むしろロジックで論破し難く、駆逐しづらい。

しかし、これまでの多くの衛生史は、政策を作り、それを適用させる過程における法律制定を中心に研究されてきた。近代衛生における法律と警察の取り締まりという強制性は重要な特徴であるが、東洋でも西洋でも、この強制がそのまま被支配者に受け入れられた例はほとんどない。常にその間には綱引きがあった。私は本書を通じて政策と風習の間の綱引きに着目することで、衛生史、女性史に新たな視点を提示しようとした。

その綱引き、いわゆるせめぎ合いが衛生政策と風習の対立だけで行われるのではなく、時にお互いを利用し、包摂することで続いていることを示すのが「胎教」である。産婆と出産衛生に関する資料を見ているうちに、胎教についてもよく目にするようになった。実を言うと私は、胎教を科学的にも、あるいは風習や迷信としても、真剣に意識したことがなかった。妊娠中に口にしてはいけない食べものや薬があること、そして妊婦の病気も胎児に影響を与えることは知っていたが、それはすべて科学的に証明されたことであり、胎教とはまったく関係ないと思っていた。

しかし、他方で、胎教を旧時代の風習や迷信だとも思っていなかった。韓国人としては、あまりにも自然に妊娠していれば胎教は重要でしょうと、漠然と妊娠から出産に至る過程の一部として捉えていた。これは、胎教がそれだけ出産の医療化の中に自然に溶け込んでいることを示しており、科学的に証明されたものと迷信的なものとの間に存在していることを示している。つまり、胎教という全東アジアが共有している出産風習は、近代に駆逐するべき迷信ではなく、妊娠した女性として守ることが想定されている何らかのルールのように定着したのである。

このような反目と駆逐、そして協力と伝存という近代出産衛生の全体像の究明は、「生政治」という大きな枠組みを語らずには成し遂げられない。なぜ、ある出産風習は迷信として駆逐され、ある風習は残されるのか。それは、「生政治」が人々の生活を密に結びつけ、その構造を作り上げるうえで、必要な取捨選択が支配層の意思だけでなされるわけではなく、また被支配層の行動だけでなされるわけではないことを示している。なお、その一方で、この巨大な構造は、増築と縮小を繰り返しながら、自ら生命力を持つように動いていることも、本書を通じて伝えたいところであった。

近年、韓国では男性と結婚も出産もしないと宣言した若い女性たちが増え、中国では「私が寝ている間は誰も私を搾取できない」と積極的に働かない若者が増えているという。結婚も出産も労働も、とても個人的なことであり、政治的なことである。しかし、だからといって、政策や制度がすべてを解決してくれるわけではない。政策や制度の手が届かないからといって、政治的でない事柄になるわけでもない。政治は人々の生活に影響を与え、また、人々の動きは政治に影響を及ぼす。一個人のアイデンティティから、生活、趣味まですべてが政治であり、また政治の影響を受ける。本書で産婆と胎教を「生政治」の構造の中で論ぜざるをえない理由は、政治というのが単に政治家によって立案、制定され、執行される法のみならず、人々の言説、行動、認識も政治であるためである。この本を通じて、妊娠した女性の体という極めて個人的なものが、「生政治」という巨大な構造の中に位置づけられ、管理や統制の対象になったのは、現代の新しいものではなく、歴史の中で築き上げられてきたことが伝えられたら幸いと思う。

一二月三日、初校ゲラを修正中だった私は、韓国で非常戒厳令が発せられたことを知った。真夜中に、しかも北朝鮮などの侵略によるものではなく、軍統帥が野党に不満を抱いて発した戒厳令はわずか六時間で解除されたが、その衝撃と怒りは未だに私の中に残っている。パソコンの前に座り、平穏に自分の書いた文章を修正し、誰かに感謝の文章を書けるということが、どれほど贅沢なことなのか、あらためて感じざるをえなかった。その意味で、今こそ、私の研究を助けてくださった多くの方々に感謝の気持ちを伝えたい。

まず、誰よりも私の研究に真剣に向き合ってくださって、研究や日本語などさまざまなことについてご指導いただき研究を続けられるようにご配慮してくださった指導教授の谷川穣先生にお礼を申し上げたい。

また、私に産婆研究のきっかけを与え、その研究が必要だと言ってくださり、研究発表へ導いてくださった水野直樹先生にも感謝を伝えたい。さらに、私の粗末な論文を慶應義塾大学出版会に紹介してくださり、出版のきっかけを与えてくださった小野容照氏にも感謝する。

なお、どなたかは知らないが、私が投稿した論文を審査し、貴重なコメントをくださった研究者の方々にもお礼を申し上げる。また、本書の参考文献の論文や著書を出してくださった研究者の方々には、研究において大変お世話になり、これからの研究においても頼っていくつもりであり、ここにおいて感謝の言葉を残したい。

本書の第一章を執筆した二〇一九年に、「三島海雲記念財団」の学術研究奨励金の人文科学部門研究助成を受けた。研究において、国立公文書館、国立国会図書館、同館憲政資料室、東京大学大学院法学政治学研究科附属近代日本法政史料センター、韓国の国立中央図書館・国会図書館・韓国史データベースなどのアーカイブ化された資料を利用した。投稿論文や博士論文の執筆の際、林和樹氏、立花孝裕氏、山下耕平氏、堀雄高氏が私の拙い日本語を校正してくださった。ここに記して感謝の意を示したい。

そして、この本を出すにあたり、より良い文章になるように日本語の文章を校正してくださり、本の構成などについて多くのアイデアを出してくださった編集者の村上文氏にも心よりお礼申し上げたい。

最後に、私の研究と外国生活を黙々と支えてくれた両親と、いつも私に笑いを与えてくれる在郎、また、私のやる気の源であるわが猫、イちゃん・ナちゃん・ウちゃんにも感謝する。

二〇二五年一月一〇日

索　引

タ行

ナ行

ハ行

マ行

ヤ行

ラ行

著者紹介
扈素妍（ホ・ソヨン）

京都大学大学文書館特定助教。

2011年ソウル市立大学人文学部国史学科卒業。2016年京都大学大学院文学研究科歴史文化学専攻日本史専修修了。2021年京都大学大学院文学研究科歴史文化学専攻日本史専修研究指導認定退学。2023年同大学院同研究科博士号（文学）取得。奈良文化財研究所企画調整部アソシエイトフェローを経て、現在に至る。

主要論文に、「植民地朝鮮の出産風習としての胎教と生政治――「優生学」言説を中心に」（『朝鮮学報』第260巻、2022年）、「植民地朝鮮における出産風習と産婆養成政策」（『史林』第103巻第5号、2020年）など。

植民地朝鮮と「出産の場」
――産婆と胎教の衛生史

2025年2月20日　初版第1刷発行

著　者――――扈素妍
発行者――――大野友寛
発行所――――慶應義塾大学出版会株式会社
〒108-8346　東京都港区三田2-19-30
TEL〔編集部〕03-3451-0931
〔営業部〕03-3451-3584〈ご注文〉
〃　03-3451-6926
FAX〔営業部〕03-3451-3122
振替　00190-8-155497
https://www.keio-up.co.jp/
装　丁――――成原亜美
組　版――――株式会社キャップス
印刷・製本―――中央精版印刷株式会社
カバー印刷―――株式会社太平印刷社

Printed in Japan　ISBN 978-4-7664-3011-0